公共卫生事业管理(第2版)

周 立 主 编

黄 莉 刘 毅 景 琳 副主编

重庆大学出版社

图书在版编目(CIP)数据

公共卫生事业管理/周立主编.—重庆:重庆大学出版社,2003.12
(2022.7 重印)
(公共管理系列丛书)
ISBN 978-7-5624-2989-0

Ⅰ.公…　Ⅱ.周…　Ⅲ.公共卫生—卫生管理—中国　Ⅳ.R199.2

中国版本图书馆 CIP 数据核字(2003)第 101064 号

公共卫生事业管理
(第 2 版)

周　立　主编
黄莉　刘毅　景琳　副主编

责任编辑:梁　涛　　版式设计:梁　涛
责任校对:廖应碧　　责任印制:张　策
*
重庆大学出版社出版发行
出版人:饶帮华
社址:重庆市沙坪坝区大学城西路 21 号
邮编:401331
电话:(023) 88617190　88617185(中小学)
传真:(023) 88617186　88617166
网址:http://www.cqup.com.cn
邮箱:fxk@cqup.com.cn(营销中心)
全国新华书店经销
POD:重庆新生代彩印技术有限公司
*
开本:880mm×1230mm　1/32　印张:16.25　字数:422 千
2010 年 10 月第 2 版　2022 年 7 月第 5 次印刷
ISBN 978-7-5624-2989-0　定价:39.00 元

内 容 提 要

本书以现代管理科学及国内外公共卫生事业管理新理论、新知识、新技术、新方法为基础，密切结合我国公共卫生事业管理的实践，从多角度系统地阐述了公共卫生事业管理的理念。本书共分十七章，涉及卫生组织与领导、社会卫生策略、区域卫生规划、卫生服务研究、医疗保险、卫生法制、卫生经济、卫生信息、卫生文化、卫生技术评估、医院管理、预防保健、中医药、药品器械管理、基层卫生、WTO 与中国公共卫生事业管理等内容；着力阐述了公共卫生事业管理的基本概念、基本知识和基本理论，并结合我国公共卫生事业在转轨变型期中存在的一些具体问题提出了改善建议和应对措施。本书不仅适用于社会医学与卫生事业管理专业研究生和本科生，也适用于公共管理的研究生和本科生，以及各级公共卫生事业管理者；是一部学术观点新颖、理论联系实际、科学性和实用性强的公共卫生事业管理教材。

编委会

总 序

公共管理是一种整合政府与非政府公共组织，充分运用现有的公共权力，在改革和完善对社会公共事务的治理过程中，致力于维护、拓展与妥善分配公共利益以持续地向公民提供优质丰富的公共产品、公共服务的管理活动。与此相应，公共管理学应是创造性地将政治学、社会学、经济学、法学、系统科学及管理学等诸多学科的理论与方法融为一体，研究政府和非政府公共组织的管理活动及其规律的学科体系，是一个多学科交叉渗透、集成创新的学科群，是一门追求卓越治理的科学和艺术。它对于发展社会主义民主政治，建设社会主义政治文明，促进政府转变职能，改进管理方式，完善深入了解民情，充分反映民意，广泛集中民智，切实珍惜民力的决策机制以推进决策科学化、民主化，加快全面建设小康社会的进程，具有极为重要的理论支撑作用和实践导向功能。

现代公共管理及公共行政的研究与教育始于20世纪初的西方发达国家，至今已有上百年的历史，我国的公共管理与公共行政的研究和教育从20世纪80年代开始恢复和重建，并随着我国改革开放的深入和拓展得到长足进展。进入21世纪，当创新成为人类社会发展的主题和趋势时，公共管理与公共行政所要研究和解决的问题也随着我国全面建设小康社会战略的启动而日益增多，公共行政与时俱进、集成创新的重要性也将日益凸现。为应对经济全球化和加入WTO的挑战，我国将在21世纪初加快传统行政向公共行政的转变：实现从全能行政向有限行政转变，从人治行政向依法行政转变，从管制行政向服务行政转变，从暗箱行政向透明行政转变，从免责行政向责任行政转变；从而建立和形成"行为规范、运转协调、公正透明、廉洁高效"的行政管理体制和国家公共管理创新体系，进一步完善国家公共事务管理和干部培训制度，建设高素质、专业化、年轻化的国家公共管理和行政管理干部队伍。

1999年5月国务院学位委员会第17次会议审议通过了《公共管理硕士(MPA)专业学位设置方案》，并决定于2001年10月在我国的北京大学、清华大学、中国人民大学等24所高校首次进行MPA招生考试，第一批MPA学员已于2002年正式入学。然而，由于我国区域间经济和社会发展差距扩大的趋势尚未扭转，导致西部与东、中部地区的教育差距也日益突出。在西部12个省、市、自治区中，设置有公共管理或公共行政本科专业的高等院校可说是凤毛麟角，至于在研究生层次上培养公共管理学科类人才，则只有西安交通大学一花独秀。因为在国家确定招收MPA学员的24所高校中，除西安交通大学外，其余23所院校都集中在东部和中部地区，地处西南的6个省、市、自治区直到2003年8月以前都没有一所高校获得招收MPA学员的办学权。而一大批训练有素、熟悉国际惯例及世贸规则，深谙管理技巧且德才兼备的公共管理人才的缺失，已成为严重制约西部大开发战略顺利实施的瓶颈。因此，调整学科结构和办学的区域结构，拓展公共管理教育，解决办学单位分布失衡的问题，认真探索和研究公共管理在西部地区发展的路径及其规律，努力创造条件，为西部地区培养合格的研究生和本科层次的公共管理人才已迫在眉睫。为此，在教育部和国务院学位委员会办公室领导的关心与指导下，西南地区高校经过几年的努力，在公共管理专业学位教育建设上取得突破性进展。重庆大学、四川大学、云南大学在2003年全国申报新增公共管理硕士(MPA)专业学位授予权的百余所高校中脱颖而出，并于同年9月成为通过全国公共管理硕士(MPA)专业学位教育指导委员会评议，并经国务院学位办批准的新增公共管理硕士(MPA)专业学位研究生培养单位。与此相应，为支持西南地区高校公共管理学科的建设，促进校际之间的信息交流和学术合作，实现优质教学资源共享的目的，重庆大学出版社组织了西南地区(除西藏自治区)高校从事公共管理和公共行政的有关专家编写了公共管理丛书。本丛书在吸取了国外及东、中部地区相关高校已出版的专著及系列教材的成果基础上，按照教育部本科教育学科分类规定及国务院学位办确定的《公共管理硕士(MPA)专业学位设置方案》的要求，不仅包括8门核心课程(除政治理论与外语之外)，而且涵盖了公共管理所属的各个二级学科领域及各新兴学科的方向性必修课程和部分选修课程。

本丛书具有以下特色：

其一，系统完整，是国内首次涵盖了公共管理全部二级学科及其专业教育主要知识领域的大型丛书。

其二，视野开阔新颖，广泛吸取了我国加入世贸组织以及党的十六大召开后国内外公共管理和公共行政领域新的研究成果，为从事公共管理和公共行政研究及教学的教师、学生、实际工作者提供了最新的专业信息资料和开放、广阔的思维空间。

其三，西部区域特征显著，丛书中利用了大量的案例，其中相当部分是取自于西部各省区公共管理和公共行政的实践及理论探讨成果。

其四，注重实用和操作性，突出应用性，强化案例分析的诠释功能，注重能力培养。

其五，古为今用、洋为中用，以邓小平理论和“三个代表”重要思想为指导，吸取中国传统行政管理思想和实践的精华，借鉴国外先进的公共管理和公共行政所取得的最新研究成果，并将其与新世纪中国全面建设小康社会、推进西部大开发的实践紧密结合，理论联系实际。

本丛书除适合公共管理研究生和本科生使用外，也适合与公共管理学科相关的研究生、本科生及各级公共管理人员作为培训参考资料使用。

参加本丛书编写的有：重庆大学、西南政法大学、西南大学、西南交通大学、重庆工商大学、重庆医科大学、重庆师范大学、重庆工学院、贵州大学、贵州工学院、昆明理工大学、云南师范大学、广西大学、广西工学院以及重庆市教委等二十几所大学的教师及政府部门的管理人员。他们在公共管理与公共行政教育领域积累了丰富的经验，同时也比较注重社会实践，做到理论与实践相结合。

由于公共管理学作为一个多学科交叉渗透并在不断拓展的知识领域，其理论和在实践中的应用也必然需要不断地发展和完善，再加之我们受知识和实践的限制，本丛书仍有许多缺失和疏漏之处，我们真诚地希望专家和广大读者不吝给予指正，以便我们不断地修订、完善。

周庆行

2010 年 10 月

目 录

第一章　概　论

第一节　公共卫生事业管理学的研究对象、内容、学科性质及研究方法

公共卫生事业管理是对各个层次卫生行政和卫生业务管理活动的总称谓，是人们为实现卫生组织的决策目标，根据卫生事业的性质、特点，通过组织协调和控制达到最佳效能所进行的活动。

公共卫生事业管理学是应用管理科学的理论、知识和方法，研究卫生管理活动的组织结构、基本特点、运行机制及发展规律等的一门科学。它是管理科学在卫生事业管理中的具体应用，是一门具有综合性、交叉性特点的科学。

当代社会的发展和卫生事业的进步，对各级卫生管理者提出了新的和更高的要求。传统的经验型管理模式已经不能适应新时代的需要，必须实现由经验型向理论型和职业化的管理模式转变。为此，卫生管理人员必须认真学习现代管理理论，提高自身的管理水平，以

适应卫生事业的新发展。公共卫生事业管理学正是一门介绍现代卫生事业管理的理论、知识和方法的科学。学习公共卫生事业管理学，对于提高卫生管理工作者的管理水平，培养新型的卫生管理干部有着十分重要的意义。

一、公共卫生事业管理学的研究对象

公共卫生事业管理学有着特定的研究对象。研究对象主要包括以下两方面：

（一）社会卫生活动的宏观管理规律

（1）卫生方针、政策的研究；
（2）卫生组织和卫生管理体制的特点；
（3）卫生规划制定原则及意义；
（4）卫生服务体制及服务机制；
（5）医疗保健制度研究；
（6）社会经济、科技、教育、文化、法制与卫生管理的关系研究。

（二）社会卫生活动的微观管理规律

（1）医院管理规律；
（2）卫生防疫管理的基本规律；
（3）中医管理的基本特点；
（4）药品、器械、保健品管理的规律。

二、公共卫生事业管理学的研究内容

与公共卫生事业管理学的研究对象相适应，公共卫生事业管理学的研究内容包括以下两部分。

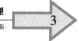

(一)公共卫生事业管理学总论

(1)研究与中国国情相适应的卫生方针政策、战略和策略;

(2)研究卫生体制的组织结构的管理体制、模式及卫生领导的条件、任务和管理方法;

(3)研究卫生计划与区域卫生规划;

(4)研究卫生服务管理,包括卫生服务的需求、卫生服务的特质和卫生服务的利用以及卫生服务效果的评价等;

(5)研究医疗保健制度及其改革;

(6)研究社会经济、科技、教育、文化、法律与公共卫生事业发展的相互关系。

(二)公共卫生事业管理学各论

(1)研究医院经营管理活动及其基本规律;

(2)研究卫生防疫管理的基本规律和方针政策、法规标准及其执行评价等问题;

(3)研究中医工作的方针政策、中医院管理的特点以及中西医结合的方法和措施;

(4)研究医药、器械、保健品管理的政策特点、方法以及相应措施。

三、公共卫生事业管理学的性质

公共卫生事业管理学作为知识体系,既是一门综合性的学科,又是一门交叉学科,因而该学科具有综合性和交叉性的性质。

综合性主要是指该学科需要应用管理学、卫生统计学、流行病学、社会医学、卫生经济学、法学、计算机科学等多种学科的综合知识。

交叉性主要是该学科是管理学与医学、社会学、哲学等各学科门类之间的交叉科学。

认识公共卫生事业管理学的学科性质，有助于我们深刻理解该学科的内容实质，全面把握该学科的体系结构。同时也表明，要学好该学科，研究好该学科，必然要求学习者和研究者既要懂得医学的相关知识，也要懂得管理学和社会学的相关知识，这也为我们培养新型的卫生管理干部提供了培养的途径和方向。

公共卫生事业管理学作为综合性和交叉性的学科，与许多学科有着紧密的联系。其中与管理学、社会医学、卫生经济、卫生法学等学科关系更为密切。

(1)公共卫生事业管理学与管理学的关系。管理学是卫生事业管理学的基础，而公共卫生事业管理学是管理学原理在卫生事业领域中的具体应用。管理学中的管理原则以及管理职能所包括的计划、组织、指挥、协调和控制等五个方面都可在公共卫生事业管理中得到具体的应用，如卫生规划、目标管理、组织层次、控制与评价均是制定卫生政策的基础。

(2)公共卫生事业管理学与社会医学的关系。社会医学是卫生服务为适应社会需要而发展起来的一门科学，主要研究卫生事业发展规律、居民的健康状况和影响健康的各种社会因素和自然因素。公共卫生事业管理中对人群社会卫生状况的了解和卫生服务的主人都是建立在社会医学研究的基础上的。

(3)公共卫生事业管理学与卫生经济学的关系。卫生经济学是研究卫生劳务的生产、交换、分配和消费规律的一门科学。例如，研究提供卫生服务时发生的各种经济关系；研究经济发展对卫生服务的影响；研究开发和利用医疗卫生资源等。公共卫生事业管理学需要研究卫生事业的经济管理问题，研究卫生系统投资比例、投资的技术经济效果、医疗卫生设施管理和组织管理等都需要卫生经济学的理论、知识和方法。

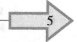

(4)公共卫生事业管理学与卫生法学的关系。卫生法是指由国家制定或认可,并由国家强制力保证实施的、旨在调整保护人体健康活动中形成的各种社会关系的法律规范的总和。卫生法学就是研究卫生法的形成、发展及其规律的一门科学。通过卫生法学的研究,有助于公共卫生事业管理借助法律手段,为保护和增进人民健康服务。法制管理是公共卫生事业管理的手段之一,对搞好公共卫生事业管理具有重要作用。

四、公共卫生事业管理学的研究方法

公共卫生事业管理学的主要研究方法有调查研究方法、试验研究方法、比较研究方法等。

(一)调查研究方法

调查研究是公共卫生事业管理学研究中最主要的方法。即使在信息化高度发展的今天,通过实际调查,掌握第一手资料,对于了解事物发展规律,从中研究并提出解决问题的方法仍具有重要作用。常用的有典型调查和抽样调查:典型调查可以获得最具代表性的第一手材料,以便总结经验,找出解决问题的办法。做好典型调查的关键是选好典型;抽样调查可以花较少的人力物力,而获得各种类型的资料,其成功的关键是样本要有代表性,样本量恰当及数据的可靠。

(二)试验研究法

试验研究法是创设一定环境,严格控制条件,观察某项管理决策方案实施情况,从而得出研究结果的一切方法。分为单项试验研究和综合试验研究。

(1)单项试验研究。主要对公共卫生事业管理的决策和管理过程的某一项或某几项进行社会实验研究,以验证其可行性和取得进一步完善的措施。例如,农村医疗保险改革试点研究、农村合作医疗试点研究等。

(2)综合性试验研究。是要结合一定的社会经济和一定的人口社区,多因素参与的综合性研究。其规模、范围、涉及的人口及卫生管理相关因素等,要比单项试验研究广阔得多,甚至在组织领导工作上,需要政府出面、卫生各行业共同行动,需持续较长时间,才能得出综合结论。综合性试验研究可以是公共卫生事业多项项目的综合试验,也可以是公共卫生事业的某些项目与社会经济的某些项目综合试验。如我国的初级卫生保健示范县的研究、城市初级卫生保健的研究等。

(三)比较研究法

比较研究法是有计划地收集国内外各种信息资料与调查研究和试验研究得到的资料,进行比较分析研究。它包括把中国卫生事业的发展与外国卫生事业的发展进行比较,把不同发展中国家的卫生事业进行比较,把国内不同地区、不同经济水平、文化水平、不同民族的卫生事业进行比较,从中探寻带有客观规律性的东西。比较分析研究的关键是资料丰富、可靠,注意可比性,同时选用先进的比较研究手段,才能达到研究的目的。

第二节 卫生事业的性质

一、中国卫生事业的性质

对我国卫生事业性质的认识,是随着社会经济的发展和卫生事业的进步而不断加深的。建国后,我们把卫生事业的性质确定为社会主义的福利事业。这种认识和当时社会经济发展和卫生事业的状况是相适应的。卫生事业的福利性质在当时是必要的,也是可行的,曾发挥了积极作用,使我国卫生服务效果和健康指标明显高于发展中国家的平均水平而接近发达国家水平。然而,随着经济体制改革的不断深化,社会经济的发展和人民生活水平的提高,单一的福利性质,已不适应现有经济体制和卫生改革的发展需要,不适应群众对不同层次、医疗保健的需求,也不适应我国社会主义初级阶段的国情。正是在这种背景下,卫生经济理论界和卫生事业管理学者对卫生事业的性质进行了广泛的讨论。在 1990 年全国卫生厅局长会议上把我国卫生事业性质确定为公益性的福利事业,但以后几年的卫生改革和发展实践表明这种定性是不够准确的。1996 年 12 月全国卫生工作会议才明确了我国卫生事业的性质,这就是《中共中央、国务院关于卫生改革与发展的决定》中明确指出的:"我国卫生事业是政府实行一定福利政策的社会公益事业。"如何正确认识我国卫生事业的这一性质,对于正确制定卫生改革和发展的方针、政策、合理利用和配置卫生资源等有着重要的意义。

如何理解我国卫生事业的性质呢?

所谓福利性,是指政府对卫生事业实行一定的福利政策,各级政府要给予必要的投入。具体体现在:①医疗保障中的福利政策。主要指医疗保障基金的筹集,按照不同人群的实际需要和可能,由国家、集体、个人三方合理负担。②财政投入的福利政策。包括简单再生产的补偿性投入和实现扩大再生产的建设性投入。③医疗卫生服务收费的福利性。主要是对不同的卫生服务内容采取不同的收费政策:对预防保健服务免费或适当收费。对基本医疗服务,按扣除财政经常性补助后的成本收费。对非基本医疗的收费可等于或高于成本。对特需医疗服务,则由医疗机构按供求关系自主确定。

所谓公益性,是指在社会主义市场经济条件下,我国卫生事业是使社会全体成员共同受益的公益事业,不以盈利为目的。主要包括以下内容:①举办卫生事业不收取投资回报。我国卫生事业可以由政府举办,也可以由社会上其他单位或团体举办,政府在政策上予以支持,一般不要求收取投资回报。因为“健康”是人类的基本需求,保障健康、救死扶伤、防病治病,是卫生事业活动的基本内容,具有满足社会共同需求,“人人参与”、“公众受益”的基本特征。②卫生事业享有政府给予的某些特权。如免税权、土地征用权、公共卫生机构的费用优惠政策及卫生事业机构经营运行中的卫生经济支持政策等。卫生事业的这些特权或优惠政策就是体现“公众受益”的思想,满足社会共同需求而制定的,是公益性特征。③卫生事业机构应承担公共义务。主要指社会卫生防疫、急危重病人抢救、疾病流行调查与控制、健康教育、健康普查等,这些活动接受社会舆论或法律的监督和制约,以保证公众利益不受侵犯。④政府对卫生工作进行政策干预和法律管理,以保证大多数人的利益。如卫生服务报酬上的政策限制、医疗服务价格管理、社会办医的规划及政策指导等。⑤卫生公益性事业可以实行福利政策,也可以保本经营,但基本特征是服务于大众、服务于群体、让公众受益。总之,卫生事业是一项对公众有益的非盈利性的社会公益事业,是社会保障体系的重要组成部分,国家、集体和个人对其发展都应负有一定的社会责任。这是在市场经济条件下,我国的社会主义制度和现阶段经济发展水平以及卫生事业在社会、经济发展中的地位和作用所决定的。

二、影响我国卫生事业性质的主要因素

卫生事业是社会的卫生事业,卫生事业的发展必然受到社会制度、社会经济、人口状况与教育结构、文化背景与风俗习惯以及社会科技发展与管理水平的影响。我国卫生事业是政府实行一定福利政策的社会公益性事业。因而我国卫生事业的性质就主要是由我国社会制度和经济发展水平所决定的。

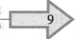

（一）社会主义制度决定了我国卫生事业的性质

我国卫生事业的宗旨是为人民健康服务，因此我国政府历来十分重视全民族健康素质的提高，把它看做是社会主义现代化建设的重要目标，是衡量人民生活质量改善的重要标志，并作为重要内容纳入社会主义精神文明建设，视为经济和社会可持续发展的重要保证。我国卫生事业的"一定福利政策"的属性，是从国家利益、社会利益、集体经济利益出发，通过政府提供一定的福利政策的形式，承担社会人口基本卫生保健方面的照顾与优待。这既体现了我国社会主义制度的优越性，又和我国生产力发展水平相适应。我国卫生事业的"公益性"属性，体现了发展卫生事业是广大人民、全社会的共同利益、共同需要、共同受益。这也只有在社会主义制度下才能真正实现。

（二）经济发展水平也决定了我国卫生事业是"一定福利政策的公益性事业"的性质

"一定福利政策"是指既有差别又有一定限度的卫生保健福利。所谓差别表现在现阶段政府给社会成员的卫生保健照顾和帮助有一定差别，这是社会主义经济关系的一种特定表现形式。所谓限度是指保障社会人口基本卫生保健方面的福利，而不是指医疗卫生保健的所有方面，这是由我国经济发展水平所决定的。我国处在社会主义初级阶段，经济发展水平比较低，政府不可能有很高的卫生投入。即使经济发展了，也不可能也不应该走西方某些国家实行高福利政策的老路，因为这种高福利政策，势必增大国家的医疗保险等卫生支出，从而造成沉重的经济负担，引发很多社会问题。同样，我国卫生事业的"公益性"属性，也是和我国的经济发展水平相适应的。政府对卫生事业的投入，是在发展经济的基础上，逐步增加的。尽管我国政府对卫生事业发展负有重要责任，但同时要广泛动员社会各方面筹集发展卫生事业的资金，公民个人也要提高自我保健意识，自觉地增加对医疗保健的投入。

第三节 卫生方针与卫生政策

一、卫生方针

卫生方针是党和国家根据不同历史时期的背景和特点，为保障人民健康、发展卫生事业而确定的指导原则，它对卫生事业的管理、改革与发展起着主导作用。

建国以来，我国先后确定过两个卫生工作方针。这就是1952年确定的“面向工农兵、预防为主、团结中西医、卫生工作与群众运动相结合”的卫生工作方针和1991年确定，并经1996年修订完善的“坚持以农村为重点、预防为主、中西医并重、依靠科技与教育、动员全社会参与，为人民健康服务，为社会主义现代化建设服务”的新时期卫生工作方针。后一个卫生工作方针是前一个卫生工作方针的继承和发展，是和一定历史时期社会经济发展的特点以及卫生事业发展相适应的。

(一)20世纪50年代卫生工作方针的形成及作用

众所周知，我国建国初期，由于旧中国造成的经济落后状态，使人民生活贫困、疾病丛生，瘟疫流行，群众健康普遍低下，卫生工作形势严峻，任务艰巨。针对这种情况，要解决我国人民群众的健康问题，急需制定指导全国卫生工作的卫生方针。我国第一卫生工作方针就是在这种历史背景下确定的。这个卫生方针的确定，大致经历了以下过程：

1949年9月，中央人民政府卫生部和中国人民解放军军事委员会卫生部召开了全国卫生行政会议。针对旧中国遗留下来的全国缺医少药、医疗卫生条件极差的状况，确定了全国卫生建设的总方针是“预防为主，卫生工作的重点应放在保证生产建设和国防建设方面，面向农村、工矿、依靠群众，开展卫生保健工作。”

1950 年 8 月，由中央人民政府卫生部和军委卫生部联合召开了第一届全国卫生工作会议。讨论确定全国卫生工作总方针和总任务。当时毛泽东同志为这次会议题词“团结新老中西各部分医药卫生人员，组织巩固的统一战线，为开展伟大的人民卫生工作而奋斗”。根据毛泽东同志的题词以及朱德、周恩来等领导同志为会议所做的报告精神，会议一致同意将“面向工农兵、预防为主、团结中西医”确定作为新中国卫生工作的方针。同年 9 月 8 日，中央人民政府政务院第 49 次政务会议正式批准了这个方针。

1952 年 12 月，卫生部在北京召开第二届全国卫生会议。会议总结了当时开展爱国卫生运动的经验。毛泽东同志又为第二届全国卫生工作会议题词：“讲究卫生、减少疾病，提高健康水平，粉碎敌人的细菌战争。”周恩来总理在为大会做的工作报告中提出了“卫生工作与群众运动相结合”的工作原则。这次会议正是根据毛泽东同志题词和周恩来总理报告的精神，又将“卫生工作与群众运动相结合”列入原卫生工作方针中。这样，我国卫生工作方针确定为：“面向工农兵、预防为主、团结中西医、卫生工作与群众运动相结合。”

建国后我国确定的卫生工作方针一直沿用到 1991 年。这一方针反映了我国这一历史时期社会发展特点和卫生工作的实际状况，为我国这一历史阶段卫生事业的发展指明了方向。实践证明这一卫生工作方针，适合我国国情，指导我国卫生工作取得了巨大成绩，为保障人民的身体健康，提高人民群众的健康水平，促进我国社会主义建设事业的发展，起到了重要作用。例如，据 1990 年统计，我国人口死亡率已由解放前的 2.5%降低到 0.63%；农村婴儿死亡率已由解放前 12%，下降到 1.65%；平均期望寿命已由解放前的 35 岁提高到 70 岁。这些健康指标有的已经接近国际先进水平。

(二)新时期卫生工作方针的形成和作用

随着社会主义事业的进步和发展,卫生事业发生了巨大变化。特别是我国改革开放以来,卫生事业进行了深入的改革,建国初期形成的卫生工作方针,已不能完全适应新时期卫生工作发展的形势。因此,必须对卫生工作方针进行调整,确定新时期卫生工作的方针。这个方针的形成,大体上经历了以下过程:

从我国实行改革开放政策以来,卫生工作方针就在不断探索中进行调整。20世纪80年代中期到90年代初期,国务院和卫生部发布了许多关于卫生改革和发展的文件,制定了卫生改革和发展的许多政策,这些都为制定新时期的卫生工作方针奠定了基础。

20世纪80年代以来,随着卫生改革的深化,我国卫生管理学界对卫生事业性质和卫生工作方针进行了几次大规模的讨论,在肯定我国20世纪50年代制定的卫生工作方针基础上,根据建国几十年来卫生工作的经验,结合新时期卫生工作的特点,提出了许多充实、完善原卫生工作方针的意见,这些意见无疑对于制定新的卫生工作方针是具有重要意义的。

正是在以上工作的基础上,1990年卫生部和中医药管理局制定了《中国卫生发展与改革纲要》,提出了“预防为主、依靠科技进步、动员全社会参与、中西医并重、为人民健康服务”的基本方针。1991年4月全国七届人大四次会议通过的《国民经济和社会发展十年规划和第八个五年计划纲要》,将卫生工作基本方针修改为:“预防为主、依靠科技进步、动员全社会参与、中西医并重、为人民健康服务。”从而确定了我国卫生工作方针的基本框架。

1996年3月第八届全国人民代表大会第四次会议批准的《中华人民共和国国民经济和社会发展“九五”计划和2010年远景目标纲要》,对1991年第七届全国人民代表大会四次会议确定的卫生工作方针做了修订和完善。提出“坚持以农村为重点、预防为主、依靠科技力量、中西医并重、为人民健康和经济建设服务”的方针。这一方针补充了以农村为重点和为经济建设服务的指导思想。

1996年12月，中共中央、国务院在北京召开了全国卫生工作会。在会上，中共中央总书记、国家主席江泽民同志发表了重要讲话，随后又通过了《中共中央、国务院关于卫生改革与发展的决议》，都明确提出新时期卫生工作的方针是：“以农村为重点、预防为主、中西医并重、依靠科技与教育，动员全社会参与，为人民健康服务，为社会主义现代化建设服务。”新时期卫生工作的方针，明确了我国卫生工作的重点、依靠力量、工作宗旨，同时也指明了卫生工作改革与发展的方向，是我国今后相当长时期卫生工作的指南。

（三）新时期卫生工作方针的含义及依据

1.以农村为重点

这主要是针对卫生工作布局关系而言，即在处理城市卫生和农村卫生关系上要以农村卫生为重点，包括卫生资源配置、卫生人力物力都要突出农村这个重点，都要向农村倾斜。卫生工作以农村为重点，是根据我国的国情来制定的，我国人口80%左右都在农村；卫生资源配置在农村是薄弱环节，农村卫生资源严重不足，缺医少药现象突出；农村疾病发生严重，各种疾病特别是传染性疾病发病率高，人口死亡率、期望寿命等健康指标低；因病致贫现象突出。总之，农村存在的这些问题，严重影响我国卫生事业的全面发展。实际上没有农村卫生事业的发展，就没有我国卫生事业的现代化。

2.预防为主

预防为主是针对防治工作而言，主要是指要处理预防工作和医疗工作的关系。在卫生工作的指导思想上，要把预防工作放在卫生工作的首要位置和主导地位。在卫生工作的实践上要求做到人、财、物、信息、政策等应重点向预防工作倾斜。这一方针指明了我国卫生工作内容上的主次关系和重点。预防为主是基于防患于未然的社会治理思想：为人民健康服务的宗旨首先要求卫生工作要具有主动性，帮助人民群众与疾病做斗争，这种斗争的形式必然以预防为主；疾病的预防性和疾病可治的局限性决定卫生工作必须以预防为主；卫生工作的基本经验表明，坚持以预防为主的方针，既大幅度降低了疾病发病率，又减少了卫生费用，符合我国现阶段的基本国情；卫生工作面临的客观实际表明，心脑血管等慢性疾病的发病率和死亡率的增高以及一些地方的一些传染病的发病率较高，对付这些疾病的最好办法是以预防为主。

3.中西医并重

中西医并重是处理中西医关系的原则，即在对待中西医关系问题上要把中医和西医摆在同等重要的地位，在为人民健康服务的共同目标下，两个不同的医学体系并存、并举，相互补充，协调发展，以促进我国卫生事业的全面发展。中西医并重首先是根据《宪法》的规定，在《宪法》第21条中明确规定“国家发展医疗卫生事业、发展现代医药和我国传统医药”，就体现了中西并重的指导思想；其次是以我国卫生事业的历史和现实为依据的。中医在我国有几千年的历史，随着西医的传入和建国过后的迅猛发展，事实上我国卫生事业形成了西医和中医两个各具特色及优势的医学体系。两个医学体系相互补充，共同发展，共同承担保护和增进人民健康的任务。因此，这种历史和现实必然要求实行中西医并重的方针。

4.依靠科技与教育

依靠科技与教育，是指发展卫生事业的基本动力。即以培养人才为基础，以医学科技进步为依据，通过卫生队伍人才素质和医学科技水平的提高，推动整个卫生事业的进步。依靠科技与教育的方针，是科教兴国基本国策在卫生政策中的反映。这是发展卫生生产力、提高防治疾病能力的基本方针。同时卫生部门是知识、技术密集型部门，科学技术性很强。作为技术性很强的部门和卫生事业，把“依靠科技与教育”作为指导方针是逻辑的必然。实践证明，科技与教育是推动卫生事业向前发展的基本动力。医学科技的每一项进步，医学教育的每一步发展都推进了卫生事业的发展。

5.动员全社会参与

这主要是指卫生工作的依靠力量和工作方法。即由政府牵头，广泛动员和组织各个部门、全体公民参与卫生工作，调动社会各方面力量推进卫生事业，为人民健康服务。动员全社会参与是党的群众路线在卫生工作方针上的反映。卫生事业是全社会的事业，发展卫生事业仅靠卫生部门是不够的，必须动员全社会力量，唤起民众，人人参与才有希望。卫生事业的公益性和社会性也决定了“动员全社会参与”不仅有必要性而且也有可能性和现实性。总结我国卫生工作的实践，例如爱国卫生运动、传染病的群防群治工作、卫生设施建设等取得的成就，都是动员全社会参与的结果。

6.为人民健康服务，为社会主义现代化建设服务

这是卫生工作方针的核心。实际上是规定了社会主义卫生事业的宗旨、目的和最终目标。这一方针既是卫生工作的出发点，又是卫生工作的落脚点，是党和政府对卫生事业的根本要求。这是我国卫生事业的社会主义性质以及卫生事业的社会作用、卫生事业的根本目的所决定的。

总而言之，我国新时期卫生工作的方针是根据我国的实际情况、党和国家的方针政策、卫生事业的内在属性、卫生工作的内外环境、卫生工作的经验教训等因素而制定的，是对以往各个时期卫生工作方针的继承和发展，它规定了卫生工作的方向、重点、依靠力量、工作方法、服务宗旨和最终目标。“以农村为重点”，“预防为主”是卫生工作的方向和重点；“中西医并重”，“依靠科技与教育”，“动员全社会参与”是卫生工作的依靠力量和工作方法；“为人民健康服务”是卫生工作的宗旨、目的；“为社会主义现代化建设服务”是卫生工作的最终目标。正确认识和理解卫生工作方针，对于指导卫生工作和制定卫生政策具有重大的现实意义。

二、卫生政策

在世界卫生组织所制定的"卫生发展管理程序"中把卫生政策定义为:"改善卫生状况的目标和目标中的重点,以及实现这些重点目标的主要途径。"卫生政策是国家和政党政策体系的一个重要组成部分,是实现对卫生工作的领导及实现其卫生保健职能的重要环节和手段。

(一)卫生政策的构成条件

卫生政策的构成条件,主要包括卫生政策制定主体和实施客体、卫生政策的目标性、卫生服务的行动准则、卫生政策的颁布四个方面。

1.卫生政策要有制定主体和实施客体

卫生政策制定的主体是政治性组织。在我国,这些政治组织主要是中共中央和地方各级委员会、全国人大和各级地方人大组织、中央和地方各级政府及政府授权的各级卫生部门。实施客体是卫生政策实施的对象,包括有关政府部门、有关企事业单位及其他社会团体和人民群众。没有主体参与制定的卫生政策不会产生和形成,不考虑实施客体利益和实施客体需要的卫生政策将失去实施的基础和可能,最终不会有任何社会意义和效果。因此,卫生政策制定的主体和实施的客体,是构成卫生政策的一个重要条件。

2.卫生政策要有目标性

任何卫生政策都是围绕一定的卫生工作目标而制定的,都是为了实现某一卫生工作目标而设立的。目标是卫生政策构成的基础,没有目标的卫生政策是不存在的。

3.卫生政策要有行动准则

任何卫生政策都要规定卫生工作的"作为与不作为"。即规定卫生工作应该做什么,怎样去做;卫生工作不应该做什么,做了应该怎么办。卫生工作的“作为与不作为”是通过卫生政策的价值和效果表现出来的。

4.卫生政策必须经过正式颁布

卫生政策的颁布包括公开颁布和内部颁布。凡没有经过颁布的行动准则只能叫政策草案。

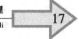

以上四个方面,是我们识别一项卫生政策的依据。凡是符合上述四个条件的可断定为卫生政策;反之则不能成其为一项卫生政策。

(二)我国卫生政策的特点

1.鲜明的阶级性与一定的共同性相结合

我国卫生政策是无产阶级和全体人民利益与意志在卫生领域的具体体现,是为人民服务,为社会主义现代化建设服务的,因而具有鲜明的无产阶级性质,鲜明的社会主义性质。同时,由于卫生事业具有全球性,影响人类健康的环境因素与生物因素具有一致性,因而我国卫生政策除了具有阶级性外,不少卫生政策,特别是技术性卫生政策与世界其他国家又有共同的特点。比如医政、药政、预防、国境口岸卫生等方面的卫生政策与国外一些国家的卫生政策有相同和相类似的地方。

2.部门性与社会性相结合

部门性是指卫生政策大量的都是由卫生行政机关所制定,并大都由卫生行政机关和卫生单位组织贯彻执行;社会性是指卫生政策所调节的对象大多与整个社会有关,而且往往需要依靠各部门协调配合乃至全社会支持才能实现其调节作用。例如预防保健政策、卫生资源政策等。

3.强制性与说服性相结合

卫生政策作为统治阶级的一种意志,具有强制性的特点,客体对象必须服从和执行,有些卫生政策是以暴力和行政处罚为保证的,如法制型卫生政策。但大多数卫生政策都属于引导型卫生政策,这类卫生政策主要靠说服教育和自觉接受才能实施和产生效果，如合作医疗政策、健康教育等。

4.相对稳定性与持久稳定性相结合

根据卫生工作客观情况的变化和卫生工作任务的完成与否，有的卫生政策表现为相对稳定，有的卫生政策则表现为持久稳定。如"预防为主"的方针，自20世纪50年代提出以来到现在已有50余年历史。但仍然没有改变，表现很强的稳定性，这是因为预防疾病的任务仍然是卫生工作的首要任务；而像卫生物价政策等却在不断变化，表现出相对稳定性，这是因为客观形势发生了变化，有些卫生政策必须予以调整或被新的政策所取代。

（三）卫生政策的基本职能

1.指导作用

这是卫生政策最重要的职能，即卫生政策可以按照卫生政策制定者的意志，指导卫生组织、卫生工作人员和人民群众开展卫生保健活动。这种指导表现在两个方面：①宏观指导。如我国新时期卫生工作方针，所发挥的就是宏观指导作用。②微观指导。以细则、条例、办法为表现形式的一类卫生政策发挥微观指导作用，这些卫生政策多规定卫生工作的具体目标、方法、手段和措施，对卫生工作具有具体的指导作用。

2.控制作用

卫生政策对整个卫生工作的活动方向、方式、范围具有规定性和限制性，使卫生活动能按照卫生政策制定者的意志，沿着预定的方向前进，以保证卫生政策目标的实现。卫生政策的控制作用主要表现在：①目标性控制。卫生政策通过制定的卫生政策目标控制卫生工作目标，从而达到控制卫生活动的目的。例如降低婴儿死亡率和孕妇死亡率是我国妇幼保健卫生政策的基本目标，而我国妇幼保健工作大多是围绕这一政策目标展开的，这说明我国妇幼保健政策目标对妇幼工作发挥了控制作用。②职责性控制。卫生政策通过确定卫生机构职责来控制卫生机构的活动。卫生机构的一切活动都是围绕其职责展开的,也就是说卫生机构的活动受到卫生政策的控制。③标准性控制。有的卫生政策规定的是卫生工作标准,这些政策标准往往是检查、评价卫生管理活动的依据,对卫生管理活动起到控制作用。④制裁性控制。法制型卫生政策往往带有强制性,凡违反有关禁止性的政策规定,卫生活动主体将受到相应的制裁,这是卫生政策控制作用最突出的表现。

3.调节作用

调节作用主要指卫生政策对卫生单位之间、卫生单位与服务对象之间、卫生部门与社会其他部门之间的相互关系具有协调和平衡作用。具体表现在:①调节工作关系。卫生政策通过规定各部门职责与任务协调各部门之间的工作关系。如卫生防疫政策、初级卫生保健政策等都对各部门职责做了明确规定,实际上是对部门工作关系的一种调节。②调节服务关系。卫生政策通过规定卫生单位与服务对象之间的权利和义务以协调服务关系。如医患关系、卫生执法关系等。③调节利益关系。卫生政策通过利益分配办法调节卫生部门内外利益关系。如卫生资源政策通过规定财政投资比例、卫生经费分配比例、卫生服务价格标准等达到调节卫生单位之间和卫生部门与社会之间利益关系的目的。

应该指出,卫生政策的这几种职能不是孤立发挥作用,而是相互配合共同发挥着促进和制约卫生事业的作用。

三、我国的主要卫生政策与卫生政策改革

(一)我国的主要卫生政策

我国的卫生政策是以党和国家的路线、方针、政策为依据,在正

确认识和分析我国卫生事业的基本特征、性质、地位和作用的基础上，结合社会发展的不同历史时期的实际而制定出来的。在建国至今的卫生事业发展中，逐步产生和形成了具有中国特色的卫生政策。这些政策对我国卫生事业的发展和进步起到了重要作用，主要包括：

(1)卫生资源政策；

(2)医政管理政策；

(3)预防保健政策；

(4)医学教育政策；

(5)医学科技政策；

(6)药品管理政策；

(7)中医药政策；

(8)初级卫生保健政策。

以上方面的卫生政策，在本书后面的有关章节都要涉及，这里就不做具体论述。

(二)我国的卫生改革政策

我国的卫生改革主要是从十一届三中全会以来开始的。在全国改革浪潮的影响和推动下，我国卫生事业也全面开展了卫生改革。到目前为止，我国卫生改革先后经历了两个重要的历史阶段，并向纵深发展。

1.第一个历史阶段的卫生改革政策(1978—1996年)

这一阶段卫生改革的目的是："调动各方面的积极性改善服务态度，提高服务质量和管理水平，有利于防病治病，便民利民。"具体讲，一是对内搞活卫生工作；二是对外有利于防病治病，便民利民。重点在于对内搞活。

这一阶段卫生改革政策的基本内容包括：①积极发展卫生机构。实行中央、地方和部门并举，国家、集体和个人一齐上的方针。②扩大全民所有制卫生机构的自主权。主要体现在：实行院、所、站长负责制,干部聘任制,工人合同制;实行多种形式管理责任制;医院可以实行企业化管理,社会化服务;大力发展家庭病床和医疗联合体;补助经费包干、收支结余留用。③允许和鼓励在职人员有偿应聘和业余服务。④改革收费制度,改善补偿机制。⑤农村卫生改革政策的推行主要是,积极为农村培养人才;巩固发展三级医疗保健网,完善农村卫生服务体系;改革农村卫生管理体制,实行分级管理原则;城市支援农村,鼓励卫生技术人员向农村流动;稳步推行合作医疗保健制度;组建多种形式村级卫生组织。

这一阶段的卫生改革政策的出台,取得了较大的成绩:①卫生机构大发展。卫生机构的管理水平和技术水平有较大提高,比较好地解决了群众看病和卫生人才缺乏两大卫生问题。②卫生经济初步搞活。财政投入增加,医疗价格得到调升,防保单位开展了有偿服务,卫生单位内部经济管理得到加强,医疗卫生单位经济效益普遍提高,职工福利和硬件条件都有较大改善。③卫生人员的思想观念有了较大改变。市场观念、竞争观念、效益观念基本树立起来。但这一阶段的卫生改革也存在一些问题,主要是:①对卫生资源的合理配置缺乏战略性政策。只注重放手发展卫生机构,而没有处理好放手发展与合理配置的关系。一是医疗机构,特别是社会办医和个体办医过多过滥;二是卫生资源配置不合理,重城市轻农村,重医疗轻防保,重大型设备轻常规设备;三是缺少区域规划,卫生机构区域布局不合理。结果是,造成卫生资源过剩和短缺并存,大多数医疗机构工作量由超负荷变为严重不足。②对医药费用上升水平的控制缺乏战略性政策。只注重提高卫生机构的经济效益,而没处理好医药费上涨水平与人民群众承受能力的关系。③有些改革政策落实不够好,有些改革政策则有失误。比如卫生机构内部运行机制改革政策就没有很好落实,而把乡镇卫生院放给乡镇管理的政策,实践证明是失误的。

正是第一阶段卫生改革存在的一些问题,引发了第二阶段的卫生改革。

2.第二个历史阶段的卫生改革政策(1996—现在)

这一阶段卫生改革政策集中体现在中央下发的“一个决定,两个指导意见”,即《关于卫生改革与发展的决定》、《关于城镇医药卫生体制改革指导意见》、《关于农村卫生改革与发展的指导意见》。此外,2000年“上海会议”和2001年“青岛会议”有关卫生改革文件也是这一阶段卫生改革政策的重要依据。

这一阶段的卫生改革的目的就是《关于卫生改革与发展的决议》中所指出的:“卫生改革的目的在于增强卫生事业的活力,充分调动卫生机构和卫生工作人员的积极性,不断提高卫生服务的质量和效率,更好地为人民健康服务,为社会主义现代化建设服务。”

这一阶段卫生改革政策的主要内容包括:①改革卫生管理体制;②改革城市卫生服务体系;③改革卫生机构运行机制;④改革农村卫生管理体制。

这一阶段的改革正在全面实施,并已取得了初步成效。主要包括:①在卫生机构运行机制方面。人事和分配制度改革政策有新的进展,提出了“实行医药分开核算,分别管理”的新政策。②在卫生管理体制方面。提出和实施了“全行业管理”、“医疗机构分类管理”、“卫生资源配置”和“改革预防保健体系”的新政策。③在卫生服务体系方面。提出和实施了“积极发展社区卫生服务”的政策和“基本医疗保险”。

当前卫生改革虽然取得了较大进展,但仍面临着许多问题。主要是思想障碍、配套政策滞后以及具体目标和模式等问题。随着卫生改革的不断深入,这些问题将不断得到解决。

第二章　卫生组织与卫生领导

第一节　卫生组织概述

一、组织与组织结构的定义

(一)组织的定义

组织的希腊原文为和谐的、协调的意思。从管理学的角度可理解为,一种由人们组成的、具有明确目的和系统性结构的实体。

从这一定义出发,至少可以从三个方面来理解组织的定义:

(1)组织是由人组成的;

(2)组织是具有明确目的的;

(3)组织具有其系统性的结构。

(二)组织结构的定义

组织结构是描述组织的框架体系。就像人体骨骼决定人体体型一样,组织结构决定了组织的外部形态。一般而言,可以用这样三种性质来描述一个组织的结构:

(1)复杂性。这是描述组织分化程度的性质;

(2)正规化。正规化描述了组织依靠规则和程序引导组织成员行为的程度;

(3)集权化。即组织决策制定权力在组织内的分布。

当管理者在设立或变革一个组织的结构时,他们就是在进行组织设计的工作。当我们谈论管理者做出一些结构决策时,所指的也正是组织设计。

二、组织设计的基本概念

组织设计的基本概念早就为一般管理的理论家们提出,在管理学历经了八十多年的发展以后,尽管人们社会生活的方方面面都发生了翻天覆地的变化,但仍会惊异地发现,当初提出的那些基本原则在今天的生活中还是显得如此重要。在这一节中,我们将探讨一些组织设计的经典原则,这些原则可为人们设计一个既有效率又有效果的组织提供有价值的参考。

(一)劳动分工

自从亚当·斯密揭开了"劳动分工"的神秘面纱以来,人们就从当初认识到劳动分工的价值所在,到后来利用劳动分工获得了极大的劳动生产率的提高,进而产生了这样的认识——"劳动分工就是提高劳动生产率的无尽源泉"。但是随着研究的继续深入,管理学者们认识到,当劳动分工发展到一定程度以后,由于人员的非经济性影响,劳动生产率非但不会继续上升,反而会出现停滞甚至下降的趋势。这就要求组织设计时既要充分利用劳动分工提高劳动生产率,又要防止由于人员的非经济性影响对劳动生产率的负面作用。

(二)统一指挥

提倡统一指挥的古典学者们主张,每个下属应当而且只能向一个上级主管直接负责,否则,将要面临来自多头领导的冲突要求或优先处理要求。不可否认,这一原则在一些相对简单的组织中绝对适用,并且在大多数情况下,它仍然是一个合理的忠告,但是,当组织变得复杂时,对这一原则的绝对遵循就有可能产生某种程度的不适应性。

(三)职权与职责

所谓"职权",是指管理职位所固有的发布命令和希望命令得到执行的这样一种权力。任职者可以从该职位的等级或头衔中获得这种权力。因此,职权与组织内的一定职位有关,而与担任这一职位的管理者的个人特性无关。"国王死了,国王万岁"清晰地阐明了——不管谁做了国王,都具有国王职位所固有的权力。当任职者离开任职岗位时,就不再享有该职位的任何权力。职权将保留在该职位中,被授予新的任职者。

在授予职权的同时,也应授予与此权力相对等的职责。授权而不授予职责,只会给滥用职权者造成机会。同时我们也应当认识到,在授权责以后,并不意味着管理者对被授权人的行为可以不负任何责任。现代的管理学者们将职责分为"执行职责"和"最终职责",授权者所授的仅仅是"执行职责",授权者本人将承担"最终职责",也即对他的被授权人的行动最终负责。

(四)管理跨度

“管理跨度”是指一位管理者能够有效指挥的下属人数。古典学者们主张比较窄小的跨度(通常不超过6人)以便对下属保持紧密控制。随着管理技术、通讯技术的飞速发展,现代组织实现组织目标的行为内容和行为方式都发生了巨大变化,从而导致组织的外部形态也在发生着巨变,主要表现为扁平化、中空化,这就意味着管理跨度的大幅度加大,这给组织带来了高速的信息传递和更高的组织工作效率,同时极大地节约了组织资源的耗用。但对宽管理跨度的使用并不是没有止尽的,由于管理者的精力和能力所限,过宽的管理跨度可能导致组织效率的下降。

(五)部门化

在管理科学发展的历史中,形成了多种部门化的方法,主要有:职能部门化、产品部门化、顾客部门化、地区部门化以及制造业中广泛应用的过程部门化等。

所谓职能部门化就是按履行的职能组合工作活动,这在公共卫生事业组织中是较为普遍的部门化方式;产品部门化是按照主要产品领域形成部门的方式,主要应用于提供多种产品或者服务的制造业和服务业;顾客部门化则是根据所针对的顾客群体的特定类型形成部门,例如在零售业中形成的公司客户组以及私人客户组等;地区部门化是按照地理区域进行的部门化方式,适用于业务分布广泛的地理区域机构。

以上介绍的有关组织设计的一些基本原则,在每个组织的形成和变革历程中都不可避免地会有所涉及,对这些原则的使用是建立在一个基础之上,即对组织目标有明确的定位。只有认真地分析和理解组织的目标,并灵活地运用组织设计的原则,才有可能设计和改造出有利于组织发展的组织结构。

三、组织的系统观

(一)组织的分系统

为了有效地、准确地把握组织的目标,必须对组织的内部特点和外部环境有清晰的认识,在这一过程中,要运用系统论的观点来认识和分析组织。

在此观点的指导下,我们将组织看做是一个开放的系统,它由许多的分系统组成,包括:

(1)目标价值分系统;

(2)技术分系统;

(3)结构分系统;

(4)社会心理分系统;

(5)管理分系统;

(6)环境超系统。

(二)各分系统的作用

(1)目标价值分系统。这是组织存在的前提,组织必须为社会承担某种功能,才有其存在的价值。

(2)技术分系统。它是为了完成组织目标所需要的知识和技术的集合,它包括具备各种专业知识的人、专业设备以及不断更新的知识结构等。

(3)社会心理分系统。这是指组织内个人与集体的相互作用,包括个人行为、群体行为以及两者之间的关系等。

(4)结构分系统。它是前面提到的组织结构所包含的内容,即组织的结构、职位、规章制度、岗位说明等具体事物的综合。

(5)管理分系统。它是组织的管理者如何使组织与外部环境发生联系，如何制定目标、拟定计划以及设计组织结构和建立控制程序等，其核心在于管理者的管理行为和管理活动。

(6)环境超系统。由于每个组织都是处于一个不断变化的大环境之中，而且环境的变化对组织本身有着重要的影响力，因此，把组织外部的环境系统称为“环境超系统”。只有用全面的观点认识组织系统，才可能对组织的目标定位和组织的形态有科学的认识，从而开展对组织的设计和改造工作。

第二节　中国卫生组织体制

一、卫生行政组织

(一)构成

我国的卫生行政组织主要由两大块构成，分别是：

(1)国家卫生部；

(2)地方卫生厅(局)：即省(自治区、直辖市)卫生厅(局)、市(地)卫生局、县市(区)卫生局、乡(镇、街道)文卫办。

(二)国家卫生部的主要职责

(1)研究拟定卫生工作的法律、法规和方针政策，研究提出卫生事业发展规划和战略目标，制定技术规范和卫生标准并监督实施。

(2)研究提出区域卫生规划，统筹规划与协调全国卫生资源配置，制定社区卫生服务发展规划和服务标准，指导卫生规划的实施。

(3)研究制定农村卫生、妇幼卫生工作规划和政策措施，指导初级卫生保健规划和母婴保健专项技术的实施。

(4)贯彻预防为主的方针，开展全民健康教育；制定对人群健康危害严重疾病的防治规划;组织对重大疾病的综合防治;发布检疫传染病和检测传染病名录。

(5)研究指导医疗机构改革,制定医务人员执业标准、医疗质量标准和服务规范并监督实施。

(6)依法监督管理血站、单采血浆站的采供血及临床用血质量。

(7)研究拟定国家重点医学科技、教育发展规划,组织国家重点医药卫生科研攻关,指导医学科技成果的普及应用工作;管理直属单位。

(8)监督管理传染病防治和食品卫生、职业卫生、环境卫生、放射卫生、学校卫生,组织制定食品、化妆品质量管理规范并负责认证工作。

(9)制定国家卫生人才发展规划和卫生人员职业道德规范,拟定卫生机构编制标准、卫生技术人员资格认定标准并组织实施。

(10)组织指导医学卫生方面的政府与民间的多边、双边合作交流和卫生援外工作,组织参与国际组织倡导的重大卫生活动。组织协调我国与世界卫生组织及其他国际组织在医学卫生领域的交流和合作。

(11)贯彻中西医并重方针,推进中医药的继承与创新,实现中医药现代化。

(12)承担全国爱国卫生运动委员会的日常工作。

(13)负责中央保健委员会确定的保健对象的医疗保健工作,按照规定管理中央各部门有关干部的医疗工作。

(14)组织调度全国卫生技术力量,协助地方人民政府和有关部门对重大突发疫情、病情实行紧急处置,防止和控制疫情、疾病的发生、蔓延。

(15)承办国务院交办的其他事项。

根据国务院规定,管理国家中医药管理局。

(三)国家卫生部的内设机构和职责

根据上述职责,卫生部内现在设有12个职能司(局、厅):

(1)办公厅。协助部领导组织综合性政策调研,拟定卫生工作重大政策;综合协调部机关的重大活动和重要工作;拟定部机关各项工作制度,保障部机关工作的正常运转;负责秘书事务和督办工作、文电处理、机要保密、档案管理工作;负责卫生部的新闻、出版和宣传管理工作及部机关政务信息工作;组织协调"两会"提案、人民群众来信来访的办理工作和机关保卫工作;负责部机关行政事务、国有资产、房产及机关财务管理工作;管理卫生统计信息工作;承办部领导交办的其他工作。

(2)人事司。研究拟定全国卫生人才发展政策和规划;负责卫生技术人员资格认定工作,制定卫生专业技术职务条例、标准并监督实施;研究制定卫生机构编制标准;研究制定全国卫生人员工资、津贴、保险、福利政策;负责部直属单位劳动工资、福利保险、技工考核、计划用工管理工作;负责部机关机构编制和国家公务员的管理工作;研究制定部直属单位技术骨干队伍建设的政策;负责部直属单位知识分子和专家管理工作;指导全国卫生人才交流,负责部直属单位人才调配,军队转业干部的安置工作;负责卫生部业务主管的全国性社团的审核、申报和监督管理工作;负责全国卫生系统和部内各司局先进集体和先进个人表彰、奖励管理工作;负责部机关和部直属单位人事信息统计工作。

(3)规划财务司。根据国家总体规划和要求,研究提出卫生事业中长期发展规划,并负责组织实施和评价。根据卫生部工作重点,制定年度卫生工作(计划)要点;研究、指导、推动区域卫生规划工作,统筹规划与协调全国卫生资源的配置;指导卫生经济、财务会计等理论研究工作;协调有关部门争取和落实卫生事业发展的有关物质条件。管理本部国家财政性资金。组织管理全国或区域性的预算内重大卫生投资项目。综合协调卫生扶贫工作;研究制定卫生财务会计、基本建设、装备、国有资产管理规章及标准,并指导及组织实施;协助国家价格主管部门制定卫生服务收费的方针政策,研究提出卫生服务价格建议,对全国卫生服务价格管理工作实施宏观指导;规划与指导全国卫生经济管理干部的培训,组织全国卫生规划财务工作的经验交流,开展卫生经济领域的国际交流与合作;根据卫生事业发展重点,协调国外卫生贷款的利用工作。

(4)卫生法制与监督司。统一规划卫生立法工作,组织起草综合性卫生法规草案;归口管理并协调专业性卫生法律、法规、规章、技术规范、标准的拟订和呈报工作;归口管理并协调卫生系统的计量认证工作;承办卫生法规在实施中行政解释工作;负责全国食品、职业、环境、放射、学校卫生及传染病防治的监督管理工作。依法负责食品卫生法规定的营养监督管理工作;组织制定国家食品、化妆品等与健康相关产品的质量管理规范,并负责审批认证以及检验、鉴定机构的认可工作的管理;依法组织实施与健康相关产品(除药品外)的国家监督抽检工作。对国家级特大工程项目进行预防性卫生监督。

(5)基层卫生与妇幼保健司。研究拟定全国农村卫生、社区卫生服务、妇女保健及儿童保健和健康教育有关政策、法律、法规、规划和服务标准,并组织实施;研究拟定城市基层卫生改革与发展社区卫生服务的有关改革、法规和规章,并协调、指导实施;组织制定初级卫生保健有关政策、法规和规划,并协调、指导实施;研究拟定《母婴保健法》的配套法规、技术标准、操作常规等,并依法监督母婴保健专项技术的实施;组织制定提高出生人口素质工作的规划、政策措施和技术标准,并监督与实施;研究拟定儿童健康生存、保护与发展的规划、法规、政策措施和技术标准,并协调、指导实施;研究拟定城乡基层卫生网络和妇幼保健、健康教育机构建设及管理的有关政策、法规、规章和技术服务标准,并指导实施;研究拟定城乡基层专业卫生技术人员和妇幼保健、健康教育专业技术人员管理的有关政策、法律、法规和执业标准，并指导实施。

（6）医政司。研究指导医疗机构改革，拟定医疗机构的发展规划、管理法规和服务标准，拟定医务人员的从业标准、服务规范；监督医疗机构的医疗质量和服务质量，依法监督管理血站、单采血浆站的采供血及临床用血质量；协助地方人民政府和有关部门对重大人员伤亡事件组织紧急救护。医师资格考试委员会办公室设在该司。

（7）卫生部疾病控制司（全国爱国卫生运动委员会办公室）。负责与疾病控制、爱国卫生工作相关的法律、法规、规章的立法调研及起草工作；组织对重大传染病、地方病、寄生虫病的综合防治、监督检查及评价；负责全国疾病监测与卫生防疫防病信息系统规划管理工作；组织开展全国城市卫生检查评比和国家卫生城市、国家卫生镇等项工作；组织审定相关领域的国际交流与合作项目方案指导实施。

（8）卫生部科技教育司。负责研究拟定国家重点医学科技发展规划和国家医学教育发展规划，并组织实施；确定卫生科技优先发展领域、医学教育重点学科和国际科技交流合作的重点方向，拟定相关政策并监督实施；负责制定促进医学基础研究、重大疾病研究及应用研究和医学成果转化及产业化的政策和措施，并组织实施；组织协调国家重点医药科研攻关，制定并实施卫生行业科技攻关任务；负责卫生部医学重点学科、重点科研项目、重点实验室、工程技术研究中心、博士后流动站等建设计划的申报或审批，并组织实施和验收；组织管理卫生科技成果的鉴定、奖励、推广、普及和转化工作；按照行业人才培养要求，制定医药卫生类专业建设标准和相关的管理规章制度。负责制定各级各类毕业后医学教育、继续医学教育、岗位培训、乡村医生和社区全科医师等成人医学教育的管理办法，并监督实施。

（9）国际合作司。负责组织和指导医疗卫生方面的政府与民间的多边、双边以及与港、澳、台地区的合作交流和卫生援外工作；开展卫生领域有关国际合作和涉外活动的调查研究和制定有关的管理办法和规定，并监督实施；收集、分析和反馈全国卫生国际合作的信息和组织经验交流;负责援外医疗队的派遣和管理。

(10)保健局。负责中央保健委员会确定的保健对象的医疗保健管理工作;负责党和国家召开的全国性重大会议和活动的医疗卫生组织工作;负责指导重点保健对象住地及大型会议、暑期任务的卫生防疫工作;负责来访的外国元首、高级官员及保密外宾的医疗安排;负责京内司局级以上及相应待遇的高级知识分子等干部的医疗管理工作。

(11)卫生部直属机关党委。宣传和执行党的路线、方针、政策;发挥党组织的战斗堡垒作用和党员的先锋模范作用,支持和协助行政负责人完成本单位所担负的任务;加强对党组织和党员的管理,加强党内监督,严格执行党的纪律,促进党风廉政建设;做好机关工作人员的思想政治工作,推进机关社会主义精神文明建设;了解、反映群众的意见,维护群众正当权益;认真执行党的统一战线工作方针和政策,做好统战工作;指导全国卫生系统思想政治工作研究会的工作。

(12)离退休干部局。根据离退休干部统一管理、待遇分开的原则,制定卫生部具体实施的规定、办法;负责办理离退休干部更改出生年月、参加工作时间,提高政治、生活待遇,落实有关政策的审批和上报工作;落实部机关离退休干部的生活待遇;负责部机关和直属单位离退休干部的来信来访和统计及汇总工作、人员培训、奖励表彰、经验交流、工作调研和课题研究等工作。

二、卫生事业组织

(一)医疗康复机构

(1)分类(按所有制):

国有医疗康复机构;集体所有制医疗康复机构;私有医疗康复

机构。

(2)构成(按功能):

综合医院;

专科医院——精神医院、传染病院、结核病院、职业病院、耳鼻喉医院、麻风病院等;

儿童医院;

疗养院。

(二)卫生防疫机构

(1)所有制性质:

全部为国有。

(2)构成:

卫生防疫站或防病中心;

职业病防治院(所);

结核病防治所;

地方病防治所;

国境检疫所;

食品卫生监督检验所;

劳动卫生监督检验所;

健康教育所;

消毒中心。

(三)妇幼保健机构

妇幼保健机构的性质介于医疗机构与卫生防疫机构之间且主要偏向于前者。近年来,各省、地(市)、县(区)都按行政区域划分,设有妇幼保健院(所)。

(四)医学研究机构

1.中国医学科学院

基础医学研究所　临床医学研究所　心血管病研究所
血液病研究所　皮肤病研究所　微循环研究所
整形外科研究所　肿瘤研究所　输血研究所
生物医学工程研究所　医学动物中心　医学情报研究所

2.中医研究院

针灸研究所　中药研究所　骨伤研究所

3.中国预防医学研究院

劳动卫生职业病研究所　营养食品卫生研究所
食品卫生监督检验所　流行病研究所
病毒学研究所　寄生虫病研究所
工业卫生实验研究所　环境卫生工程研究所

4.其他研究机构

卫生部医院管理研究所　卫生部卫生经济研究所
卫生部健康教育研究所　卫生部公共卫生管理研究所
卫生部科研管理研究中心

(五)高等医学院校

(六)药品检验与生物制品生产研究机构

(1)药检所
从中央到县(市区)均设置有。
(2)生物制品研究所
上海生物制品研究所
北京生物制品研究所
长春生物制品研究所

武汉生物制品研究所
兰州生物制品研究所
成都生物制品研究所

三、群众性卫生组织

学术团体

(1)中华医学会
(2)中医学会
(3)中西医结合研究会
(4)中国药学会
(5)中华护理学会
(6)中国防癌学会
(7)中国红十字会
① 劳动卫生与职业病分会
② 食品卫生分会
③ 环境卫生分会
④ 儿少卫生分会
⑤ 放射卫生专业委员会
⑥ 卫生毒理分会
⑦ 流行病学分会
⑧ 卫生统计专业委员会
⑨ 卫生检验专业委员会
⑩ 妇女保健分会
⑪ 儿童保健分会
⑫ 社会医学分会
⑬ 卫生工程分会
⑭ 职业病专业委员会

⑮ 初级卫生保健分会
⑯ 消毒分会
⑰ 预防医学情报专业委员会
⑱ 医学寄生虫分会
⑲ 生物制品分会
⑳ 医学微量元素分会
㉑ 口腔保健分会
㉒ 媒介生物学与控制分会
㉓ 公共卫生教育分会
㉔ 卫生管理分会
㉕ 卫生防疫管理分会
㉖ 妇幼卫生管理分会
㉗ 慢性病预防与控制分会
㉘ 微生态分会
㉙ 国境卫生检疫专业委员会
㉚ 足部健康法专业委员会
㉛ 编辑专业委员会
㉜ 健康促进与教育分会
㉝ 医院感染控制分会
㉞ 旅行卫生专业委员会
㉟ 化工卫生分会
㊱ 石油卫生分会
㊲ 石化卫生分会
㊳ 煤炭卫生分会
㊴ 铁道卫生分会
(8)中国卫生工作者协会
(9)中国农村工作者协会
(10)中国法学会

(11)中国营养学会
(12)中国医院管理学会
(13)中华预防医学会
(14)中国卫生经济学会
①基本理论与方法分会
②社会医疗保障分会
③卫生计划与预算分会
④医院经营管理分会
⑤医疗成本与核算分会
⑥卫生效益评价分会
⑦农村卫生经济分会
⑧预防保健经济分会
⑨卫生财务分会
⑩医疗建筑分会
(15)中国卫生统计学会

[案例] 局长的烦恼

下班时间已过很久,江城市卫生局王局长还坐在办公室里,苦苦地思索着:我自上任以来,整日为局里的事忙碌,为什么总也处理不完那些令人烦恼的扯皮事?这不,刚从办公室走出去的科研处柳处长就是来汇报工作的。柳处长的心情也不好,他一方面诉说他们处的五位副处长如何不齐心,另一方面又说他们如何地不支持他的工作,使他感到工作十分困难,甚至屡遭挫折。科研处今年的工作计划虽已讨论过几次了,但意见还是不能统一,致使该处的年度工作计划迟迟拿不出来。

回想起来,江城市卫生局为本市人民办了许多实事,在医疗、疾病预防和医学教育等方面的成绩是突出的,曾多次荣获“市先进集体”的称号。王局长在这里工作了30余年，从科员升为科长，从科长升为处长，又从处长升为局长。几年前他主持局里工作后，很重视与上下左右同志们的关系，很能体贴下属的甘苦。局里不少人都说王局长是位“好人”，他自己也常常这样想，我能当上局长全靠老同志们的支持，只有安排好他们的工作职务，才能对得起他们，才能维护好自己的领导地位。于是，他多方努力，说服上级，打通关节，增设机构，把许多老部下、老同事都一一做了“合理”安排。结果，使这个局原有的4个处扩展为10个处；原来每个处辖3个科，现在扩展为5至6个科；原来每个处（科）只设2至3个正副处（科）长，现在扩展为5至8个正副处（科）长。王局长原以为这是一种巧安排，既照顾了老同事、老部下，又加强了自己的领导地位，工作一定能更好地开展。谁知，却事与愿违，一干工作就互相扯皮，互相推诿，办不成事。

科研处柳处长反映的情况如何妥善解决？王局长还没有理出一个头绪来，又突然想起医政处李处长约他明晨8时向他汇报工作。不用说，一定又是那件已协调过几次，至今仍未得到彻底解决的问题，唉！这样下去可怎么办呢？

注：资料来源于科技出版社《卫生管理教学案例》一书。

第三章　社会卫生策略

第一节　全球卫生策略

一、全球卫生策略

(1)世界卫生组织(WHO)认为:健康不仅是没有疾病或不受伤害,而且还是心理、生理和社会幸福的完好状态。健康状况不仅仅是简单地判断一个人是否生病或受伤,它同样意味着一种完全安适的状态。

(2)1977 年第 30 届世界卫生大会决定,WHO 和成员国的主要卫生目标是:到 2000 年使世界所有的人民都达到社会和经济生活两方面富有成效的那样一种健康水平,即“2000 年人人享有卫生保健”(health for all by the year 2000;HFA/2000)。1979 年第 32 届世界卫生大会开始制定人人享有卫生保健全球卫生策略的工作。1981 年第 34 届世界卫生大会通过了这一全球卫生策略,要求其成员国职员加入这一庄严的卫生协议,并制定出了与之相应的指标以检查全球卫生策略的进展和评价全球卫生策略推行的效果。

二、实施全球卫生策略面临的障碍

(1)对实施人人享有卫生保健的政治承诺不足;
(2)在获得初级卫生保健所有要素方面未能实现公平;
(3)妇女地位继续低微;
(4)社会经济发展缓慢;
(5)部门间在实现卫生行动方面尚有困难;
(6)人力资源分布不平衡及对其支持的力度薄弱;
(7)促进健康的活动普遍不足;
(8)卫生信息系统薄弱和缺乏基本数据;
(9)环境污染,食品安全差,缺乏安全水供应和环境卫生设施;
(10)人口和流行病学的迅速变化;
(11)昂贵技术的不适当使用和资源分配不合理;
(12)自然和人为灾害。

第二节　西太平洋地区的卫生策略

一、西太平洋地区的卫生状况

西太平洋地区有人口大约16亿,占世界人口的1/3,该地区的经济和社会发展速度之快以及对未来提出的问题之多是世界其他地区少有的。经过世界卫生组织西太平洋地区办事处及各成员国家与地区政府、卫生行政部门、卫生工作者和人民的共同努力,“2000年人人享有卫生保健”的几个目标,如:婴儿死亡率、平均期望寿命、成人非文盲率等在一些国家和地区已经实现。但西太平洋地区的卫生状况是疾病与贫困、疾病与富裕相混杂。与贫困相联系的疾病有:结核、疟疾、腹泻、寄生虫病、微营养缺乏症;与富裕及生活方式相联系的疾病有:心脏病、肿瘤、糖尿病等;两类疾病相互掺杂。富裕地区糟糕的环境、噪声、拥挤的交通等带来精神紧张、暴力、反社会行为、药物与酒精的滥用;贫困地区环境严重污染、缺乏充足的食物与良好的居住环境,某些国家的高出生率导致妇女儿童的高死亡率,某些国家地区人民收入低、就医不便、污染的环境、有毒的物质,使人群的患病率居高不下。

二、《健康新地平线》策略

(一)未来的工作方向——健康促进与健康保护

在世界卫生组织西太区办事处主任韩相泰博士主持下,经过专家们对西太区的卫生状况做出分析后指出,虽然“健康”是人的基本权利,但它并不是可以自动拥有的,人的机体脆弱易受损害,且生态系统似乎日趋不平衡。像天花、脊髓灰质炎、麻风等疾病在得到控制的同时,新的威胁(如艾滋病)或老的威胁(如结核、疟疾)又出现,在致力于处理老的卫生问题的时候,新的卫生问题又接踵而来,如污染、吸烟、不合理的膳食等导致早期死亡。而对这些新的挑战,必须研究新的策略,以便有效地利用各个国家与地区的卫生系统,以及有限的卫生资源,成功地解决新问题和老问题。西太区办事处在1994年9月召开的西太平洋地区委员会会议上,地区主任韩相泰博士提出的《健康新地平线》(此文件于1995年6月由执委会正式通过)明确指出,未来的工作方向必须将侧重点从疾病本身转移到导致疾病的危险因素和促进健康方面来。专业卫生人员必须与其他部门和学科的工作人员密切配合,共同计划和完成与卫生相关的一些活动,确保将技术与有限的资源用于保证促进健康的工作上,未来的卫生干预必须是以人为中心,以健康状况为中心,而不是以疾病为中心。健康保护与健康促进是未来年代的两个核心概念;健康保护就是在承认人类生命脆弱性的前提下,向居民提供必要的科学技术援助,以防止各种有害因素对其健康的损害;健康促进是指有关能鼓励和促进人们自己及其家庭、社区和国家共同协力改善和解决他们自己的健康问题的措施;重点是通过健康教育来调动内在的力量,以发挥人固有的潜能。在以人群健康为中心的卫生干预中,卫生部门必须将其资源和有助于促进健康和提高生活质量所作的努力与其他部门结合起来,使相互联系的机构和学科逐渐形成一完整网络,使部门之间发挥有效的互补作用。这是因为在健康促进与保护的活动中,需要多部门与多学科的合作与共同努力。

(二)对居民的生命全过程提供卫生保健服务

为了实现卫生战略的转移,需要进一步对人的生命周期的几个主要阶段进行分析,并对人生的全过程提供卫生保健服务。

人的生命的准备期,即从母亲怀孕开始,一个健康的,能以母乳喂养,并能给孩子感情支持的母亲,将为人的一生健康成长打下坚实基础。儿童与青少年时期形成的卫生习惯很可能对其一生发挥作用,一个出生低体重儿,或暴露在环境污染和在窘迫的生活条件下生存的儿童容易患病,而这些疾病又将影响其身体、精神、社会诸方面的发展,故在此阶段不仅要确保其基本生存在健康的环境中,还应对其健康行为的形成与发展给予支持,总之,给孩子一个好的生活开端为青年时期奠定了基础。

成年的生命防护期,不仅是早期和现有生活的生活方式结果的体现,也是老年期生活质量的准备阶段,然而成年人面临由环境、工作场所带来体力和精神的压力,在此阶段,工作重点应放在健康促进,鼓励健康生活方式,预防疾病与伤残,使其在健康的环境下得以减少疾病的侵袭。

晚年生活的质量,重点集中在老年的生活质量上,但也涉及终身的生活质量问题;据估计到2020年西太平洋地区居民平均期望寿命将增至74.4岁，这使人们更关心老年人的生活质量问题，因为随年龄增长，慢性疾病增多，并伴有残疾程度增加。现代化一方面在延长寿命方面给个体带来益处，如用于医学的高技术进一步发展，但也因成本高而在一定程度上限制了它们的合理使用；另一方面高速城市化，使适用于农村大家族的社会和物质资助日趋减少，许多人要为之付出代价，以致生活质量明显降低。当然个体对老年人生活质量的贡献在尚未到老年之前就已开始，而健康的童年和成年是健康老年的最重要的决定因素，因为健康的生活可预防许多疾病以及由疾病引起的残疾。

三、《健康新地平线》策略的具体实施

世界卫生组织西太平洋地区提出的面向21世纪的新策略，明确指出“未来工作的根本问题是如何确保健康和环境不被经济发展所破坏，鼓励和帮助人们自己预防疾病和残疾，帮助他们建立有助健康的生活方式和环境的最好方法，维护健康的行动要从生命开始时做起。”根据这一指导思想，拟对资源与专家重新进行组合，以便处理健康促进与保护的特定问题，对影响健康的因素进行分析，研究与预防不利因素，促进有利因素。关于《健康新地平线》的具体实施从三个方面来考虑：生命的准备、生命的保护和晚年的生活质量。

（一）生命的准备

目的：确保婴幼儿不仅能在生命的最初几年内得以存活，并适当准备，以便在一生中发挥其潜能。

目标：

（1）确保每个母亲在最适当的时间并以适当的间隔怀孕，在充分的产前保健、丰富的营养和准备好母乳喂养等有助于健康的环境中安全地产下健康婴儿。

（2）通过改善卫生环境、免疫接种、对作为主要死因的传染病提

供充分的疾病管理,以提高儿童的存活率并降低婴儿发病率。

(3)通过加强对儿童和青少年的教育,改善对其健康及健康行为有所帮助而又安全的环境,来支持健康的生活方式的发展,从而培养起终身的良好习惯。

(二)生命的保护

目的:经历过儿童和青少年期之后,应该支持个人全面发展和维持健康的生活方式,保护他们免受由潜在有害环境所引起的疾病的困扰。

目标:

总体目标在于尽可能以最经济有效和平等的方式,延长富有创造力、健康的、没有伤残的生命。

(1)制定综合的国家政策和规划,促进所有一生中健康的生活方式。

(2)改善营养状况,特别是母亲和其他脆弱人群,提倡适宜而均衡的膳食和安全的食品。

(3)降低诸如结核、疟疾和其他具有公共卫生重要性疾病的传播、发病率和死亡率。

(4)预防和延缓包括减少职业病在内的非传染性疾病的发生,以求最大限度地使人们免受残疾困扰,并过上富有成果的生活。

(5)促进有利于环境的操作规程和技术,有效地预防和管理与环境卫生相关的疾病与伤残。

(6)通过预防包括失明和失聪在内的残疾,以及为身体缺陷、体弱、残疾者提供康复治疗,以提高人们的生活质量。

(三)晚年的生活质量

目的:使所有人获得并保持过充满创造力及有意义生活所需的身体、社会和精神能力。

目标:

(1)改善老年人的健康状况和生活质量。

(2)确保卫生系统是有组织的、管理完善和持久的,使所有人都能享受适用、可获得并能负担得起的服务,包括促进实现个人健康潜能和改善生活质量的服务。

(3)发挥慢性病患者、残疾人及其赡养者在治疗和健康方面的潜力。

(4)确保每个人都有权利享有高质量的生活,促进平等拥有达到理想健康状况所必需的资源。

(5)提供能改善生活质量的自然环境和社会环境。

要实现这一新策略、新思路,不仅要继续强调政府的职能,同时还要强调个人的职责与个人潜能的发挥及各部门、多学科的合作,要从以疾病为中心的研究方法转向以人群或人类发展为中心的研究途径,要通过上述三个项目组开展一系列项目活动,才能实现《健康新地平线》的目标。

第三节 中国卫生策略

一、中国"十五"期间卫生事业发展指导方针和目标

(一)指导方针

(1)坚持党在社会主义初级阶段的基本理论、基本路线和基本纲领,贯彻落实《中共中央、国务院关于卫生改革与发展的决定》和《关于城镇医药卫生体制改革的指导意见》、《关于农村卫生改革与

发展的指导意见》,适应建立社会主义市场经济体制要求,进一步解放思想,更新观念,深化卫生改革,促进卫生事业与国民经济和社会的协调发展。

(2)坚持"以农村为重点,预防为主,中西医并重,依靠科技与教育,动员全社会参与,为人民健康服务,为社会主义现代化建设服务"的新时期卫生工作方针。

(3)按照"依法治国,建立社会主义法治国家"的要求,全面加强卫生法制建设,依法规范和管理社会卫生事务,维护全体公民的健康权益。

(4)坚持多渠道、多形式筹集资金,发展卫生事业,实现市场机制与政府宏观调控的有机结合,优化卫生资源配置,鼓励卫生机构围绕质量和效率开展竞争,逐步形成公有制为主体、多种所有制并存、共同有序发展卫生事业的新格局。

(5)坚持实事求是、因地制宜、分类指导的原则,逐步缩小不同地区、不同人群的健康差异。

(6)坚持社会主义物质文明和精神文明共同发展和为人民服务的宗旨,加强卫生行业职业道德建设,提高卫生队伍的思想道德素质和业务技术水平。

(二)卫生发展总目标

根据《中华人民共和国国民经济和社会发展第十个五年计划纲要》提出的国民经济和社会发展总目标,"十五"期间卫生发展的总目标是:到 2005 年,在全国基本建立适应社会主义市场经济要求和人民健康需求的卫生体制,使群众享有同小康生活水平相适应、质量比较优良、费用比较低廉的基本医疗服务,并不断满足社会多层次、多样化卫生服务需求,进一步提高人民健康水平,增强卫生事业对经济和社会发展的保障作用。

到 2015 年,与社会主义市场经济体制相适应的卫生体制更加完善，人民群众的卫生服务需求得到更好满足，缩小不同地区、不同人群健康状况的差异，增加全体居民健康生活时间，国民健康的主要指标达到或接近世界中等发达国家水平。

（三）中国“十五”期间卫生事业主要健康指标

（1）平均期望寿命：在2000年基础上，2005年增加1岁，2015年增加2岁。

（2）婴儿及5岁以下儿童死亡率：到2010年，在2000年基础上下降五分之一。

（3）孕产妇死亡率：到2010年，在2000年基础上下降四分之一。

二、中国“十五”期间主要卫生工作及措施

（一）主要卫生工作

（1）预防与有效控制严重危害人民健康和影响经济发展与社会稳定的重大疾病，提高对突发事件、紧急疫情的快速反应和处理能力。

重点控制鼠疫、霍乱等传染病的暴发流行，加大结核病防治力度，控制肝炎、艾滋病、出血热、流感等病毒病的传播及流行势头，减少经血液途径传播疾病的危险性。加强疫情监测，确保疫情信息报告网络畅通。动员社会积极参与，保持较高的儿童免疫接种率。在重点人群和地区开展应急免疫接种。将地方性氟中毒、大骨节病的防治工作重心向西部地区和重点人群转移，巩固血吸虫病防治成果，继续降低疟疾发病率。实施三级预防，积极推进全人群与高危人群相结合的慢性非传染病综合防治工作。建立重点法定传染病实验室诊断监测系统，优先解决紧急疫情、突发原因不明疾病的监测和重大自然灾害的疾病监测。

(2)建立适应农村经济社会发展状况,具有预防保健和基本医疗功能的农村卫生服务体系,实行多种形式的农民健康保障办法,使农民人人享有初级卫生保健。

健全农村卫生服务网络,确保广大农民能够及时得到技术适宜、价格低廉的基本卫生服务。到2015年,全国绝大多数县实现与小康生活水平相适应的初级卫生保健目标。配合农村文明村镇建设,加大改水、改厕和粪便无害化处理力度。

(3)依法加强妇女儿童的预防保健工作,有效预防遗传病、先天性疾病,降低主要先天性畸形发生率,减少因围产、环境因素导致的儿童残疾的发生,提高出生人口素质。

到2010年,全国农村孕产妇住院分娩率达到65%,孕产妇保健覆盖率以县为单位达到90%;提高母乳喂养率和儿童保健覆盖率,降低5岁以下儿童营养不良发病率,降低儿童急性呼吸道感染死亡和腹泻死亡。加强婚前医学检查、遗传咨询和生殖健康服务以及新生儿疾病筛查工作,积极预防影响出生人口素质的疾病。

(4)贯彻依法治国方略,建立健全卫生法律体系和监督执法体系。

在总结过去卫生立法工作经验的基础上,结合当前和今后卫生工作的实际需要,抓紧制定卫生相关法律,修订和完善规范和标准。加快卫生监督体制改革,按照依法行政、政事分开、综合管理的原则,完成各级卫生监督执法机构组建任务。净化医疗市场,保护广大人民群众的健康和医疗安全。针对影响大众健康和社会公共卫生的突出问题,重点开展与健康相关产品的卫生监督;对社会公共卫生环境开展专项执法检查,促进卫生监督管理与国际接轨。

(5)贯彻科教兴国战略,发展卫生科技。

加快医学科研机构体制改革。加大对常见病、多发病、疑难病症研究的支持力度。加快科技成果的转化和应用,大力推广适宜技术;组织实施重大科技创新工程;加强技术评估对促进卫生科技进步的作用,加强新技术应用的准入制度研究,注重对重大疫情控制和灾后快速救治的技术研究。

(6)建设适应社会主义市场经济要求和卫生发展需要、结构合理、分布均衡、素质较高的卫生技术和卫生管理人才队伍。

到2015年,全国每千人口拥有卫生技术人员3.64人左右,执业医师1.26人左右,执业护士1.26人左右;全国90%以上医生达到大专以上学历水平;在医生队伍中有30%以上从事社区卫生服务工作;卫生管理人员岗位培训率和持证上岗率达到100%;达到世界领先水平的学术、技术带头人200人,国内领先水平的学术、技术带头人2 000人,有突出贡献的学术、技术骨干10 000人。

(7)通过法律、行政、经济和教育等综合手段,大力普及基本卫生知识,帮助广大群众掌握维护健康的知识、技能,形成良好的卫生习惯和健康生活方式,进一步控制和消除影响健康的危险因素。

到2005年,全国居民基本卫生知识普及率达到60%以上,健康教育开课率达到80%。继续实施"九亿农民健康教育行动"。大力开展无烟草广告城市活动,到2005年,全国1/3城市的公共场所禁止吸烟,无烟学校比例达到20%,15岁以上人口吸烟率得到有效控制。

(8)继续推进中医药事业发展。

逐步实现中医药资源优化配置,服务模式转变和服务领域的拓宽;到2015年,基本建立适应社会主义市场经济要求及与人民群众健康需求相适应的中医药医疗保健服务网络,与西医医疗保健服务网络相互补充、有机融合的卫生服务体系。实现东部与中西部、城市与农村、医教研、机构内部的中医药资源协调发展。

加强中医药基础理论研究和临床应用研究,形成知识、技术创新体系。

(二)主要卫生措施

1.适应社会主义市场经济要求,转变政府职能

中国的卫生事业是政府实行一定福利政策的社会公益事业,各级政府对发展卫生事业和保障人民健康负有重要责任。各级卫生行政部门要适应建立和完善社会主义市场经济体制的要求,树立大局意识和群众观念,转变职能,逐步实现对卫生机构从办向管、从隶属管理向依法管理、从条块管理向行业管理的转变。其主要职能为:制定卫生发展规划和政策;依法行政,严格履行对医疗服务要素的准入及健康相关产品的许可、准入、质量与行为监管、行政复议、应诉等职责;强化对执法活动的监督检查;向社会发布卫生服务信息;监管卫生机构的国有资产。

加强政府部门间协调,充分发挥各级爱国卫生运动委员会的组织协调作用,广泛发动群众,开展爱国卫生运动,把改水改厕、改善环境作为新时期爱国卫生工作的重点,形成全社会共同推动"大卫生"工作的局面。

2.全面深化卫生体制改革,为长远卫生发展提供体制保障

加快实施区域卫生规划,实现卫生全行业管理。医疗机构通过调整、合作、合并等形式,优化资源的合理配置与利用,实行属地化管理。大力发展社区卫生服务。加强城市医疗急救网络建设。强化城市医疗机构内涵建设,建立适应小康生活水平的现代化医疗服务系统。调整与改革疾病预防和控制体制,建设国家疾病预防与控制中心。实行医疗机构分类管理制度。改革卫生机构管理体制和内部运行机制。改革卫生事业单位用人制度,实行聘用制。按照按劳分配和按生产要素分配相结合的原则改革卫生机构内部分配机制。在城镇医疗机构实行"病人选择医生",改善服务态度,提高医疗质量、医疗水平和工作效率。实行医院后勤服务社会化。各类卫生机构加强经济管理。

适应农村社会经济形势变化，调整与完善农村卫生服务体系。深化农村卫生体制改革，推进农村卫生事业发展，更好地保护农民健康。改革农村卫生管理体制，完善乡村卫生服务管理一体化，提高乡村卫生组织的综合服务能力。农村卫生机构以公有制为主导，鼓励多种经济成分卫生机构的发展。健全农村卫生服务网络，根据农民实际需求，调整服务布局和功能，改善服务质量，提高服务效率。乡镇卫生院以公共卫生、预防保健为主，同时要提高基本医疗服务水平。村卫生室主要提供安全、方便的常见伤病诊治服务，并承担公共卫生和预防保健任务。加快农村卫生技术人员的结构调整。

根据农村社会经济发展水平和农民意愿，实行多种形式的农民健康保障办法，解决农民因病致贫和因病返贫问题。按照自愿量力、因地制宜、民办公助原则，继续完善和发展合作医疗制度。

3.完善卫生经济政策

根据市场经济原则，实施健康费用分担政策。即各级政府承担用于公共卫生事务和卫生机构的资金补助；公民个人在享受卫生服务权利的同时，享受不同种类的卫生服务应支付不同费用。要引导农民投资健康。认真落实财政部、国家计委、卫生部《关于卫生事业补助政策的意见》，在动员社会广泛筹集卫生事业发展资金的同时，各级政府要随着经济发展不断提高对卫生事业的投入水平，加大财政转移支付力度，逐步增加对农村和预防保健等领域的投入。

调整不合理的医疗服务价格，大幅度提高技术劳务性医疗服务价格，降低过高的大型设备检查价格，降低药品收入占医疗机构业务收入比例，减轻群众不合理医药负担水平。

4.加大力度，推进卫生扶贫工作和西部卫生事业发展

重点改善西部和贫困地区的卫生基础设施、服务条件及危害严重的传染病、地方病的防治能力。继续加大培养西部人才的力度，要将卫生下乡、卫生扶贫和城市卫生技术人员到基层锻炼紧密结合，逐步建立城市卫生人力资源从发达地区向西部、向贫困地区有序交流或流动机制。借助新闻媒体、讲座、巡诊等方式，加强公共卫生、保健和营养知识的传播，广泛开展健康知识普及教育，倡导健康生活方式。

5.建立健全卫生信息系统，扩大对外合作与交流

适应政府职能转变与卫生科技发展的需要，进一步建立健全以统计信息为基础、由卫生管理信息与卫生科技信息组成的综合卫生信息、档案系统的建设。按照“统一规划、分步实施、疫报先行、连点成网、资源共享”的原则，建立高效、快速、通畅的国家卫生信息网，为提高卫生事业的宏观管理、科学决策及重大灾害的应急、应变指挥能力提供依据。

继续坚持全方位对外开放方针，进一步扩大卫生领域的国际交流与合作。积极响应、参与国际间重大卫生行动，为增进人类健康、改善人类生存条件做出贡献。继续加强与发展中国家的交流与合作，认真做好援外医疗队工作。

6.加强职业道德教育，促进卫生系统精神文明建设

卫生系统的各级领导干部要廉洁奉公，勤政廉政，时刻把国家利益和人民群众疾苦放在心上。要完善内部监察和社会监督机制，严格执行法律法规和相关制度，努力纠正行业不正之风，特别要抓好规范医疗机构药品集中招标采购工作。

加强职业道德教育，树立救死扶伤、忠于职守，爱岗敬业、满腔热忱，开拓进取、精益求精，乐于奉献、文明行医的行业风尚，自觉抵制一切有损群众利益的行为。

三、当前中国卫生工作的重点

卫生工作关系到广大人民群众的健康和切身利益，要努力做好各项卫生工作，为人民健康服务，为社会主义现代化建设服务，为全面小康建设做出更大的贡献。中国当前卫生工作的重点是继续深化卫生改革：

(1)完善卫生防疫体制，加大投入，加强建设。

①加强公共卫生建设，建立健全突发公共卫生事件应急机制，做好应对突发公共卫生事件预案；

②建立畅通的疫情信息网络、医疗救治体系和应急救治队伍；

③完善疾病预防控制体系，提高各级疾病预防控制中心的能力。

(2)积极开展新型农村合作医疗制度试点，以点带面推进农村卫生改革。

加快农村卫生事业发展，加强农村乡镇卫生院建设，积极建立新型农村合作医疗制度。

(3)继续推进医疗机构体制改革。

(4)加大药品流通体制改革力度，坚决纠正药品购销中的不正之风。

(5)加强卫生法制建设，完善卫生执法监督体系，充实和加强卫生监督执法力量。

(6)广泛宣传卫生科普知识，开展爱国卫生运动，改善城乡居民的生活环境卫生条件。

(7)加强医德医风建设，纠正行业不正之风，树立卫生医疗行业的新形象。

四、中国加强公共卫生建设

(一)中国近年来发生的一系列重大公共卫生事件

据总部设在香港的政治及经济风险咨询机构(PERC)2003年对世界各国(主要是针对亚洲国家)处理严重疾病能力的分析：美国以0.86分的得分遥遥领先(0分代表最好，10分代表最差)；在亚洲国家中，新加坡以2.33分排名第一，印尼以9.14分位列最后，我国则以

7.50分排在第十位，一向被很多人认为贫穷落后的越南却以7.38分排在我国前一位。

（1）上海甲肝暴发：自1988年1月19日起，上海市民中突然发生不明原因的发热、呕吐、厌食、乏力和黄疸等症状的病例，数日内成倍增长，截止到当年的3月18日，共发生29 230例。根据流行病学调查分析，专家们明确了本次甲型病毒性肝炎暴发是因毛蚶产地的毛蚶受到甲肝病毒严重污染，上海市民缺乏甲肝的免疫屏障，又有生食毛蚶的习惯，最终酿成暴发。在确定了病因后，政府提出针对性防治措施，禁捕、购、销毛蚶；进一步教育市民不生食毛蚶，防止污染水源和食品等，使疫情在3个月内得到控制。

（2）山西朔州毒酒事件：1998年春节前，山西文水县一不法分子用甲醇勾兑散装白酒，批发给外地个体户。这些散装白酒流向社会后，被山西省朔州市、大同市部分群众饮用，从1月26日开始有人中毒。经省技术监督局事发后测定，这些勾兑的散装白酒每升含甲醇361克，超过国家标准902倍。患者呕吐、头痛、呼吸困难，没等救治便相继死亡。短短几天时间，朔州、大同等地先后发现数百名群众饮假酒中毒住院，其中近30人死亡。“朔州毒酒案”后来演绎成“山西毒酒案”。事件发生后，使得朔州白酒企业几乎全部陷于停顿，甚至山西的名酒“汾酒”、“杏花村”等，也销量大跌。

（3）南京汤山中毒事件：2002年9月14日，南京汤山发生一起特大投毒案。犯罪分子陈正平在南京市江宁区汤山镇经营“菊红”面食店期间，见“正武”面食店生意兴隆，便怀恨在心。2002年9月13日晚11时许，陈正平潜入“正武”面食店，将所携带的剧毒鼠药“毒鼠强”投放到该店食品原料内，造成395人因食用有毒食品而中毒，死亡42人。这起食物中毒造成的危害巨大，后果特别严重，陈正平已经于当年10月被执行死刑。

（4）河北白沟苯中毒事件：2002年初，在河北省高碑店市白沟镇箱包生产加工企业打工的几名外地务工者，陆续出现了中毒症状，并有6人相继死亡,后经卫生部门调查确定为苯中毒事件。在白沟事件发生时,在河北省高碑店市及周边邻县形成了一个以白沟为中心的箱包产品生产加工基地。这个庞大的生产加工基地涉及到高碑店、雄县、容城、定兴等地的几十个乡镇,从业人员30多万人,除了一些较大规模企业外,绝大多数属于家庭作坊式生产经营。有些家庭式作坊户,因生产用料不合标准、工作环境差而引起打工者中毒甚至致死事件。苯是一种芳香族碳氢化合物,是从煤焦油、石油等物质中提炼出来的,容易挥发,燃点很低,可做燃料、溶剂和香料。由于其具有一定的毒性,如保护不当,易对人体造成慢性损害。

(5)2003年春夏之交发生的。传染性非典型肺炎:世界卫生组织(WHO)认为它是一种冠状病毒亚型变种引起,并将传染性非典型肺炎称为严重急性呼吸道综合征(severe acute respiratory syndrome, SARS)。传染性非典型肺炎具有较强的传染性。据WHO报道,传染性非典型肺炎已在亚洲、美洲、欧洲连续发生,流行趋势凶猛,涉及32个国家和地区,至2003年6月上旬,全球病例已达8 000多例,其中死亡700多例;我国大陆及香港地区为重灾区。

(二)重大公共卫生事件的教训及启示

近些年来,我国发生的一系列重大公共卫生事件,特别是2003年春夏之交在中国部分地区发生的传染性非典型肺炎疫情,暴露了中国公共卫生工作中包括思想观念、管理体制、运行机制等方面存在的缺陷:对突发公共卫生事件的危害性认识不足,应急机制不健全,信息渠道不畅通,信息统计不准确,反应不快,疾病预防控制体系能力比较差,卫生执法监督工作不到位,农村卫生工作相当薄弱。在面对重大公共卫生事件时我们只有坚持依法行政、规范防治措施,依靠群众、群防群控,依靠科学、民主决策,信息公开、政策透明,加强国际合作与交流,才能战胜困难取得胜利。我们还应做好加强经济社会协调发展、加强统筹城乡经济社会发展、加强公共卫生建设、加强社会管理体制的建设和创新、加强宣传舆论、加强依法治国基本方略的落实、加强对外开放条件下做好工作的能力、加强党的执政能力建设、加强关心群众生产生活等九个方面的工作。

(三)中国加强公共卫生建设总要求

中国加强公共卫生建设总要求是:统筹规划、因地制宜,增加投入、健全体系,改革体制、整合资源,城乡兼顾、重在农村。要加强疾病预防控制,提高突发公共卫生事件应急能力;加快农村卫生发展,改善农民卫生服务条件;加强环境卫生体系建设,广泛开展全民爱国卫生运动。

(1)在全面建设小康社会和整个现代化过程中,必须进一步树立全面的发展观,始终坚持统筹兼顾,更加注重经济与社会协调发展、城乡协调发展、地区协调发展、人与自然协调发展,更加注重政府的社会管理公共服务职能,更加注重全面把握宏观调控的各项目标,更加注重全面提高人民的物质生活、文化生活和健康水平。进一步做好促进经济社会协调发展、统筹城乡经济社会发展、加强公共卫生建设工作、推进社会管理体制的建设和创新、加强宣传舆论工作、狠抓依法治国基本方略的落实、增强对外开放条件下做好工作的能力、加强党的执政能力建设、做好关心群众生产生活工作等工作。

(2)把公共卫生建设作为实践“三个代表”重要思想的具体行动。要切实加强领导,协调有关部门,明确任务,落实责任,共同解决公共卫生遇到的困难和问题。要调整财政支出和基础设施建设投资结构,加大卫生投入,向公共卫生和农村卫生倾斜,促进公共卫生事业发展。各级卫生部门要切实转变职能,深化医疗卫生体制改革,做好公共卫生管理工作。社会各方面要群策群力,发挥优势,形成全社会关心和支持公共卫生建设的新局面。

(3)建设和完善国家突发公共卫生事件应急反应机制应遵循的原则是:中央统一指挥,地方分级负责;依法规范管理,保证快速反应;完善监测体系,提高预警能力;改善基础条件,保障持续运行。在我国致力于全面建设小康社会时,突发公共卫生事件应急机制的建立将是我国经济建设和社会发展的重要保证。

(四)《突发公共卫生事件应急条例》

1.背景

面对突如其来的非典型肺炎疫情,党中央、国务院高度重视,沉着应对,本着对人民身体健康和生命安全高度负责的精神,采取了一系列果断、有效的措施。2003 年 4 月 14 日,国务院第四次常务会议做出了制定《突发公共卫生事件应急条例》的决定,把突发公共卫生事件应急处理纳入法制化管理轨道;根据会议精神,国务院法制办、卫生部组成起草工作组,在国务院领导及有关部门的大力支持下,顺利完成了提交国务院常务会议审议的条例草案;5 月 7 日,国务院第七次常务会议审议通过了该条例;5 月 9 日,温家宝总理签署公布施行。经过建国以来几十年的建设和努力,我国已经初步建立了一套公共卫生体系,拥有一批预防、医疗服务机构和专业技术队伍,对于保障人民群众的身体健康和生命安全,发挥了重要的作用。但我国仍存在处理突发公共卫生事件是卫生部门一家的事,缺少其他部门的通力合作;政府在指挥处理突发公共卫生事件时缺位;日常应急储备缺乏;信息报告系统分散、缓慢等缺陷。《突发公共卫生事件应急条例》重点解决了突发公共卫生应急处理工作中存在的信息不准确、反应不及时、应急准备不足等问题,确定了应急处理指挥体制、制定应急预案及其启动程序、疫情的监测和预警制度、疫情报告、通报和发布制度,以及人员隔离、群体防护等应急处理具体措施,以保证突发公共卫生事件应急处理工作有力、有效、有序地进行。对应急处理经费和生活困难者的医疗救助也做了明确规定。《突发公共卫生事件应急条例》标志着我国将突发公共卫生事件应急处理工作纳入法制化的轨道。《突发公共卫生事件应急条例》的实施对建立和完善突发公共卫生事件应急处理体系，有效应对可能发生的突发公共卫生事件的危害，保障公众身体健康与生命安全，维护正常的社会秩序将发挥重要作用。

2.目的与指导思想

《突发公共卫生事件应急条例》着重解决突发公共卫生事件应急处理工作中存在的信息不准、反应不快、应急准备不足等问题，建立统一、高效、权威的突发公共卫生事件应急处理机制，保障公众身体健康与生命安全，维护社会稳定。同时，为今后及时有效处置突发事件建立起“信息畅通、反应快捷、指挥有力、责任明确”的应急法律制度。

3.适用范围

(1)《突发公共卫生事件应急条例》中规定的突发公共卫生事件，是指突然发生的，造成或者可能造成严重损害社会公众健康的重大传染病疫情、群体性不明原因疾病、重大食物和职业中毒以及其他严重影响公众健康的事件。

(2)突发公共卫生事件应当具备以下三个特征：一是突发性事件，它是突如其来的，不易预测的；二是在公共卫生领域发生，具有公共卫生属性；三是对公众健康已经或可能造成严重损害。

(3)重大传染病疫情是指发生《中华人民共和国传染病防治法》规定的传染病或依法增加的传染病暴发流行的重大疫情；群体性不明原因的疾病是指在一定时间内，某个相对集中的区域内同时或者相继出现多个临床表现基本相似患者，又暂时不能明确诊断的疾病；重大食物和职业中毒事件是指危害严重的急性食物中毒和职业中毒事件。

4.处理应急事件的方针和原则

(1)《突发公共卫生事件应急条例》中处理应急事件的方针是预防为主、常备不懈。

做好预防工作，是减少各类突发公共卫生事件的保证，也是有效应对突发事件的前提。中国是一个欠发达国家,经济和社会发展水平还不高,特别是广大中西部地区和农村地区,人均收入水平较低,公共卫生设施较差。一旦发生突发公共卫生事件,必将给广大人民群众的身体健康和生命安全带来严重伤害,也会使国家经济遭受巨大损失。因此,坚持预防为主,既是突发公共卫生事件应急处理的方针,也是卫生工作的基本指导方针。

(2)《突发公共卫生事件应急条例》中处理应急事件的原则:统一领导、分级负责、反应及时、措施果断、依靠科学、加强合作。

①统一领导是指在突发事件应急处理的各项工作中,必须坚持由各级人民政府统一领导,成立应急指挥部,对处理工作实行统一指挥。各有关部门都要在应急指挥部的领导下,依照条例的规定,开展各项应急处理工作。

②分级负责是指全国性的突发事件或跨省、自治区、直辖市的突发事件,由国务院设立全国突发事件应急处理指挥部,负责统一领导和指挥全国的应急处理工作;地方性突发事件,由省级人民政府设立突发事件应急处理指挥部,负责统一领导和指挥本行政区域内的应急处理工作。

③反应及时、措施果断是指突发事件发生后,有关人民政府要成立应急处理指挥部,决定是否启动应急处理预案等。有关部门应当及时做出反应,搜集、报告疫情及有关情况,立即组织调查,组织医疗队伍,积极开展救治,并向政府提出处理建议,采取果断措施,有效控制突发事件事态发展。

④依靠科学、加强合作是指突发事件应急工作要尊重科学、依靠科学,各有关部门、学校、科研单位等要通力合作,实现资源共享。

5.建立和完善快速反应机制、提高应急处理能力的措施

(1)为了强化处理突发事件的指挥系统,明确了政府对突发事件的应急管理职责。《突发公共卫生事件应急条例》规定:突发事件发生后,国务院和有关省、自治区、直辖市人民政府成立应急处理指挥部，负责对突发事件应急处理的统一领导和指挥。卫生行政主管部门和其他有关部门在各自的职责范围内，做好突发事件应急处理的有关工作。

(2)针对一些部门和地方对突发事件预警能力不足、监测系统反应不灵敏的问题，《突发公共卫生事件应急条例》规定了突发事件的监测与预警制度；确立了多渠道的、快捷的、纵横协调的信息报告制度，特别是强化了省级人民政府的信息报告责任，规定省级人民政府必须在接到疫情等突发事件报告1小时内，向国务院卫生行政主管部门报告；还明确了各级政府之间、上下级卫生部门之间的信息报告时限。同时，明确规定任何单位和个人均有权向政府或者政府部门报告突发事件，有权举报不履行职责或者不按照规定履行职责的政府或者政府部门。

(3)针对应急储备不足的问题，《突发公共卫生事件应急条例》规定县级以上各级政府应当组织开展防治突发事件相关的科学研究，建立突发事件应急物资、设备、设施、技术与人才资源等方面的储备，所需经费纳入本级政府财政预算。

(4)为了及时、有序地处理突发事件，制定突发事件应急预案至关重要。《突发公共卫生事件应急条例》规定国务院卫生行政主管部门应当按照分类指导、快速反应的要求，针对重大传染病疫情、群体性不明原因疾病、重大食物和职业中毒等突发事件制定全国突发事件应急预案，报请国务院批准；省、自治区、直辖市人民政府根据全国突发事件应急预案，结合本地实际情况，制定本行政区域的突发事件应急预案。同时规定突发事件应急预案，应当包括突发事件应急指挥部的组成和相关部门的职责、突发事件信息的报告与通报、突发事件的分级，以及应急处理工作方案和应急储备等主要内容。此外，还规定了突发事件应急预案的启动程序。

(5)为了保证有关部门和单位能够切实按照应急预案的规定履行职责，《突发公共卫生事件应急条例》规定突发事件应急处理专业技术机构负责突发事件的技术调查、确证、处置、控制和评价等工作；有关政府、部门负责保证突发事件应急所需物资的生产、供应、运输。条例规定，突发事件发生后，应急处理指挥部可以紧急调集人员、储备物资、交通工具等相关设施，对人员进行疏散、隔离，封锁疫区以及采取其他控制措施等。

(6)为了使专业技术机构和基层在突发事件发生后能够有章可循，《突发公共卫生事件应急条例》规定，对新发现的突发传染病、不明原因的群体性疾病、重大食物和职业中毒事件，国务院卫生行政主管部门应当尽快组织力量制定相关的技术标准、规范和控制措施。

(7)为了及时有效地救治传染病病人，防止相互推诿和交叉感染，切断传染源，《突发公共卫生事件应急条例》规范了医疗卫生机构接诊治疗、病人转送等行为，规定了医疗卫生机构对传染病密切接触者采取隔离、医学观察措施以及对内应当采取卫生防护措施。医疗机构收治传染病病人，应当依法报告所在地的疾病预防控制机构。接到报告的疾病预防控制机构应当立即对可能受到危害的人员进行调查，采取必要的控制措施。县级以上各级人民政府应当提供必要资金，保障突发事件所致病人得到及时、有效的救治。

6.责任追究

(1)有关政府及其部门不履行法定职责应当承担的责任。《突发公共卫生事件应急条例》规定，有关政府及其部门对突发事件隐瞒、缓报、谎报或者授意他人隐瞒、缓报、谎报的；未依照规定完成突发事件应急处理所需要的设施、设备、药品和医疗器械等物资的生产、供应、运输和储备的；对上级部门的调查不予配合或者阻碍、干涉的；在突发事件调查、控制、医疗救治工作中玩忽职守、失职、渎职的，以及拒不履行应急处理职责的，责令改正、通报批评、给予警告；对政府主要领导人及有关部门的主要负责人，负有责任的主管人员和其他直接责任人员，依法给予降级或者撤职的行政处分；造成传染病传播、流行或者对社会公众健康造成其他严重危害后果的，依法给予开除的行政处分；构成犯罪的，依法追究刑事责任。

（2）进一步明确了有关医疗卫生机构不履行有关义务应当承担的责任。《突发公共卫生事件应急条例》规定，医疗卫生机构不履行报告职责，隐瞒、缓报、谎报的；未及时采取控制措施的；未依照规定履行突发事件监测职责的；拒绝接诊病人的，以及拒不服从应急处理指挥部调度的，责令改正、通报批评、给予警告；情节严重的，吊销《医疗机构执业许可证》；对主要负责人、负有责任的主管人员和其他直接责任人员依法给予纪律处分；造成传染病传播、流行或者对社会公众健康造成其他严重危害后果，构成犯罪的，依法追究刑事责任。

（3）明确了有关单位和个人不按照规定履行应急处理义务应当承担的责任。《突发公共卫生事件应急条例》规定，有关单位和个人不履行报告职责，隐瞒、缓报、谎报，阻碍突发事件应急处理工作人员执行职务，拒绝有关机构进入突发事件现场，或者不配合调查、采样、技术分析和检验的，对有关责任人员依法给予行政处分或者纪律处分；触犯《治安管理处罚条例》的，由公安机关依法予以处罚；构成犯罪的，依法追究刑事责任。

（4）加大了扰乱社会秩序、市场秩序的违法行为处罚力度。《突发公共卫生事件应急条例》规定，在突发事件发生期间，散布谣言、哄抬物价、欺骗消费者，扰乱社会秩序、市场秩序的，由公安机关或者工商行政管理部门依法给予行政处罚；构成犯罪的，依法追究刑事责任。

附：美国的突发公共卫生事件预警与应急处理

美国公共卫生突发事件应对系统是“国家-州-地方”的三级体系。这三级应对体系自上而下包括：CDC（联邦）疾病控制与预防系统、HRSA（地区/州）医院应急准备系统、MMRS（地方）城市医疗应急系统。CDC 是整个公共卫生突发事件应对系统的核心和协调中心;HRSA 主要通过提高各类医疗机构的应急能力来发展区域应对公共卫生突发事件的能力,该系统在全国实行分区管理,共设 10 个区,区内以州为单位实现联动;MMRS 是地方层面应对公共卫生突发事件的系统,该系统通过地方的执法部门、消防部门、医院等机构及其他"第一现场应对人员"之间的协作,确保城市在公共卫生危机中最初 48 小时内的有效应对,从而使得该城市在全国应急资源被动员起来之前能以自身力量控制危机事态。为了与国际合作,CDC 还成立了由医学专家和公共卫生官员组成的国际联合小组。该小组每天 24 小时、每周 7 天工作,与世界卫生组织保持密切的信息交流与协作。

美国著名思想库兰德公司于 2003 年 3 月 19 日公布的《新型和重现传染病的全球威胁:重建美国国家安全与公共卫生政策的关系》研究报告中强调,要从国家安全的高度看待疾病流行。该报告指出,传染病已取代来自敌对国家直接的军事威胁而成为国际社会及各国政府面临的严峻挑战。在后冷战时期,世界各国较少面临来自敌对国家直接的军事威胁,取而代之的是全球社会面临来自"灰色地带"的各种新威胁。传染病不仅威胁民众的生命健康,其传播和扩散还能降低公众对政府应急能力的信心,导致不良的经济后果,动摇一国的社会秩序,并影响局部地区的社会稳定。近年来,各种各样的新的传染性疾病,如艾滋病(AIDS)、埃博拉(Ebola)病毒、丙型肝炎等,对人类威胁的性质和程度都非常严重,而且这种威胁还在加剧。而抗药性结核菌、耐抗生素肺炎链球菌、肺炎、脑膜炎、狂犬病等也都在 20 世纪末沉渣泛起。全球化、城市化、气候变化、社会形态和人们行为模式的变迁,加大了人们接触这些疾病进而被感染发病的几率,而滥用抗生素则严重降低了药物的效用,导致不断出现高抗药性的"超级病菌"。以美国为例,病原微生物每年大约造成 17 万人死亡,艾滋病、流感和来自食物感染的疾病每年共造成 5.6 万人死亡

(分别为 1.7 万人、3 万人和 0.9 万人)。

当前的全球体系比以往任何时候都需要各国之间相互依赖,人员、物资的流动,扩大了传染病传播的范围和速度。此外,加速进行的城市化也值得关注,由于缺少各种必要的基础设施、非可持续发展的城市化会通过各种途径为疾病传播推波助澜。除了对生命的威胁,疾病的爆发与流行还会造成一定程度的社会混乱,并给经济发展带来负面影响。根据美国疾病与预防控制中心的预测,美国每年花费在防治传染病上的直接和间接成本约为 1 200 亿美元。此外,动物传染病爆发所带来的代价也极为高昂。

第四章　区域卫生规划

第一节　充分满足区域内全体居民的卫生服务需求

一、计划与规划

规划:对未来行动方案的一种统筹设计,是范围较大、规模较大的事业或工作的一种较长时限的发展战略、总方针、主要步骤和重大措施的设想蓝图,是一种战略性的全局部署方案。

计划:在规划的指导和规定下做出的具体安排和落实措施。规划的目标,需通过具体计划的制定、实施、评价来实现。

二、区域卫生规划的定义

区域卫生规划起源于20世纪80年代中期开始提出的社会卫生规划思想和科学管理模式，现已逐渐为越来越多的国家所采用。在《中共中央、国务院关于卫生改革与发展的决定》中，我国政府对区域卫生规划的描述是："区域卫生规划是区域内国民经济和社会发展计划的组成部分，是政府对卫生事业发展实行宏观调控的重要手段，它以满足区域内全体居民的基本卫生服务需求、保护与增进健康为目的，对机构、床位、人员、设备和经费等卫生资源实行统筹规划、合理配置。"其实质是在一定的区域范围内根据自然生态环境、社会经济发展、人群疾病负担、主要卫生问题和卫生服务需求等因素，确定区域内卫生发展目标、模式、规模和速度，统筹规划、合理配置卫生资源，改善和提高区域内卫生服务质量和数量，向全体居民提供公平、有效卫生服务的过程。

三、我国区域卫生规划的目标

构建与国民经济和社会发展水平相适应的、有效的、经济的、公平的中国卫生服务体系和管理体制，改善和提高卫生综合服务能力和资源利用效率。

四、区域卫生规划的意义

（一）区域卫生规划是国家对卫生事业进行宏观调控的重要手段

（1）随着社会主义市场经济体制的建立和医学模式的转变，我国将逐步建立在国家宏观调控之下各级政府分级负责、分级管理的卫生事业管理体制，将国家的卫生事业发展规划落到实处，确保卫生事业朝着正确的方向发展，使各区域卫生事业的发展与当地的国民经济、社会发展水平相适应，与人民健康需求相协调。

(2)中国卫生事业的性质是政府实行一定福利政策的社会公益事业。国家的宏观调控对卫生事业的发展起着非常重要的作用，过去长期以来我国实行的是与计划经济相适应的卫生管理体制和服务体系，卫生机构按部门、地方行政隶属关系设置，多部门管理。区域卫生规划改变了计划经济体制下形成的卫生计划模式，使卫生事业从粗放型增长向集约型增长转变。

(3)区域卫生规划要求卫生工作实行全行业管理，这就要求政府主管部门转变职能，对卫生工作实行宏观调控，由过去的“直接办卫生”过渡到“管卫生”，通过法制、行政和经济的手段，实现卫生事业的全行业管理和法制化管理。

(二)区域卫生规划是卫生事业适应市场经济的需要

(1)市场经济体制的建立要求卫生事业必须适应其转变。由于过去卫生机构的重复建设，而导致医疗服务量长期不足、社会效益和经济效益差。因此，必须以共建、联办、兼并、撤销或压缩规模建制等各种方式进行调整。

(2)卫生机构内减员增效，优化内部结构，激活卫生机构的效率，使其按照“优质、高效、低耗”的原则运行。合理分流富余人员，部分下岗人员经培训后转岗到社区卫生服务和卫生监督执法队伍；难以安置的下岗人员，可参照企业改革的有关规定，实行再就业。

(3)卫生机构间引入竞争机制。竞争的主题是质量和效率；评定标准是社会需求和群众满意度。

(三)区域内对卫生资源进行合理配置和有效利用

(1)对卫生资源进行合理配置和有效利用是区域卫生规划的核心,其原则是"规划总量、调整存量、优化增量",使有限的卫生资源得到充分利用。

(2)原有的卫生体制形成了我国卫生资源短缺与浪费并存的局面,通过实施区域卫生规划促进医疗卫生服务的供需平衡,走注重质量和效益、以内涵建设为主的发展道路。对不合理的卫生资源的布局和结构进行调整。在供大于求地区,严格控制增量、遏制增长势头、将存量从结构和空间分布上向短缺地方调整;在供小于求地区,采取适宜政策促进发展。

(3)对卫生资源进行合理配置和有效利用,着眼于提高卫生事业的综合服务能力,明确各层次各类医疗卫生机构的地位、功能及相互关系,形成功能互补的、整体的、综合的卫生服务体系。

(四)充分满足区域内全体居民的卫生服务需求

(1)区域卫生规划从区域和人群出发,以居民的主要卫生问题为规划依据,以居民健康指标为目标。

(2)引导卫生资源向预防保健、社区和农村流动。逐步建立和完善具有综合服务能力、贴近和方便群众的社区卫生服务。以居民、家庭为服务对象,负责辖区内的医疗、预防、保健、康复、健康教育、计划生育技术服务及转诊等工作。在农村,加强县、乡、村三级医疗卫生服务网的建设,根据所承担的任务,确定布局和规模,提高服务质量和服务能力。

(3)我国幅员辽阔、人口众多,各地经济发展水平极不平衡,人们的卫生服务需求也不尽相同,国家卫生规划很难适合各地卫生发展的需要。区域卫生规划的范围比较局限,在一定的行政区域或经济区域内,其社会经济状况比较相近,居民的卫生服务需求也比较相似，据此配置卫生资源能充分满足区域内全体居民的卫生服务需求。

五、区域卫生规划的基本原则

(1)从国情出发，与区域内国民经济和社会发展水平相适应，与人民群众的实际健康需求相协调。

(2)优先发展和基本保证基本卫生服务，大力推进社区卫生服务。重点加强农村卫生和预防保健，重视和发挥传统医药在卫生服务中的作用。

(3)符合成本效益，提倡资源共享，提高服务质量和效率。通过改革，认真解决资源浪费与不足并存的矛盾。

(4)加快卫生管理体制和运行机制改革，对区域内所有卫生资源实行全行业管理。

(5)解放思想，实事求是，因地制宜，敢于冲破现有条条框框的约束，边规划，边调整。

第二节　区域卫生规划编制及实施

一、区域卫生规划的编制内容

(1)分析社会经济、居民健康和卫生资源状况；

(2)确定主要卫生问题；

(3)制定规划目标和资源配置标准；

(4)提出对策措施；

(5)实施监督评价。

二、区域卫生规划的编制程序

形势分析
↓
确定卫生问题与优先领域
↓
制定综合目标
↓
选择策略(确定项目活动)
↓
制定实施计划
↓
监测计划的实施
↓
评价与计划的调整

三、区域卫生规划的实施

(1)区域卫生规划的周期一般为5年。

(2)区域卫生规划以市(地)行政区域为基本规划单位。考虑到中心城市的辐射功能,直辖市、计划单列市、省会城市为特殊的规划单位。

(3)区域卫生规划的组织管理。

1)国家建立由国家计划委员会牵头,财政部、卫生部、国家中医药管理局等有关部门参加的国家区域卫生规划工作小组,负责全国有关区域卫生规划工作的组织协调、指导实施和监督评价。

2)各省、自治区、直辖市人民政府建立相应的领导小组,负责本省(自治区、直辖市)区域卫生规划工作,制定本地区卫生资源配置标准,并规划跨市(地)级卫生资源的配置,指导市(地)级开展区域卫生规划工作。

3)各市(地)级人民政府建立由政府领导挂帅,有关部门参加的区域卫生规划领导小组。在地方政府的直接领导下研究制定区域卫生规划并负责组织实施。

4)各市(地)、计划单列市、省会城市人民政府制定的区域卫生规划,需报经省人民政府原则同意;直辖市政府要将制定的区域卫生规划报国家区域卫生规划工作小组备案;省政府要将本省卫生资源配置标准报国家区域卫生规划工作小组备案并定期汇报工作进展情况。

(4)各级政府可在一定的范围内试点,在试点的基础上,总结经验,逐步将区域卫生规划工作推开。

四、区域卫生规划工作中应注意的问题

(一)加强领导

区域卫生规划是各级政府的责任,应切实加强对区域卫生规划工作的领导,将其列入政府工作目标,克服畏难情绪、等待观望情绪、求稳怕乱情绪,凡关系到本区域卫生规划工作的重大问题,都要由政府主持研究和部署。通过政策导向、舆论影响使区域卫生规划工作得到社会各界的充分理解和支持。

(二)建立健全相应的配套政策措施

(1)加快人事制度改革,增强卫生机构用人自主权,完善专业技术人员聘任制,实行竞争上岗;重视全科医生的培养和使用。

(2)规范财政资金供应范围和方式,按照区域卫生规划,对政府举办的卫生机构实行分类补助,向预防保健和基层卫生服务倾斜。

(3)完善价格政策,适当降低大型设备检查治疗服务过高的价格,增设并提高部分反映劳务技术的服务收费项目和价格。对基本医疗、非基本医疗及特需服务制定不同的作价原则。不同层次医疗机构的价格水平应合理拉开档次,引导病人合理就医。

(4)在深化卫生改革和区域卫生规划基础上,规范和完善卫生机构等级评审制度。不同层次卫生机构的设置应符合区域卫生规划的要求,消除卫生机构争上等级和设施所带来的负面影响。

(三)规划与实施调整并进

实施区域卫生规划是社会主义市场经济条件下卫生管理体制改革的新举措,区域卫生规划也会随着经济和社会发展而不断调整和完善,各区域要抓住有利时机尽早启动,做到规划与实施调整并进。

(四)进行区域卫生规划工作的监督评价

(1)对区域卫生规划工作实行公开评议、公平竞争、依法行政,运用法律、经济和行政手段规范、管理和保障区域卫生规划的健康开展和有效运行。

(2)各有关部门要积极参与和支持区域卫生规划工作,并对规划实施过程进行监督、评价。卫生行政部门要做好年度、期中和期末的规划监督、评价工作,定期完成规划执行报告,及时反馈,不断调整和完善规划及年度计划,使规划达到预期目的。

(3)建立健全区域卫生规划管理信息系统和评价指标体系。

第三节　区域卫生规划的资源配置

一、卫生资源配置概述

(一)卫生资源

卫生资源是指用于卫生服务的各种资源的总称,包括:卫生人力、费用、设施、装备、药品、信息和知识技术等资源。卫生资源具有稀缺性的特点，是反映一定社会经济条件下，国家、集体、个人对卫生保健综合投入的客观指标。

表 4.1 卫生资源指标

世界卫生组织推荐的 7 国 12 区指标	我国常用指标
每万人口医师数	每万人口医生(医师)数
每万人口临床医师数	
每千人口病床数	每千人口病床数
每千人口观察床数	每万人口护士数
每万人口药剂师数	每万人口药剂师数
每万人口卫生保健人员数	
个人投资占居民卫生保健支出的%	
卫生经费占国民生产总值的%	

(二)卫生资源配置

卫生资源配置是指对相对稀缺的卫生资源在各种可能性的用途之间进行选择、安排和搭配，以获得最佳效益的过程。卫生资源的配置手段有两种：市场配置(根据市场的需求来配置卫生资源)和行政调节(通过政策来配置卫生资源)。

(三)卫生资源优化配置的原则

(1)卫生资源优化配置就是卫生服务机构以合理的价格、优良的质量提供有效的卫生服务，最大限度地利用有限的卫生资源满足社会日益增长的医疗保健需求。

1)健康是一项基本的人权，卫生资源优化配置的目的是让全社会都能获得必要的基本卫生服务。政府在卫生工作中的责任之一是保证低收入者得到基本的医疗服务。在国际上，价格政策是许多国家用以改善低收入人群卫生服务可及性的重要措施。在确定卫生服务价格时必须考虑两个因素：一个是卫生服务的可及性，即具有同样卫生服务需要的人应当得到同样的卫生服务;另一个是卫生服务筹资的公平性,即不同支付能力的人群应当有不同的筹资水平。目前我国医疗保障制度的覆盖率较低,收入水平往往决定了对医疗服务的支付能力,我国卫生服务价格的制定没有系统地考虑价格减免机制,同时,在筹资方面也没有考虑到人群支付能力的差别。

2)卫生服务质量是卫生服务机构的生命线。现代质量观的特点是强调质量成本,重视质量的经济性,将质量和成本有机地结合起来。医疗服务的质量不仅有医疗费用合理的质量内涵,而且要贯彻质量成本的原则,就是在质量管理中以较低的费用投入取得较好的医疗质量。

3)随着社会的不断发展和人民群众生活水平的提高,全社会对卫生服务的需求量也会日益增大。疾病谱的不断变化、人们健康意识的增强等都会增加卫生服务的需求量。而卫生资源的相对不足,必然加剧医疗资源供需之间的矛盾,只有对卫生资源实行优化配置才能较好解决这一矛盾。

(2)卫生资源优化配置的着眼点和落脚点是对医疗质量、诊疗技术方法、服务内容建立统一的标准与规范,实行标准化管理。对每项医疗卫生服务进行评估,对效益好和效率高的项目和做法予以推广,对效益差和效率低的服务项目提出整改或者取消。

(3)我国医疗工作的原则是“因病施治,合理检查,合理治疗,合理用药”,这也是卫生资源优化配置的重要原则,体现了医疗卫生服务的劳动含量、技术经济性和质量保证等特点。医疗卫生机构只有通过提高劳动生产率和改进技术,投入低于社会平均成本的资源来获得一定的收益,通过向广大消费者提供优质、规范的服务,以赢得尽可能多的卫生服务市场份额,从而在服务和竞争中求生存、求发展。

(4)卫生资源优化配置的主要方式是制定科学的区域卫生规划。

二、卫生资源配置在区域卫生规划中的地位

（1）优化卫生资源配置是区域卫生规划的重点。

（2）区域卫生规划对现有卫生资源进行深入调研、摸清底数，进行结构和布局的调整；对所有新增卫生资源，特别是城市医院的设置和改扩建、病床规模的扩大、大型医疗设备的购置，无论何种资金渠道，必须按照区域卫生规划的要求和管理程序，严格审批。

（3）卫生资源的合理配置不仅要满足人群得到基本医疗需求，同时，也要使优先的卫生资源得到充分合理的利用，提高卫生服务的效率和效益。

三、制定区域卫生资源配置标准的要求

（1）省级人民政府要根据本地实际，对本省（自治区、直辖市）卫生资源的配置标准做出量化规定。在制定配置标准时，要根据本省不同区域的具体情况，区别对待，分类指导。

（2）卫生机构的设置，首先要满足社区层次居民卫生服务需求，充分体现社区卫生服务的综合性。在此基础上，规划社区以上卫生机构，不要求层层对口。要明确各层次卫生机构的功能和职责，逐步建立双向转诊制度，引导卫生资源向基层流动。

（3）卫生人力和医院床位要改革传统的配置方法，根据规划期内社会经济发展的水平、居民卫生服务的实际需求及变化趋势确定配置标准，最高限额不得超过居民卫生服务实际需要量。在确定结构和比例时，优先考虑区域内主要卫生问题。

（4）卫生设备的配置必须与卫生机构层次、功能相适应，提倡应用适宜技术和常规设备。大型医用设备要按照区域卫生规划的要求，严格控制总量，合理布局，资源共享。

[案例] ××县卫生资源的合理使用

××县是位于我国西部地区某山区的一个国家级贫困县,全县面积2 623平方公里,辖区内14个乡镇,总人口17.1万。该县的农村卫生所大多建于20世纪60至70年代,以集体经济为基础,以计划经济模式运作,曾经为保护农民的身体健康发挥过巨大作用。但随着社会主义市场经济体制的建立,多数村卫生所失去集体经济支撑,而被出售给医生个人或实行"包本经营",很多村医只顾卖药赚钱,使农村预防保健、农民健康教育等公共卫生工作难以落实。农民保健意识差、经济承受力弱,小病不去治、大病治不起,全县贫困人口中因病致贫和返贫者占到三分之一以上;乡镇卫生院业务量不足,人浮于事、设备利用率低;卫生服务不能适应疾病谱变化和人口老龄化进程不断加快的社会现状,农村预防保健网出现了"漏底"。

受多年来受计划经济体制的影响,医疗卫生资源配置不合理、利用率低这个带有普遍性的问题在该县同样十分突出。通过深入调查研究,××县决定以挖掘现有卫生资源潜力为突破口,化消极因素为积极因素,推动农村卫生服务的开展。

1.通过降低收费标准,提高了卫生院医疗设备的利用率

实施公共卫生服务前,全县14个乡镇卫生院B超、X线机、心电图机"三大件"的平均工作量仅有0.21人次/日,不及县医院同类设备工作量的1/30;降低收费标准后,卫生院"三大件"的日平均工作量达到0.6人次/日以上,在卫生院总体收入有所增加的同时,也提高了临床诊疗技术水平。

2.调整人员配置,提高卫生院效率

多年来,由于县财政对乡镇卫生院的经费是按人头补助,导致卫生院普遍对防保工作投入的人力不足,而过多的医疗人员又人浮于事。将经费改为定向补助,向预防保健倾斜,各乡镇卫生院在人员总数不变的情况下，加强防保科技力量，医疗人员每年抽出一定时间参加全民体检等保健工作，做到预防、治疗两不误，使工作效率明显提高。由现有乡镇卫生院及村卫生所构成农村卫生服务体系，改为以乡镇卫生院为主体，实行乡村双向转诊、一体化服务。卫生院承担疑难病症的会诊、特殊检查及组织群体体检等工作；并调整现有人员，设专职卫生服务督导员，负责辖区内卫生服务信息收集、整理、报告和工作协调。村卫生所在卫生院领导下承担健康教育、咨询、入户随访、家庭病床、家庭护理、家庭康复等工作。对于不承担公共卫生服务的卫生所不再享受非营利性医疗机构待遇，调动了村卫生所承担农村公共卫生工作积极性，现在各村都建立起了健康教育宣传栏、农民卫生行为评议台、农民健康教育课堂等。

3.尽最大可能提高有限卫生资源的利用效率

把国家对卫生所的税费优惠落实在了农民身上，使这部分卫生资源得到有效利用；根据贫困地区卫生资源总量不足的现状，把卫生服务的重点放在预防保健方面。××县的卫生投入不仅总量不足，而且存在着利用不合理的现象，这主要是由于财政对乡镇卫生机构的投入大部分被用于发工资、购设备、盖房子。但由于受经济条件的制约，很多贫困人群，尤其是特困人群对卫生资源的利用率很低，这就出现了有违财政投入初衷的不合理现象，即越应受到重点保护的贫困人群却受到的保护越少。该县坚持预防为主方针，服务实行免费和低费相结合的原则，并对少数特困人群特殊照顾，使得所有农村居民对卫生资源都能用得上、用得起，体现了卫生服务的可及性和公平性，把人人享有初级卫生保健目标落在了实处。近两年都进行了全体农民免费体检，为 89% 的农户建立了健康档案，重点人群的体检率达 90%。

第五章　卫生服务管理

第一节　卫生服务研究概述

一、概念

（一）卫生服务

一个国家或地区的卫生机构为一定的目的，合理使用各种卫生资源（卫生人力、卫生经费、卫生设备、卫生技术、卫生信息等），向居民提供医疗、预防、保健康复服务的过程。

（二）卫生服务系统

卫生服务系统是使用卫生资源解决某个卫生问题，从而达到改善卫生状况以及居民健康状况的各种卫生工作系统。卫生服务系统由卫生服务计划、人群及卫生问题、卫生资源、卫生服务和健康状况构成。

(三)卫生服务研究

卫生服务研究是探讨卫生服务的提供者、接受者、决策者之间的关系,在充分了解服务对象人群客观需求以及科学研究的基础上所进行的卫生系统的决策。卫生服务研究的目标是为服务对象人群提供充分的、高质量的卫生服务。

二、卫生服务研究的发生、发展

(一)卫生服务研究的产生

为了适应医学模式的转变、公共卫生事业管理的发展、医学技术的进步和人群日益增高的健康需求,卫生服务由单个病人转向社区和人群、由医院内服务扩展到医院外服务、由注重治疗转向注重预防、由卫生部门的单独行动转向社会各部门的合作及群众的广泛参与,在这种情况下,突破旧的医学模式,着眼于宏观研究、多因素研究和人群研究的卫生服务研究就迅速发展起来了。

(二)我国卫生服务研究所经历的三个发展阶段

(1)第一阶段:1981 年 4 月在上海县开展的中美合作卫生服务描述性研究,开创了我国卫生服务研究的先例。

(2)第二阶段:各地普及推广上海县卫生服务研究经验。20 世纪 80 年代,全国有 150 多个县市约 60 多万人口进行了家庭健康询问调查;1985 年全国农村卫生服务调查机构在 10 省市 28 万人口中进行了健康询问调查;1986 年全国城市卫生服务调查机构在 9 省市 8 万人口中进行了健康询问调查;1993 年又开展了国家卫生服务总调查。这些调查研究为我国卫生政策的制定、卫生服务需求、资源和利用的综合分析，提供了大量宝贵的数据资料及决策依据。

(3)第三阶段：从描述性研究向分析性研究发展，从单因素分析向多因素分析发展，从门诊、住院的研究扩大到预防保健、卫生人力预测、妇幼卫生服务研究、卫生防疫供需关系的研究，将卫生服务研究引向更加广阔的研究领域。

三、卫生服务研究的主要内容

(1)社会因素对卫生系统的影响；
(2)评价人群的医疗需求；
(3)合理分配和使用卫生资源；
(4)卫生系统的组织结构；
(5)卫生服务的提供；
(6)卫生系统管理；
(7)卫生系统的经济分析；
(8)社区参与；
(9)评价卫生服务的效果。

四、卫生服务研究的目的及意义

(一)卫生服务研究的目的

卫生服务研究可以改进卫生系统工作，提高卫生事业的效益和效果；强调应用社会科学知识，促进多学科、多部门协作；促进生物医学知识应用于卫生领域，使生物医学知识充分发挥作用；广泛采用比较的方法进行调查研究，提供制定卫生计划及决策的基本程序和方法。

(二)卫生服务研究的意义

(1)研究卫生事业的方针及原则,为卫生事业的科学管理提供依据。

(2)研究卫生服务与居民健康的关系,为改善卫生服务系统的功能探索可行途径。

(3)研究合理分配卫生资源的原则与方法,使有限的卫生资源充分发挥作用,提高卫生资源的利用效益。

(4)研究卫生服务的利用,提供充分的卫生服务,以满足居民的卫生服务需要。

(5)研究居民的健康状况、医疗需要、卫生资源及卫生服务利用这四个组成部分之间的相互关系,充分发挥科学技术,特别是卫生管理科学技术的作用,努力提高卫生事业的科学技术水平。

(6)充分发挥卫生资源的作用,努力提高卫生事业的社会效益和经济效益。

第二节　卫生服务需求及供给

一、卫生服务需要及需求

(一)概念

1.卫生服务需要

卫生服务需要是根据现有的医学知识,从消费者的健康状况出发,在不考虑实际支付能力的情况下,由消费者个体认识和医学专业人员分析认为使个人尽可能保持健康或变得健康应获得的卫生服务。卫生服务需要是居民健康状况的客观反映,是在居民健康状况、患病频率及疾病严重程度测定的基础上，对门诊、住院、预防保健和疗养康复服务提出的一系列客观服务需要指标。

表 5.1　卫生服务需要指标

世界卫生组织推荐的7国12区指标	我国常用指标
两周每千人患病人数	两周每千人患病人数
两周每千人患病日数	两周每千人患病日数
两周每千人患重病人数	
每千人患慢性病人数	慢性病患病率
两周每千人卧床14天人数	两周每千人因病伤卧床人数
每千成年人中至少有一种疾病（症状）人数	
每千成年人中自报对健康忧虑人数	
	每人每年因病伤卧床日数
	每人每年因病伤休工日数
	每人每年因病伤休学日数

2.卫生服务需求

卫生服务需求是从卫生服务提供的角度以及经济和价值的概念出发，探讨卫生部门为居民提供卫生服务的数量；从医疗市场的角度探讨分配卫生资源提供服务在多大程度上能够满足人群的卫生服务需要。卫生服务需求是消费者有支付能力的卫生服务需要，是实际利用卫生服务的要求。

3.先有卫生服务需要后有卫生服务需求

有了卫生服务需要不一定产生卫生服务需求，只有具有购买力的卫生服务需要才能转变为卫生服务需求。

（二）卫生服务需求的特点

1.消费者医疗信息的缺乏和需求的被动性

卫生服务具有很强的专业性，消费者很难对卫生服务需求的数量和种类事先做出正确的判断，没有足够的能力做出消费选择，患者的卫生服务消费往往带有盲目性和被动性，一般是在医生的建议和安排下接受检查和治疗。同时,患者在就医时往往带有求助心理,希望得到医生的帮助以解除病痛的折磨,因此,卫生服务消费者常处于被动地位。

2.卫生服务利用的效益外在性

一般的商品消费其好处只能带给消费者本人,效益只有消费者本人才能享受得到。而卫生服务的消费具有效益外在性的特点,患者的消费可能会使旁人受益。例如在传染病的防治中,易感人群的免疫接种或传染病患者的治愈,就等于传染途径的切断或传染源的消除,受益者就不仅仅是消费者本人,与其自由接触的人群也得到了健康效益。

3.卫生服务需求的不确定性

人的生、老、病、死是客观存在的,卫生服务的消费者和卫生服务的提供者都无法正确预测卫生服务需要的时间、方式、品种、数量。因此,患病的突发性和偶然性决定了卫生服务需求的不确定性。

4.卫生服务需求受卫生服务费用支付方式的影响

不同的支付方式决定了所享受的卫生服务的数量和水平。在其他因素不变的情况下,卫生服务消费者自付的比例越低,其卫生服务的需求就越高。

(三)影响卫生服务需求的主要因素

卫生服务需求是人群健康状况的一种反映,凡是能影响人群健康状况的各种因素均可直接或间接影响人群的卫生服务需求。

1.人口状况

(1)人口数量:是卫生服务需求最重要的影响因素。人口数量的增加会导致全社会卫生服务需求总量的增加;反之,人口数量的减少会导致全社会卫生服务需求总量的减少。

(2)城镇人口比例:由于经济水平、文化程度、交通条件等因素的差异,城镇居民的卫生保健意识、卫生服务利用等高于农村居民。

(3)老年、少年人口比例:不同年龄人口是影响卫生服务利用的重要因素。65岁以上老人和14岁以下少年属非社会生产力，属于被供养者，老、少人口占社会总人口的比例反映了一个社会生产者需供养多少非生产者；老、少人口的比例的增加将导致卫生服务需求的增加。老年人群属健康脆弱人群，有极高的患病率，社会老龄化将加重疾病防治的任务，尤其是老年常见病、多发病均为慢性疾病，卫生费用明显高于其他人群；与老龄化相伴而生的一系列问题，如劳动力人口的减少、劳动生产率的变化、老龄人的赡养、老人福利等也不容忽视。

2.经济发展状况

（1）经济发展水平与居民卫生服务需求不仅呈明显正相关，而且还有一定的增量效应，人均GDP每增加1%，卫生服务消费增加1.04%。

（2）就卫生服务需方来讲，经济水平决定了居民的就医意愿、就医能力、就医地点等；就卫生服务供方来讲，经济水平决定了卫生服务机构的设备、卫生人力、管理水平及医疗质量。

（3）收入的变化影响对卫生服务的需求量。收入越高，消费者对卫生服务的购买力越强，对卫生服务需求也就越多；收入越低，消费者对卫生服务的购买力越弱，对卫生服务需求也就越少。

（4）卫生服务价格越高，需求量就越少；价格越低，需求量也就越多。

（5）个人货币储蓄量影响卫生服务需求。同样收入的消费者，储蓄多了，对物品的购买力就会下降，需求量也会相应减少；储蓄少了，用于消费的货币量就会相对增多，购买力也会增强。

3.卫生服务供方因素

（1）卫生技术人员及床位数　卫生技术人员及床位是卫生服务过程中提供服务的主体，其数量和质量直接影响提供服务的数量和质量。在诸多卫生服务研究中，床位数和卫生技术人员数量、年龄结构、学历结构、职称结构、地理分布等始终是关注的焦点。

（2）病床使用率

（3）人均卫生费用　在很大程度上反映了地域经济差异、卫生服务供方能力以及政府对卫生事业投入的力度。

(4)卫生费用支付情况　卫生费用的支付主体可包括国家、集体(企业)、保险公司、个人等。对于个人来说,其费用的支付可表现为免费、半免费、共付、自费等。在完全免费的情况下,卫生服务需求量最大;半免费次之;共付又次之;自费的卫生服务需求量最小。

二、卫生服务的供给

(一)概念

供给是指商品或服务的提供者在一定时期内、一定价格水平下愿意且能够提供的商品或服务的数量。卫生服务的供给是指卫生服务的提供者在一定时期内、一定价格水平下愿意并且能够提供的卫生服务的数量。卫生服务的供给必须同时具备提供者有提供卫生服务的愿望和提供者有提供卫生服务的能力这两个条件。

(二)卫生服务供给的特点

1.同时性或及时性

卫生服务的生产行为和消费行为是同时发生的,在消费者消费卫生服务的同时提供卫生服务产品;提供者提供卫生服务产品的过程也是消费者消费卫生服务产品的过程;卫生服务既不能提前生产也不能储藏。

2.不确定性和变化性

患病是不可预测的,卫生服务的方法也是各不相同。对于同一类型的疾病,由于卫生服务对象在性别、年龄、体质、心理状况及生活条件等方面的个体差异,应根据患者的具体情况采取不同的治疗方案和治疗手段;同一患者不同时期患同一种疾病也可能有不同的治疗方法。

3.专业性和垄断性

提供卫生服务的供方,其医疗机构和医护人员必须具备政府和法律认定的行医资格,并且具有相应的专业知识和技术水平。无行医资格的人员和机构不得从事医疗工作。

4.供给者的主导性

在医疗服务的过程中,医患双方地位的不平等性决定了卫生服务的提供方的主动地位,在某种程度上,成为了卫生服务需求方的代言人,决定着需求方的需求,甚至为了自身利益创造消费、诱导消费,加重了卫生服务需求方的经济负担。

5.外部经济效应

卫生服务的外部经济效应分为正反两个方面。当卫生服务的提供者所采取的经济行为对他人和社会产生了有利的影响时,便产生了卫生服务提供的外部经济正效应;当卫生服务的提供者所采取的经济行为对他人产生了不利的影响,使他人为此付出了代价而又未给他人以补偿时,便产生了卫生服务提供的外部经济负效应。

(三)影响卫生服务供给的主要因素

1.卫生服务成本及卫生服务价格

(1)卫生服务成本的高低直接影响着经营者能否盈利,决定着经营者的行为选择。成本低、收益好的服务项目,经营者会大量提供;成本高、收益不好的服务项目,经营者会不提供或少提供。

(2)卫生服务价格影响着卫生服务的供给量。卫生服务的价格越高,经营者就越有利可图,越有利可图就越扩大经营,增加卫生服务的供给量;卫生服务的价格越低,无利可图,越不能刺激经营者的积极性,提供的卫生服务数量就会较少,甚至不提供。

2.卫生资源

3.卫生服务的技术水平

卫生服务的技术水平影响着卫生服务的质和量,决定着提供卫生服务的种类。

4.政治、经济、文化等社会因素

(1)卫生服务本身没有阶级性,国家的性质、制度、法律等都会影响卫生事业的制度和方针,对公共卫生事业的发展有着深远的影响。

(2)社会经济水平低,没有足够的财力支持卫生资源的投入,卫生服务的提供难以在数量和质量上得到保证;经济发展水平高,卫生服务供给的数量和质量会得到相应的增加和提高。

(3)文化因素包括生活方式、信仰、行为规范、风俗习惯等,社会文化环境影响着人们的思维方式、行为准则和价值观念,影响着卫生服务的需求和供给。

三、卫生服务需求和卫生服务供给的关系

卫生服务需求是卫生服务供给产生的前提,卫生服务供给是卫生服务需求实现的基础。当供给少于需求时,卫生服务市场就是卖方市场,卖方占主导地位,卫生服务价格升高,需求不能充分实现;当供给大于需求时,卫生服务市场就是买方市场,买方占主导地位,卫生服务价格就会降低,许多供给就会变得无效;理想的供需状态是供需大致平衡,供给略大于需求。

第三节 卫生服务利用及评价

一、卫生服务利用

卫生服务利用是描述卫生服务系统工作情况的客观指标。它反映了卫生服务系统工作,是评价卫生服务社会效益和经济效益、卫生

服务工作效率和潜力的常用手段。

二、卫生服务利用指标

（一）卫生服务利用指标的意义

卫生服务利用指标直接反映了卫生系统的工作，即卫生服务系统为居民提供卫生服务的数量；间接反映了卫生服务系统通过卫生服务对居民健康状况的影响。

表 5.2　卫生服务利用指标

世界卫生组织推荐的 7 国 12 区指标	我国常用指标
两周每千人就诊人数	两周每千人就诊人数
两周每千人就诊次数	
一年内每千人住院人数	一年内每千人住院人数
一年内每千人住院日数	一年内每千人住院日数
两周内每千人服药次数	
两周内每千人服用处方药人数	
两周内每千人服用非处方药人数	
两周内每千人与卫生保健人员联系人数	
两周内每千人与卫生保健人员联系次数	
	每人每年就诊次数
	每人每年住院日数

（二）卫生服务利用指标分类

1.预防服务利用指标

（1）防疫服务利用指标：传染病漏报率；传染病诊视率；传染病诊视及时性；疫情调查率；病家消毒率；计划免疫覆盖率；健康教育覆盖率等。

（2）卫生监测服务利用指标：安全供水率；大气、水源和土壤某种物质超标率；车间空气中粉尘及工业毒物的平均浓度超标率；学生中常见缺陷矫正率；食品卫生合格率；有害作业接触者及食品从业人员体格检查合格率等。

2.妇幼保健服务利用指标

(1)产前检查率；

(2)平均产前检查次数；

(3)住院分娩率；

(4)产后访视率；

(5)平均产后访视次数；

(6)7岁以下儿童系统访视率；

(7)体弱儿童缺陷矫正率。

三、卫生服务综合评价

表5.3　卫生服务综合评价模式

卫生服务利用	高医疗需要		低医疗需要	
	高资源	低资源	高资源	低资源
高	A型 平衡型 资源分配适宜	B型 资源利用高	E型 过度利用	F型 资源利用率高
低	C型 资源利用低	D型 资源利用低	G型 资源利用低	H型 平衡型 资源分配适宜

A型：需要量大，资源多，利用率高，需要、资源和利用之间保持平衡。

B型：需要量大，资源少，但利用率高，需要、资源和利用之间代偿性平衡。由于资源利用紧张，可以通过提高利用率保持平衡，但不能持久,B 型应向 A 型转化。

C 型:需要量大,资源多,但利用率低,需要、资源和利用之间不平衡。需要研究卫生服务利用障碍因素,提高卫生服务的社会效益。

D 型:需要量大,资源少,利用率低,需要、资源和利用之间不平衡,不能满足人群的医疗需要。需加大资源投入,提高服务利用率。

E 型:需要量小,资源多,利用率高,需要、资源和利用之间不平衡。由于卫生资源的充分,个别人群会出现过度利用卫生服务的现象。

F 型:需要量小,资源少,利用率高,需要、资源和利用之间不平衡。虽然低资源、高利用率是卫生服务效益良好的标志,但低资源与人群需要量不相适应。

G 型:需要量小,资源多,利用率低,需要、资源和利用之间不平衡。卫生资源投入过多,应当予以适当的调整。

H 型:需要量小,资源少,利用率低,需要、资源和利用之间平衡。是一种低水平下的平衡。

第四节　健康询问调查

一、调查类型

健康询问调查按照研究方法分为三种类型:一次性横断面调查、重复性横断面调查、连续性长期调查。

(1)一次性横断面调查的目的是提供疾病的频率、严重程度及卫生服务资料,其优点在于相对容易组织,但调查结果不能反映全年的病伤情况以及季节因素对卫生服务需求和利用的影响,在信息系统尚不健全的地区可采用这种方法。

(2)重复性横断面调查是一次性横断面调查的扩大,在一年内重复若干次抽样调查，取得不同时间患病率及卫生服务利用资料。

(3)连续性长期调查可以在一年内连续不断组织调查员进行调查，取得全年的患病率及卫生服务利用资料，也可积累不同年份间的健康询问咨询调查资料，供动态分析使用。虽然连续性长期调查克服了一次性横断面调查的缺点，但其不仅费用昂贵，而且还必须有一只稳定的高质量的调查队伍和健全的信息统计系统。目前，大多数发展中国家均采用一次性横断面调查，少数发达国家采用连续性长期调查。

二、调查设计

(一)调查目的

确定调查目的是调查设计的关键，健康询问调查的基本目的是：提供有关人群的健康状况和医疗需要量，以及卫生资源和卫生服务利用资料，为卫生计划及工作评价提供基础数据。

(二)抽样方法

(1)抽样调查是用样本指标估计总体参数的非全面调查方法。发展中国家大多数采用整群抽样和系统抽样，发达国家多采用分层随机抽样或多阶段随机抽样。抽样时应遵循的原则是：针对调查地区和调查对象采用适宜、方便、保证样本具有代表性的抽样方法，既便于调查的实施，又具有科学性。

(2)根据调查目的，确定调查对象，即划清调查总体的同质范围。大多数发展中国家均以总人口作为调查对象，发达国家一般以15岁或16岁以上人口作为调查对象。

(3)样本大小取决于调查研究的目的。样本太大，会造成人力、物力的浪费；样本太小，应有的差别无法显示。决定样本大小时应遵

循的原则是:

1)统计要求达到的显著性水平;

2)观察指标出现的频率。出现频率高的样本数可减少,反之则样本数要增加;

3)分组标志多少。如分组标志越多,则样本数要求越大;

4)估计试验组的效果。

(三)调查内容

(1)调查内容取决于健康询问调查的目的。

(2)健康询问调查内容一般分为两部分:基本调查内容和补充调查内容。

1)基本调查内容　在各国健康询问调查中必须包含的内容为:

①家庭人口的人口特征:姓名、性别、年龄、家庭人口数、经济收入、职业、文化、医疗保健制度等;

②调查一定时期内患病次数、因病丧失劳动能力日数、正常活动受限日数及休工、休学、卧床的次数及日数;

③调查一定时期内就诊次数及牙科就诊次数;

④调查一定时期内住院次数及日数;

⑤有病不就诊、不住院的原因;

⑥因病就诊、住院的医疗费用。

2)补充调查内容　根据各国具体情况而定,包括吸烟、饮酒、生育、预防接种、结婚、离婚、家庭珍视、残疾、健康保险、行为生活方式等。

(3)健康询问调查重点

1)营养状况;

2)婴幼儿死亡率;

3)患病率;

4)丧失劳动能力;

5)母乳喂养;

6)卫生服务利用;

7)安全饮水及卫生设施;

8)计划生育及妇幼保健;

9)免疫接种。

三、调查的组织实施

(1)调查员的选择:调查员应具有一定的文化素质和专业知识,口齿清楚、有较强的表达能力,并具备严肃认真的科学态度。一般应选择熟悉当地文化和风俗习惯,熟悉当地语言,有一定专业知识,熟悉业务的当地医务人员。在条件允许的情况下,尽量选择女性。

(2)调查员的培训:调查前,调查员一般都需经过1~2周的培训。培训要求是:明确此次调查的背景资料、目的和意义、调查设计的原则和方法、调查表的讲解、调查进度、调查质量检查的方式方法等。调查员经培训后应能完全理解和掌握调查问卷,遵守调查的规定和要求,按规定的方式进行提问、编码及记录,保证调查结果的真实性和严肃性。培训结束时,进行模拟考试及测验,合格者才能正式参加调查。

(3)预调查:其目的是检验调查设计的合理性及可行性,发现调查表中需要补充修改的内容。预调查属于试验阶段,其结果一般不列入正式调查结果中进行分析处理。预调查还可作为对调查员的再培训,以便其熟练掌握调查表的内容及询问、填写过程中应注意的问题等。

(4)质量考核:调查质量通过设立质量检察员制度来进行控制。一般在已完成的调查中随机抽取2%~3%,由质量检察员进行第二次调查,两次调查主要项目结果的一致率应达到95%以上。应当注意的是:两次调查的间隔时间不宜过长,否则,调查结果的差别可能会出自于被调查者本身已随着时间的变化而变化,而不是来源于调查质量。

四、调查结果分析

健康询问调查结果的分析分为描述性研究和分析性研究两种。在分析性研究中又分为纵向研究(观察不同历史时期内各种社会经济因素及政策方针对卫生事业的影响,在许多发达国家已作为常规项目)、横向研究(对不同国家、地区之间进行比较,肯定成绩、找出差距,分析造成不同的原因及因素,为下一步的工作改进提供依据)、因果研究(进一步探讨制约及影响因素)和综合研究。我国卫生服务需要分析包括以下方面:

(一)疾病负担及其构成

(1)1990 年我国主要死因是非传染性疾病和损伤。我国疾病负担中慢性非传染性疾病和损伤呈增长趋势,其原因主要是:

1)我国老龄人口的不断增加;

2)计划生育措施的实施,使得人口出生率的下降;

3)吸烟人口的增加导致与烟草相关疾病的增加。

(2)1990 年我国疾病负担构成与发达国家和发展中国家比较,有以下特点:

1)我国慢性阻塞性肺部疾病占所有疾病负担的 8.5%,几乎是发达国家(4.8%)和发展中国家(4.3%)的两倍。引起慢阻肺的病因很多,除吸烟外,大气污染和北方室内取暖小火炉引起的空气污染也不容忽视。因此,控制吸烟、减少大气污染、改善居民取暖条件十分重要。

2)我国肝癌发病率、乙肝病毒所致肝硬化水平较高。尽管我国政府已将接种乙肝疫苗纳入计划免疫中以防止肝癌和肝硬化的发生，但许多已感染乙肝病毒的患者有死于肝癌的潜在可能。

(二)影响死亡和疾病负担的危险因素

(1)影响死亡和社会疾病负担的危险因素是一个组群，其共同点在于个体暴露于危险因素时比不暴露于危险因素时容易发病。

(2)影响死亡和社会疾病负担的危险因素常归类于行为、环境、生理三个方面。

(3)影响死亡和社会疾病负担的危险因素的作用可分为直接作用和间接作用。

(4)影响人类健康的危险因素：营养不良、不良的水源状况和较差的卫生状况、不安全的性活动、吸烟、饮酒、职业危害、高血压、缺乏锻炼、药物滥用和大气污染。在我国，十大危险因素中引起死亡的首要因素是吸烟，其次分别为高血压、营养不良、职业危害。我国的吸烟问题日趋严重，导致的死亡数和疾病负担巨大，说明我国的控烟工作任务艰巨。

表5.4 中国1990年病因死亡状况和疾病负担状况

(资料来源：Health and Disease Burden in China，World Bank，1998)

疾病或症状	死亡状况		疾病负担状况	
	死亡数/人	构成/%	$DALY_S$	构成/%
合计	8 885 000	100	208 406 828	100
Ⅰ.传染性、产科和围产期疾病	1 404 946	15.8	50 446 228	24.2
A.传染性疾病和寄生虫病	544 156	6.1	15 621 735	7.5
(1)结核病	277 708	3.1	4 155 028	2.0
(2)性病(不含艾滋病)	642	0	106 630	0.1
a.梅毒	533	0	6 553	0

续表

疾病或症状	死亡状况		疾病负担状况	
	死亡数/人	构成/%	$DALY_S$	构成/%
b.衣原体	77	0	69 069	0
c.淋病	32	0	31 007	0
d.其他性病	0	0	0	0
(3)艾滋病	0	0	3 409	0
(4)腹泻性疾病	92 793	1.0	3 685 441	1.8
(5)儿童患疾病	52 947	0.6	2 253 696	1.1
a.百日咳	16 858	0.2	774 317	0.4
b.脊髓灰质炎	2 538	0	364 913	0.2
c.白喉	208	0	7 076	0
d.麻疹	15 162	0.2	517 010	0.2
e.破伤风	18 181	0.2	590 380	0.3
f.其他儿童患疾病	0	0	0	0
(6)脑膜炎	41 482	0.5	1 281 356	0.6
(7)肝炎	34 136	0.4	625 834	0.3
(8)疟疾	281	0	57 652	0
(9)热带疾病	1 347	0	242 625	0.1
a.锥虫病	0	0	0	0
b.南美洲锥虫病	0	0	0	0
c.血吸虫病	1 312	0	26 811	0
d.利什曼原虫病	35	0	1 360	0
e.淋巴丝虫病	0	0	214 455	0.1
f.盘尾丝虫病	0	0	0	0
g.其他热带性疾病	0	0	0	0
(10)麻风病	25	0	6 721	0
(11)登革热	805	0	29 200	0
(12)日本脑炎	2 559	0	478 885	0.2
(13)沙眼	0	0	347 082	0.2
(14)肠道线虫病	6 823	0.1	1 382 564	0.7
a.蛔虫病	4 036	0	645 649	0.3

续表

疾病或症状	死亡状况		疾病负担状况	
	死亡数/人	构成/%	$DALY_S$	构成/%
b.鞭虫病	2 420	0	617 427	0.3
c.钩虫病	368	0	119 487	0.1
d.其他肠道线虫病	0	0	0	0
(15)其他传染病	32 608	0.4	965 613	0.5
B.呼吸道传染病	474 135	5.3	12 378 098	5.9
(1)急性下呼吸道感染	466 947	5.3	11 924 402	5.7
(2)急性上呼吸道感染	4 741	0.1	145 372	0.1
(3)中耳炎	2 447	0	308 325	0.1
(4)其他呼吸道传染病	0	0	0	0
C.产科疾病	30 293	0.3	2 620 920	1.3
(1)产后出血	11 846	0.1	396 105	0.2
(2)产后脓毒症	1 439	0	473 033	0.2
(3)子痫	1 629	0	65 525	0
(4)妊娠高血压	762	0	22 943	0
(5)难产	423	0	578 269	0.3
(6)流产	2 539	0	76 478	0
(7)其他产科病	11 593	0.1	1 008 566	0.5
D.围产期疾病	276 306	3.1	10 278 941	4.9
(1)围产期传染病	0	0	0	0
(2)过小儿	46 219	0.5		
(3)产后窒息和损伤	146 896	1.7		
(4)其他围产期疾病	83 183	0.9		
E.营养不良性疾病	80 055	0.9	9 546 534	4.6
(1)蛋白质能量营养不良	73 950	0.4	2 024 332	1.0

续表

疾病或症状	死亡状况		疾病负担状况	
	死亡数/人	构成/%	$DALY_S$	构成/%
(2)碘缺乏病	8 043	0.1	491 493	0.2
(3)维生素A缺乏病	4 967	0.1	339 901	0.2
(4)贫血	24 595	0.3	6 690 808	3.2
(5)其他营养不良性疾病	0	0	0	0
Ⅱ.非传播性疾病	6 460 184	72.7	121 248 325	58.2
A.恶性肿瘤	1 463 595	16.5	18 076 279	8.7
(1)口咽癌	36 345	0.4	587 021	0.3
(2)食管癌	188 900	2.1	1 772 611	0.9
(3)胃癌	3 195 252	3.6	3 349 864	1.6
(4)结肠癌	83 315	0.9	1 029 155	0.5
(5)肝癌	292 696	3.3	3 985 775	1.9
(6)胰腺癌	32 150	0.4	298 376	0.1
(7)支气管肺癌	218 102	2.5	2 084 851	1.0
(8)黑色素瘤和其他皮肤癌	1 160	0	14 028	0
(9)乳腺癌	25 996	0.3	391 867	0.2
(10)子宫颈癌	21 092	0.2	271 528	0.1
(11)子宫体癌	6 284	0.1	91 142	0
(12)卵巢癌	10 485	0.1	176 051	0.1
(13)前列腺癌	4 799	0.1	37 322	0
(14)膀胱癌	18 768	0.2	169 714	0.1
(15)淋巴瘤	22 687	0.3	349 429	0.2
(16)白血病	66 304	0.7	1 613 335	0.8
(17)其他癌症	115 259	1.3	1 854 211	0.9
其他肿瘤	20 674	0.2	873 045	0.4
B.糖尿病	60 105	0.7	1 093 833	0.5
C.营养和内分泌性疾病	13 906	0.2	576 055	0.3

续表

疾病或症状	死亡状况		疾病负担状况	
	死亡数/人	构成/%	DALYs	构成/%
D.中枢性精神病	98 164	1.1	29 515 669	14.2
(1)严重的情感障碍	0	0	12 975 458	6.2
(2)两极性情感障碍	2 382	0	3 712 537	1.8
(3)精神病	15 430	0.2	2 643 631	1.3
(4)癫痫	12 047	0.1	922 528	0.4
(5)嗜酒	4 838	0.1	1 549 269	0.7
(6)阿尔茨海默细胞及其他类痴呆	26 932	0.3	1 525 587	0.7
(7)帕金森神经功能障碍	5 221	0.1	97 051	0
(8)多发性硬化症	5 146	0.1	333 978	0.2
(9)药物依赖性疾病	407	0	188 862	0.1
(10)PTSD	0	0	428 678	0.2
(11)其他中枢精神性疾病	25 761	0.3	5 138 092	2.4
E.感觉器官病	17 893	0.2	2 050 968	1.0
(1)青光眼	6 315	0.1	805 436	0.4
(2)白内障	5 721	0.1	1 032 260	0.5
(3)其他感觉器官病	5 857	0.1	213 272	0.8
F.心血管病	2 568 005	28.9	22 882 330	11.0
(1)风湿性心脏病	162 534	1.8	2 361 366	1.1
(2)缺血性心脏病	762 421	8.6	6 004 304	2.9
(3)脑血管病	1 272 292	14.3	10 821 147	5.2
(4)炎性心脏病	65 577	0.7	1 299 831	0.6
(5)高血压	277 299	3.1		
(6)其他心脏病	27 883	0.3	2 395 681	1.1
G.呼吸系统疾病	1 529 967	17.2	22 265 381	10.7

续表

疾病或症状	死亡状况		疾病负担状况	
	死亡数/人	构成/%	$DALY_S$	构成/%
(1)慢性阻塞性肺疾病	1 432 358	16.1	17 809 637	8.5
(2)肺气肿	34 867	0.4	2 755 170	1.3
(3)其他呼吸系统疾病	62 743	0.7	1 700 574	0.8
H.消化系统疾病	410 651	4.6	10 252 411	4.9
(1)溃疡病	32 943	0.4	460 957	0.2
(2)肝硬化	187 623	2.1	3 080 404	1.5
(3)阑尾炎	11 859	0.1	359 047	0.2
(4)其他消化系统疾病	178 586	2.1	6 352 002	3.0
I.生殖泌尿系统疾病	123 915	1.4	2 499 368	1.2
(1)肾炎	98 605	1.1	1 661 932	0.5
(2)良性前列腺肥大	6 834	0.1	441 715	0.2
(3)其他生殖泌尿系统疾病	18 476	0.2	395 722	0.2
皮肤病	11 871	0.1		
J.肌肉骨骼病	36 006	0.4	3 536 567	1.7
(1)风湿性关节炎	1 800	0	664 853	0.3
(2)骨关节炎	0	0	2 153 232	1.0
(3)其他肌肉骨骼病	34 206	0.4	718 482	0.3
K.先天畸形	104 954	1.2	6 242 428	3.0
(1)腹壁缺损	676	0	22 847	0
(2)先天性无脑	39 018	0.4	1 314 261	0.6
(3)肛门直肠闭锁	147	0	4 946	0
(4)唇裂	719	0	81 688	0
(5)腭裂	572	0	26 451	0

续表

疾病或症状	死亡状况		疾病负担状况	
	死亡数/人	构成/%	$DALY_S$	构成/%
(6)食管闭锁	125	0	4 206	0
(7)肾发育不全	523	0	17 605	0
(8)唐氏综合征	12 395	0.1	976 111	0.5
(9)先天性心脏病	29 401	0.3	2 602 698	1.2
(10)脊柱裂	12 237	0.1	882 988	0.4
其他畸形			308 625	0.1
L.口腔病	478	0	1 014 881	0.5
(1)龋齿	0	0	582 614	0.3
(2)牙周病	0	0	33 136	0
(3)无牙	0	0	357 582	0.2
(4)其他口腔病	478	0	41 549	0
M.其他疾病			369 110	0.2
Ⅲ.损伤	1 019 869	11.5	36 712 275	17.6
A.非故意损伤	625 563	7.0	26 969 978	12.9
(1)摩托车事故	135 119	1.5	4 275 825	2.1
(2)中毒	65 171	0.7	1 543 576	0.7
(3)跌落伤和暴力	64 943	0.7	4 485 430	2.2
(4)战争	23 983	0.3	680 414	0.3
(5)火灾	146 567	1.6	4 425 384	2.1
(6)溺水	189 779	2.1	11 559 355	5.5
(7)其他非故意损伤	394 306	4.4	9 742 297	4.7
B.故意损伤	343 099	3.9	8 077 893	3.9
(1)自杀	50 600	0.6	1 638 333	0.8
(2)故意杀人	607	0	26 071	0

表 5.5　疾病负担构成

（资料来源：The Global Burden Of Disease，WHO，1996）

顺位	1990 年疾病	构成/%	顺位	2020 年疾病	构成/%
1	慢性阻塞性肺疾病	8.5	1	慢性阻塞性肺疾病	14.0
2	严重的单纯性情感障碍	6.2	2	脑血管病	7.9
3	下呼吸道传染病	5.7	3	严重的单纯性精神障碍	7.6
4	其他非故意伤害	5.5	4	摩托车事故	5.6
5	脑血管病	5.2	5	自杀	4.7
6	围产期疾病	4.9	6	缺血性心脏病	4.5
7	自杀	3.9	7	肝癌	4.1
8	贫血	3.2	8	胃癌	3.5
9	先天畸形	3.0	9	其他非故意伤害	3.2
10	缺血性心脏病	2.9	10	双向性精神障碍	2.0
11	摩托车事故	2.2	11	先天畸形	1.9
12	跌落伤	2.1	12	骨关节炎	1.9
13	溺水	2.1	13	青光眼和白内障	1.7
14	结核病	2.0	14	肝硬化	1.4
15	肝癌	1.9	15	跌落伤	1.4
16	双向性情感障碍	1.8	16	痴呆和其他中枢神经紊乱	1.3
17	腹泻性疾病	1.8	17	精神分裂症	1.2
18	胃癌	1.6	18	哮喘	1.2
19	肝硬化	1.5	19	下呼吸道传染病	1.1
20	哮喘病	1.3	20	风湿性心脏病	1.1
21	精神分裂症	1.3	21	溺水	1.0
22	风湿性心脏病	1.1	22	结肠癌	1.0
23	骨关节炎	1.0	23	围产期疾病	0.9
24	支气管肺癌	1.0	24	白血病	0.9
25	青光眼和白内障	1.0	25	嗜酒	0.8

续表

顺位	1990 年疾病	构成/%	顺位	2020 年疾病	构成/%
26	蛋白质能量营养不良	1.0	26	暴力	0.8
27	暴力	0.8	27	贫血	0.7
28	嗜酒	0.7	28	口腔疾病	0.7
29	中毒	0.7	29	风湿性关节炎	0.6
30	阿尔茨海默及其他类痴呆	0.7	30	炎性心脏病	0.6
合计		76.6	合计		79.3

表 5.6　影响全球疾病负担的危险因素(1990 年)

(资料来源:Health and Disease Burden in China , World Bank, 1998.)

危险因素	总死亡数/千	构成/%	$DALY_S$/千	构成/%
营养不良	5 881	11.7	219 575	15.9
供水不足状况不良及不良的环境和家庭卫生	2 668	5.3	93 392	6.8
非安全性活动	1 095	2.2	48 702	3.5
烟草	3 038	6.0	36 182	2.6
饮酒	774	1.5	47 687	3.5
职业危害	1 129	2.2	37 887	2.7
高血压	2 918	5.8	19 076	1.4
不爱活动	1 991	3.9	13 653	1.0
吸毒	100	0.2	8 467	0.6
大气污染	568	1.1	7 254	0.5
合计	20 162	39.9	531 874	39.5

表 5.7　影响我国疾病负担的危险因素(1990 年)

(资料来源:Health and Disease Burden in China, World Bank, 1998.)

因素	死亡数/千	构成/%	$DALY_s$/千	构成/%
大气污染	68	0.8	903	0.4
饮酒	114	1.3	4 856	2.3
吸毒	17	0.2	652	0.3
高血压	288	3.2	2 077	1.0
营养不良	278	3.1	11 147	5.4
职业危害	247	2.8	8 232	3.9
缺乏体力劳动	229	2.6	1 643	0.8
性活动	43	0.5	879	0.4
吸烟	820	9.2	8 078	3.9
饮水和卫生	81	0.9	4 231	2.0
合计	2 185	24.6	42 698	20.4

(三)疾病构成分析

1.两周患病疾病构成情况

表 5.8　两周疾病别患病率/%及其构成/%按疾病别分类系统分析

顺位	全国			城市			农村		
	疾病	患病率	构成	疾病	患病率	构成	疾病	患病率	构成
1993 年第一次调查结果									
1	呼吸系病	6.49	46.3	呼吸系统	7.20	41.1	呼吸系病	6.24	48.7
2	消化系病	2.33	16.6	消化系统	2.77	15.8	消化系病	2.19	17.1
3	循环系病	1.11	7.9	循环系病	2.59	14.8	肌肉骨骼病	0.85	6.9
4	肌肉骨骼病	0.95	6.8	肌肉骨骼病	1.25	7.1	循环系病	0.61	4.8
5	传染病	0.54	3.9	泌尿生殖病	0.53	3.0	传染病	0.57	4.4

续表

顺位	全国			城市			农村		
	疾病	患病率	构成	疾病	患病率	构成	疾病	患病率	构成
6	泌尿生殖病	0.43	3.1	皮肤病	0.50	2.9	损伤中毒病	0.42	3.3
7	损伤中毒病	0.43	3.1	损伤中毒病	0.47	2.7	泌尿生殖病	0.41	3.2
8	皮肤病	0.36	2.6	传染病	0.46	2.6	神经系病	0.33	2.6
9	神经系病	0.34	2.4	神经系病	0.38	2.2	皮肤病	0.31	2.4
10	眼及附属器病	0.18	1.3	内分泌系病	0.34	1.9	血液病	0.17	1.3
合计			94.00			94.10			94.70
1998 年第二次调查结果									
1	呼吸系病	6.941	46.7	呼吸系病	7.471	40.7	呼吸系病	6.76	49.4
2	消化系病	2.26	15.2	循环系病	3.81	20.7	消化系病	2.15	15.7
3	循环系病	1.71	11.5	消化系病	2.58	14.0	循环系病	1.01	7.4
4	肌肉骨骼病	1.09	7.3	肌肉骨骼病	1.32	7.2	肌肉骨骼病	1.01	7.4
5	损伤中毒病	0.45	3.0	泌尿生殖病	0.47	2.6	损伤中毒病	0.46	3.3
6	泌尿生殖病	0.42	2.8	损伤中毒病	0.45	2.4	泌尿生殖病	0.40	3.0
7	传染病	0.35	2.4	皮肤病	0.33	1.8	传染病	0.37	2.7
8	神经系病	0.32	2.1	传染病	0.32	1.7	神经系病	0.32	2.3
9	皮肤皮下组织病	0.29	2.0	眼及附属器病	0.31	1.7	皮肤及皮下组织病	0.28	2.0
10	眼及附属器病	0.25	1.7	神经系病	0.30	1.6	眼及附属器病	0.23	1.7
合计			94.70			94.40			94.90

注：资料来源于“卫生部 1998 年第二次国家卫生服务调查分析报告”。

表 5.9　家庭健康询问调查——两周疾病别患病率/%及其构成/%

按疾病别分类系统分析

顺位	全国			城市			农村		
	疾病	患病率	构成	疾病	患病率	构成	疾病	患病率	构成
1993 年第一次调查结果									
1	急性鼻咽炎	3.683	26.22	急性鼻咽炎	4.138	23.55	急性鼻咽炎	3.529	27.45
2	流行性感冒	1.374	9.78	流行性感冒	1.312	7.47	流行性感冒	1.395	10.85
3	急慢性胃肠炎	1.174	8.36	急慢性胃肠炎	1.123	6.39	急慢性胃肠炎	1.191	9.27
4	扁桃体气管炎	0.549	3.91	高血压	0.951	5.41	扁桃体气管炎	0.472	3.67
5	慢性支气管炎	0.434	3.09	扁桃体气管炎	0.778	4.43	慢性支气管炎	0.426	3.32
6	风湿性关节炎	0.416	2.96	冠心病	0.586	3.34	风湿性关节炎	0.419	3.26
7	高血压	0.385	2.74	慢性支气管炎	0.457	2.60	消化性溃疡	0.214	1.67
8	口腔疾病	0.246	1.75	口腔疾病	0.448	2.55	高血压	0.195	1.51
9	消化性溃疡	0.226	1.61	风湿性关节炎	0.406	2.31	口腔疾病	0.178	1.39
10	胆结石、胆囊炎	0.185	1.32	胆结石、胆囊炎	0.350	1.99	肺炎	0.165	1.28
11	冠心病	0.182	1.3	脑血管病	0.328	1.87	贫血	0.164	1.28
12	脑血管病	0.150	1.07	消化性溃疡	0.260	1.48	痢疾	0.152	1.18
13	皮炎	0.150	1.07	糖尿病	0.254	1.45	脱位、扭伤、劳损	0.138	1.07
14	肺炎	0.149	1.06	皮炎	0.212	1.21	结核病	0.135	1.05

续表

顺位	全国			城市			农村		
	疾病	患病率	构成	疾病	患病率	构成	疾病	患病率	构成
15	盆血	0.147	1.05	肾炎肾病变	0.164	0.93	胆结石、胆囊炎	0.129	1.01
合计			67.29			66.98			69.26
1998 年第二次调查结果									
1	急性鼻咽炎	4.244	28.38	急性鼻咽炎	4.463	23.85	急性鼻咽炎	4.173	30.48
2	流行性感冒	1.440	9.63	高血压	1.554	8.30	流行性感冒	1.470	10.73
3	急慢性胃肠炎	1.153	7.71	流行性感冒	1.354	7.23	急慢性胃肠炎	1.164	8.50
4	高血压	0.664	4.44	急慢性胃肠炎	1.123	6.0	风湿性关节炎	0.523	3.82
5	风湿性关节炎	0.497	3.33	扁桃体气管炎	0.721	3.85	扁桃体气管炎	0.419	3.06
6	扁桃体气管炎	0.495	3.31	脑血管病	0.585	3.13	高血压	0.364	2.65
7	慢性支气管炎	0.363	2.43	风湿性关节炎	0.422	2.25	慢性支气管炎	0.362	2.64
8	脑血管病	0.272	1.82	糖尿病	0.385	0.206	口腔疾病	2.19	1.60
9	口腔疾病	0.247	1.65	慢性支气管炎	0.369	1.97	脱位、扭伤、劳损	0.198	1.45
10	椎间盘疾病	0.212	1.42	椎间盘疾病	0.348	1.86	消化性溃疡	0.186	1.36
11	胆结石、胆囊炎	0.208	1.39	胆结石、胆囊炎	0.337	1.80	脑血管病	0.167	1.22
12	消化性溃疡	0.208	1.39	口腔疾病	0.330	1.76	椎间盘疾病	0.167	1.22

续表

顺位	全国			城市			农村		
	疾病	患病率	构成	疾病	患病率	构成	疾病	患病率	构成
13	糖尿病	0.127	0.85	消化性溃疡	0.271	1.45	胆结石、胆囊炎	0.165	1.20
14	贫血	0.118	0.79	高血压、心脏病	0.222	1.18	贫血	0.132	0.97
15	皮炎	0.118	0.79	哮喘	0.163	0.87	皮炎	0.112	0.82
合计			69.33			67.56			71.72

注:资料来源于"卫生部1998年第二次国家卫生服务调查分析报告"。

2.居民慢性病的患病情况

对我国居民按疾病系统分析,前五位慢性病依次是:循环系统1993年为3.440%,1998年为3.880%;消化系统1993年为3.653%,1998年为3.254%;运动系统1993年为2.551%,1998年为2.341%;呼吸系统1993年为2.271%,1998年为1.931%;泌尿系统1993年为0.833%,1998年为0.834%。

3.各病种住院率及其构成

(1)城市住院原因中慢性非传染性疾病有逐步增加的趋势。

(2)农村随着疾病模式的转变,慢性非传染性疾病的住院问题日显突出,传染性疾病的住院问题有逐渐减轻的态势。

表5.10　1998年调查地区住院病人疾病别住院率/%及其构成/%

顺位	全国			城市			农村		
	疾病系统	住院率	构成	疾病系统	住院率	构成	疾病系统	住院率	构成
1	脑血管病	0.170	4.80	脑血管病	0.420	8.69	急、慢性胃炎	0.173	5.57
2	急、慢性胃炎	0.155	4.39	胆结石、胆囊炎	0.229	4.75	肺炎	0.145	4.67

续表

顺位	全国			城市			农村		
	疾病系统	住院率	构成	疾病系统	住院率	构成	疾病系统	住院率	构成
3	肺炎	0.145	4.11	高血压	0.181	3.76	骨折	0.123	3.95
4	胆结石、胆囊炎	0.139	3.92	骨折	0.152	3.15	胆结石、胆囊炎	0.108	3.49
5	骨折	0.130	3.67	肺炎	0.147	3.07	阑尾炎	0.107	3.45
6	阑尾炎	0.108	3.05	慢性支气管炎	0.145	3.00	脑血管病	0.085	2.75
7	慢性支气管炎	0.097	2.75	糖尿病	0.121	2.51	急性鼻咽炎	0.082	2.65
8	急性鼻咽炎	0.079	2.22	阑尾炎	0.110	2.28	慢性支气管炎	0.081	2.61
9	高血压	0.075	2.12	急、慢性胃炎	0.104	2.16	结核病	0.066	2.13
10	结核病	0.059	1.66	肺气肿	0.075	1.56	扁桃体气管炎	0.053	1.70
11	消化性溃疡	0.056	1.57	高血压心脏病	0.073	1.52	消化性溃疡	0.052	1.68
12	扁桃体气管炎	0.051	1.44	急性鼻咽炎	0.068	1.40	流行性感冒	0.050	1.62
13	流行性感冒	0.050	1.43	椎间盘疾病	0.068	1.40	开放性创伤	0.050	1.60
14	肺气肿	0.043	1.22	消化性溃疡	0.066	1.37	类风湿性关节炎	0.047	1.52
15	开放性创伤								
合计			38.35			40.59			39.39

注:资料来源于“卫生部1998年第二次国家卫生服务调查分析报告”。

表 5.11　家庭健康询问调查——城乡不同类型地区居民选择或经常就诊的单位及其构成

	全国合计	城市合计	农村合计	大城市	中城市	小城市	一类农村	二类农村	三类农村	四类农村
1993 年第一次调查结果										
私人开业	7.63	1.89	9.56	0.79	1.92	2.89	7.32	10.50	12.33	4.71
卫生室	47.69	14.28	58.96	5.40	9.84	27.09	64.60	61.72	56.70	48.68
门诊部所	3.47	9.09	1.58	10.54	8.33	8.48	1.16	2.01	1.79	0.84
乡镇卫生院	19.51	7.19	23.66	11.35	1.37	9.06	19.20	20.69	23.35	38.47
县市区医院	8.08	18.62	4.53	24.56	8.74	22.90	6.66	3.16	8.84	5.67
地市级医院	7.79	30.13	0.26	20.22	47.54	22.08	0.04	0.09	0.65	0.10
省级医院	3.55	13.84	0.08	22.12	16.89	3.01	0.06	0.06	0.06	0.22
部队医院	0.26	0.97	0.01	1.24	1.38	0.31	0.02	0.04	0.02	0.01
县中医院	0.79	1.12	0.67	0.55	0.05	2.73	0.49	1.07	0.66	0.13
市以上中医院	0.48	1.85	0.01	2.16	2.75	0.67	0.02	0.02	0.01	0.03
其他医院	0.75	1.02	0.68	1.07	1.19	0.88	0.45	0.64	0.59	1.14
合计	100	100	100	100	100	100	100	100	100	100
1998 年第二次调查结果										
私人开业	9.53	9.96	9.38	3.63	6.36	20.28	2.98	13.08	10.20	8.63
卫生室	49.73	18.05	60.43	12.05	15.41	27.17	70.82	65.74	60.51	34.36
门诊部所	2.38	5.04	1.49	3.03	5.56	6.89	1.78	1.87	1.50	0.25
乡镇卫生院	19.12	7.06	23.19	10.59	1.96	7.44	16.79	16.01	22.21	19.57
县市区医院	5.37	9.31	4.03	12.34	6.71	8.10	5.77	1.93	3.90	6.31
地市级医院	8.49	32.30	0.45	29.29	54.25	16.92	0.64	0.24	0.26	0.24
省级医院	3.45	13.55	0.04	23.07	5.59	9.49	0.05	0.03	0.05	0.03
部队医院	0.38	1.45	0.01	3.01	0.87	0.48	0.01	0.01	0.02	0.00
县中医院	0.55	0.56	0.55	0.14	0.01	1.50	0.61	0.71	0.41	0.45
市以上中医院	0.33	1.22	0.03	1.13	1.44	1.13	0.02	0.01	0.05	0.01
其他医院	0.68	1.51	0.40	1.76	1.85	0.92	0.53	0.36	0.46	0.13
合计	100	100	100	100	100	100	100	100	100	100

注：资料来源于“卫生部 1998 年第二次国家卫生服务调查分析报告”。

4.就诊机构分析

(1)居民经常就诊单位分析

①农村居民经常就诊的医疗机构是乡镇卫生院及以下的医疗卫生机构;城市居民经常就诊的医疗机构是县级及以上的医疗卫生机构。

②影响居民经常就诊医疗卫生机构的构成,除医疗保障制度的改革深入外,农村居民主要受到医疗机构距离的影响(73.95%)、医疗质量的影响(14.69%)、价格的影响(4.39%);城市居民主要受到距离的影响(46.07%)、定点医院的影响(30.80%)、医疗质量的影响(13.45%)、价格的影响(5.51%)。

③随着农村经济条件的好转,经济实力的增强,农村居民将不满足于初级卫生机构提供的医疗卫生服务,部分患者流向乡镇卫生院和县医院及以上医疗机构,一些富裕的农民将直接到县或城市医院就诊,因此加强农村基层卫生组织建设、提高服务质量是解决农村就医问题的关键;随着城市职工基本医疗保险制度的建立、个人账户与社会统筹相结合,为了节省和控制医疗费用,城市居民到基层医疗机构就诊的比例将会增加,在城市大力拓展社区卫生服务是确保城市居民身心健康的基础。

(2)住院者住院科别构成情况

内、外、妇、儿四大科住院病人的比例超过全部住院病人的80%,城市除外科、妇科、传染科、儿科住院比例低于农村外,其他各科的住院比例均高于农村。

(3)住院病人转院后住院医疗机构的分布

①意义:患者在不同的医疗机构住院的比例反映了病人的流向和对不同层次医疗住院服务的需求,分析住院医疗机构的分布,有助于规划医疗机构的布局和有限卫生资源的配置。

②城市居民转院后住院基本在大医院,城市越大,在大医院住院的比例越大;农村绝大部分在县级或县级以下医疗机构住院。

表 5.12　1998 年居民住院科别分布情况/%

项目	城乡合计	城市合计	农村合计	大城市	中城市	小城市	一类农村	二类农村	三类农村	四类农村
内科	40.35	42.53	39.22	44.57	42.77	39.55	36.61	35.87	40.56	46.88
外科	20.47	18.01	21.74	18.59	17.52	17.74	19.35	25.16	22.79	16.96
妇科	16.49	14.44	17.55	11.87	15.18	17.14	22.88	17.38	16.74	11.16
儿科	5.26	3.48	6.18	2.13	4.09	4.66	7.72	5.95	4.87	6.85
中医科	1.14	1.78	0.81	1.79	1.75	1.80	0.10	0.87	1.40	0.60
眼科	2.26	2.85	1.96	2.91	3.36	2.26	2.19	2.06	1.92	1.49
耳鼻咽喉科	0.79	1.16	0.60	1.01	1.61	0.90	0.67	0.56	0.74	0.30
皮肤科	0.46	0.40	0.48	0.45	0.44	0.30	0.29	0.56	0.52	0.60
口腔科	0.32	0.40	0.28	0.11	0.44	0.75	0.38	0.40	0.22	0.00
神经科	1.26	2.32	0.71	1.68	1.90	3.61	0.29	0.71	0.96	0.89
精神科	0.73	0.94	0.62	0.90	1.02	0.90	0.86	0.48	0.66	0.45
传染科	2.78	2.27	3.04	2.46	1.46	2.86	2.10	3.02	2.06	6.55
肿瘤科	1.03	1.65	0.71	2.13	1.46	1.20	1.05	0.71	0.81	0.00
骨科	3.54	4.01	3.30	4.82	3.07	3.91	3.34	3.65	3.69	1.79
康复科	0.30	0.49	0.21	0.45	0.44	0.60	0.19	0.24	0.00	0.60
其他科	2.81	3.25	2.58	4.14	3.50	1.80	2.00	2.38	2.06	4.91

注:资料来源于“卫生部 1998 年第二次国家卫生服务调查分析报告”。

表 5.13　居民住院医疗机构构成/%

调查项目	城乡合计	城市合计	农村合计	大城市	中城市	小城市	一类农村	二类农村	三类农村	四类农村
卫生院	25.15	5.31	35.42	3.14	3.50	10.08	38.23	35.08	34.88	32.74
县市区医院	32.60	13.73	42.36	9.97	9.20	23.46	44.33	43.25	38.50	45.39
地市级医院	19.67	41.28	8.49	28.78	59.42	39.40	7.05	7.06	11.28	7.74
省级医院	8.56	20.02	2.63	31.13	11.97	13.38	2.76	2.14	2.58	3.42
部队医院	2.57	4.99	1.31	7.61	4.09	2.41	0.76	1.98	1.40	0.74
县中医院	3.86	2.94	4.33	3.70	1.61	3.31	3.53	4.44	6.12	1.79
市中医院	2.33	5.71	0.58	8.40	4.23	3.61	0.29	0.79	0.66	0.45
其他	5.27	6.02	4.89	7.28	5.99	4.36	3.05	5.24	4.57	7.74

注:资料来源于“卫生部 1998 年第二次国家卫生服务调查分析报告”。

第五节 卫生服务质量

一、概述

(一)服务

1.定义

服务是为满足顾客的需要,供方和顾客之间的接触活动以及供方内部活动所产生的结果。

(1)在供方与顾客的接触中,供方或顾客可表现为人员或设备。

(2)在供方与顾客的接触中,顾客的活动对服务提供可能是必不可少的。

(3)有形产品的提供或使用可构成服务提供的一个部分。

(4)服务可与有形产品的制造和提供相联系。

2.服务的特征

(1)无形;

(2)生产和消费同时进行;

(3)顾客在某种程度上参与服务的生产过程;

(4)一般不可储存;

(5)与顾客直接接触的比例较大;

(6)服务的一致性相对较低,这取决于服务人员的素质能力及当时的环境特点。

(二)质量

1.定义

质量是指反映实体(产品或服务)满足明确或隐含需要能力的

特征总和。

2.质量的特征

(1)性能;

(2)寿命;

(3)可靠性;

(4)安全性;

(5)经济性。

(三)产品和服务质量是一个企业赢得市场惟一的、最重要的因素

质量的最终标准是用户满意度,市场竞争的焦点是通过让用户完全满意取得用户的忠诚,提高市场占有率;而提高服务质量,则有助于使企业提高产品价格,增加利润,这是获得市场份额的最佳途径。

二、服务质量

(一)定义

服务质量是一种认知的质量,是消费者对服务的满意或惊喜程度,是消费对于事物较具延续性的评价。常分为技术质量(提供给顾客"什么")和功能质量("如何"提供服务)。

(二)内涵

(1)服务质量的评判具有很强的主观性。在一定的环境和道德前提下,消费者根据自身的需要或期望,说服务质量是"什么",就是"什么"。

(2)服务质量具有绝对性。无论制造生产哪种类型的产品,都需要服务。

(3)服务质量具有变动性。当顾客的口味改变或提高以后，服务质量应随之而改变或提高。

(4)企业必须提供高质量的服务，通过严谨的策略和制度，加强人员管理，来满足或超常满足现有的及潜在的内部和外部顾客的要求和愿望。

(5)服务质量的提高，可以提供比竞争者更多的价值，获得更多的市场份额，并可为每个员工提供良好的发展和工作环境。

(三)服务质量的要素

(1)可靠性。包括绩效与可信性的一致。

(2)响应。雇员乐意或随时提供服务。

(3)能力。掌握所需技能和知识的努力。

(4)接近顾客。包括易于接触和方便的联系。

(5)礼貌。包括客气、尊重、周到和友善。

(6)交流。用消费者听得懂的语言表达和耐心倾听消费者的陈述。

(7)可信度。真正、信任、诚实和心中想着消费者的利益。

(8)安全感。摆脱危险、冒险、疑惑的自由度。

(9)理解。尽力去理解消费者的需求。

(10)有形的东西。包括服务的实物。

(四)提高服务质量的好处

(1)提高顾客满意度是提高服务质量的直接收益。

(2)提高顾客回头率，从而使企业获得更多的利润。

(3)维持较高的价格水平，满意的顾客往往愿意为自己所接受的满意服务而付出较高的价钱。

(4)服务质量的提高可以增加顾客对该企业的依靠和“忠诚”，从而在竞争中取得有利地位。

(5)减少企业的浪费。由于服务质量高,所以会常常得到顾客的需求信息,从而在新产品的生产和研制上少走弯路。

(6)服务质量的提高,可以进一步激发员工的工作自豪感,加强对公司的忠诚度。

三、ISO 服务质量管理

(1)国际标准化组织(ISO)从1979年成立“质量保证”技术委员会开始,共历经7年时间,制定出一套质量管理和保证方面的标准——“ISO—9000族”,包括质量管理、保证术语、标准选用指南、质量保证要求、质量管理指南及技术支持等。该标准十分强调服务的全过程,十分强调“顾客”。“ISO—9000”既是一种服务业合格的认证体系,更是一套质量管理标准体系和方法体系。实施“ISO—9000”,将使卫生服务质量在市场化、市场导向、顾客导向的进程中提高到一个新水平,为顾客创造最佳产品(服务)。

(2)中国卫生事业施行“ISO—9000”的意义

1)文化是一种无形资产,是知识经济时代最重要的资源。对于目前正处在走向市场竞争的中国卫生事业有着重要的意义。中国卫生事业所面临的市场—顾客—产品(服务)将由卖方市场逐渐转变为买方市场,这就决定了中国卫生事业不能再像以前那样仅提供卫生服务,还要出售新的智慧和欢乐;不仅要强化诊治疾病的技术性服务,还要以良好的服务文化赋予全方位,包括心、身、社、灵的整体服务。因此,建立一种良好的服务文化是中国卫生事业在市场竞争中的基本立足点。

2)健康概念已由原来单纯的去除疾病,发展为身、心、社、灵的一种平衡状态而非疾病和老弱。随着人们生活水平、生活质量的改善,人们的健康意识、健康需求产生了深刻变化,病人的需要也由被动接受以及层次低、较单一,向主动选择、层次高且多样化方向转变。

卫生服务的模式必须顺应市场导向、顾客导向，向便捷、连续、迅速、直接的方向转变，这是“以病人为中心”的需要。

3）新模式的运作在文化驱动机制作用下得以完成。

①树立团队精神，明确一种健康而有效的价值观（核心价值观），即精神文化的核心。例如，制定一系列的精神文化：

共同愿景——合理利用资源，为社区提供尽善尽美的健康服务；

共同目标——让顾客满意；

共同价值观——集体奋斗、不断创新、追求卓越；

共同服务理念——一切以顾客为中心；

共同准则——共存亡、共荣辱。

②明确卫生服务的性质，强化责任感、团结协作和质量意识。创建优秀品质文化，确立“合理利用资源、提升卫生服务质量、创造最佳服务”的品质政策和“开发有效资源、推行质量文化、创造顾客价值、提升组织效能”的目标品质。

③创造资源文化，即在有限的卫生资源下，更为合理地运作有形资产，开发并利用智力资本（无形资产），包括人力资本、结构资本、顾客资本。在有形资产方面，不片面减少成本值，而是重视成本经营、加强成本运作、增加成本管制力度，实行目标成本评估机制，有效节约物质成本，使其尽可能创造最大价值。在无形资产方面，坚持“以人才为本、开发潜能”的人力资本方针，建立人才储备、人才培训、岗位竞争机制；不断改善和利用信息共享、知识利用及组织形式、管理方式、服务工作流程等结构资本；有效开发顾客资本，关爱内部顾客（职工）惠及外部顾客（患者），为内部顾客创造团结、和谐、协作的工作氛围；对外部顾客进行专访、沟通和调研，建立良好的关系，不断提升服务效果。

④建立一种灵活机动、学习沟通、不断创新的知识性文化。对于知识密集型的卫生服务行业，创造知识经济的文化氛围、建立完善的信息收集系统、实现信息共享均显得十分重要；同时，还需建立有效

决策系统,开发信息资源。

四、卫生服务质量保证体系

(1)质量保证是使人们确信某一个产品或服务能满足规定的质量要求所必需的全部有计划、有系统的活动。“保证”基本上是指信心,若供方能提供质量保证,顾客便会有信心,相信供方可达到他们的要求。要向客户提供质量保证,便需要建立正规的质量管理系统,此系统是一个检查是否正确完成有关工作的预防系统,而并非测量系统。

(2)卫生服务质量保证体系是指卫生系统以保证和提高卫生质量为目标、运用系统的概念和方法,把质量管理各阶段、各环节的管理职能组织起来,形成一个有明确任务、职责、权限、互相协调、互相促进的有机整体。建立卫生服务质量保证体系是卫生系统实现为人民健康服务目标的一种手段和方法。

(3)卫生服务质量保证体系的内容

1)质量目标;

2)质量监控组织;

3)质量标准体系;

4)质量信息反馈体系;

5)质量管理网;

6)质量后勤保障。

第六章 医疗保障体系及管理

第一节 医疗保障体系

一、国外医疗保障体系及发展方向

医疗保险制度起源于欧洲。1883 年，德国俾斯麦政府颁布了《疾病保险法》，标志着世界上第一个强制性医疗保险制度的诞生。该法规定，收入低于一定标准的工人，必须参加疾病基金会，基金由雇主和雇员共同缴纳保险费，并强制筹集。德国式的社会医疗保险制度被称为“俾斯麦模式”。继德国之后，奥地利在 1887 年、挪威在 1902 年、英国在 1910 年、法国在 1921 年，相继通过立法实施医疗社会保险。随后，医疗社会保险制度逐渐由欧洲扩大到其他国家和地区。1922 年，日本在亚洲首先通过了《健康保险法案》。1924 年，社会医疗保险制度进一步扩大到南美洲的智利、秘鲁等国。

自20世纪30年代开始,以美国的《社会保障法案》的颁布为标志,“社会保障”开始成为社会的奋斗目标之一,成为一种基本的公民权利。该法案的颁布对全世界的社会医疗保险产生了重大而深远的影响。1944年,国际劳工组织通过《医疗服务建议》,呼吁各国政府对其公民实行“综合的、普遍的健康保护”,医疗费用通过社会保险费或税收的形式定期集体筹集。国际劳工组织进一步明确了社会医疗保险的基本原则:①医疗保险基金应由被保险人、雇主及公共资金共同筹集;②凡收入不低于生存线的成员均应缴纳保险费;③被保险人缴纳的最高保险费应控制在不造成其生活困难的范围内;④雇主应为其雇员缴纳一定数量的保险费;⑤政府应为生活在生存线以下的社会成员支付保险费,若此人有工作,则其保险费全部或部分由其雇主代为支付;⑥保险费支付范围以外的服务费用由消费者自付。

另外一种医疗保险的方式是建立所谓的全民卫生服务(NHS),即由政府负责向公民提供医疗服务,并主要通过国家财政支付。匈牙利于1920年首创了这种体制;前苏联在1935年、新西兰在1938年分别建立了全民卫生服务体制;1948年,英国也实行了全民卫生服务体制。此后,东欧国家纷纷仿照前苏联的模式,瑞典、芬兰、挪威、冰岛、丹麦等国普遍实行了贝弗里奇模式(在西方,英国的模式被称为贝弗里奇模式)。与其他发达国家不同的是,美国政府虽然也举办了一些社会医疗保险,但在整个医疗保险体系中,它们并不占主要地位,其覆盖的人群也十分有限。在美国,80%以上的国家公务员和74%的私营企业雇员都没有受到社会保险的保护,而是参加了商业医疗保险。第二次世界大战后,社会医疗保险制度在亚、非、拉等发展中国家也得到了重视和推广。印度(1948年)、阿尔及利亚(1949年)、突尼斯(1960年)、古巴(1979年)、利比亚(1980年)、尼加拉瓜(1982年)等许多发展中国家先后颁布立法,逐步建立起社会医疗保险制度。1987年,第40届世界卫生大会强调,建立强制性的社会医疗保险制度是实现“2000年人人享受卫生保健”最重要的手段之一。随着经济的发展和社会的进步，越来越多的发展中国家开始采取积极的措施，建立和完善社会医疗保险制度。

进入20世纪70年代后，整个西方世界由于布雷顿森林货币体系的崩溃和两次石油危机，出现了通货膨胀、经济停滞的“滞胀”现象，社会医疗保险制度存在的问题随之逐渐暴露出来且呈日益加深的态势。其存在的主要问题有：

(1)医疗保险费用支出的过度膨胀。从20世纪50年代开始，西方国家普遍推行社会保障扩张政策，用于医疗保险的支出成倍增长，在国内生产总值中的比重不断提高。进入20世纪80年代后，医疗保险费用的增长速度远远超过了国民生产总值的增长速度，前者是后者的8倍左右。医疗保险费用的急剧上升，使各国政府不堪重负，越来越多的公共资金被用于医疗费用的开支，对其经济及其他各项社会事业的发展产生了极为不利的影响。造成这一问题的主要原因是医疗需求不断扩大，且标准越来越高。由于西方社会的人口老龄化问题、婴儿出生率和儿童死亡率不断下降，这些都增加了全社会对医疗服务的需求。同时，医学科技的快速发展，诊疗技术、诊疗设备的日益先进，新药、特药物大量涌现，多种因素共同对医疗费用产生了“抬升”作用。

(2)医疗资源的巨大浪费。西方国家都存在着比较严重的医疗设备闲置问题，另外还不同程度地存在着医务人员的过剩问题，有些病床的使用率只有60%左右。

(3)医疗服务质量差。一方面是医疗能力处于过剩状态，另一方面，医院的服务质量却不尽人意。

(4)发展中国家的社会医疗保险覆盖面过小，保险范围和保障水平也不够理想。

自20世纪80年代以来，世界范围内的社会医疗保险制度经历了一次改革的浪潮，主要的措施有：

(1)增加税收及医疗保险费的收入。增加税收，一是扩大税基，拓展征税范围;二是提高税率。法国从1991年起开始征收"社会共同救济税",扩大了医疗保险费的缴费范围。具体说来,就是将许多替代性收入(养老金、失业保险津贴)和遗产性收入(股标所得、记房屋租赁收入、存款利息)等都纳入了缴费范围,税率也呈逐年上升趋势。

(2)增加被保险人医疗费用的自付比例。如英国从1979年开始,增加了牙科等治疗的自付费用。德国自2000年起,为患者住院的康复治疗所支付的费用,西部由每天25马克减为17马克,东部由每天20马克减为14马克。

(3)进一步加强对医疗保险服务机构的管理和监督。具体的办法是:①政府统一规定或限制药品的使用范围和医疗服务的价格。如果超过此限制,医院将受到质询,医疗保险机构对于超过的部分可以不予支付。②规定医院每年总支出的最高限额,即实行总量控制。③医院采取的医疗方案或医生开具的处方单要接受专门的监督委员会的审查。④加强医院之间的竞争。医疗保险机构不再同医院长期挂钩,而是签订一年期的合同。如果医院的医疗项目及费用合理,病人对医院的效率和服务质量满意,再续签合同,否则中断合同。德国在药品使用的控制方面取得了明显的成效,该国针对社会医疗保险专门建立了一个医药处方管理机构,制定了一份可在医疗保险机构报销的药物清单,没有列入清单的药物必须由患者本人支付费用。日本建立了"第三方审查制度"。医疗机构定期把医疗结算清单送交社会医疗保险机构,后者再委托医疗费用支付基金会和国民健康保险团体联合会(第三方机构)对清单进行审查。近年来,美国兴起的由医疗保险机构与医院签订合同,在双方都能接受的情况下,使医院实行自我约束,以控制医疗费用的急剧增长。

(4)社会医疗保险机构亲自办医院。日益高昂的医疗费用使各国的社会医疗保险机构难以承受,为了更直接、更彻底地扼制医疗费用急剧上升的势头,拉丁美洲的一些国家采取了自己设立医疗机构,直接为被保险人服务的办法。在这方面,墨西哥的改革最有成效,该国的社会保障协会主管全国私营企业的社会医疗保险。它们的改革主要有两个特点:一是自办医疗机构,实行严格的分级医疗,根据病人病情的轻重缓急,逐渐由低级医院转往高级医院,同时,又根据病情的稳定与好转情况,逐渐由高级医院转往低级医院;二是加强疾病的防治工作,提高国民的身体素质,从源头上减少病人。

(5)从后付制转向预付制。从各国的社会医疗保险的实践看,医疗保险机构作为第三方,在医疗服务行为发生后按服务项目费用的多少进行补偿,是造成各国医疗费用增长过快的制度原因。针对这种制度的缺陷,各国的改革对策是向预付制或总额预算制转变。这样社会医疗保险机构就改变了作为第三方局外人的被动局面,并通过预付约束,强迫医疗服务的提供者承担经济风险,自觉规范医疗行为。

(6)近年来,美国的"有管理的保健"模式受到了世界上许多国家的关注。"有管理的保健"是一种集卫生服务提供和卫生筹资于一体的保健组织形式。其最主要的形式是健康维护组织(HMOs)和优惠服务提供者组织(PPOs)。到1998年初,美国已有1亿6千万人以不同的形式参加了各类"有管理的保健组织"。这种社会医疗保险模式在拉美的巴西、阿根廷和亚洲的菲律宾也得到了实行。

(7)储蓄型医疗保险制度开始受到医疗保险利益各方的欢迎。随着世界人口老龄化趋势的加剧,20世纪80年代中期以来,积累型的社会保险计划成为现收现付计划的替代方式,在世界范围内受到广泛的关注。储蓄型保险制度,是按照国家法律规定,强制性地由个人和雇主储蓄医疗基金,存入个人医疗储蓄账户,逐年积累,用于支付个人的医疗费用。智利等国的积累型养老保险改革取得了成功,以新加坡为代表的储蓄型医疗保险制度在世界上也独树一帜,并为一些国家所借鉴和效仿。

二、我国现行医疗保障制度

我国现行的医疗保险制度包括公费医疗和劳保医疗制度，都建立于20世纪50年代。半个多世纪以来，公费医疗和劳保医疗制度的实施，对保障广大职工的身体健康，促进经济发展，维护社会稳定发挥了重要的作用。

我国的公费医疗制度是根据1952年6月27日政务院发布的《关于国家各级人民政府、党派、人民团体实行公费医疗预防措施的批示》建立并实施的。1989年，卫生部、财政部联合下发了《公费医疗管理办法》，对享受公费医疗人员的范围、经费开支范围、管理机构和职责等都作了明确的规定。公费医疗享受范围和对象是各级政府、党派、人民团体及文化、教育、科研、卫生等事业单位的工作人员、二等乙级以上革命伤残军人、高等院校的在校学生。待遇是：除挂号费、营养滋补药品以及整容、矫形等少数项目由个人自付费用外，其他医药费全部或大部分由公费医疗经费支付。费用支付方式是：按服务项目支付门诊、住院的检查费、药品费、治疗费、手术费、计划生育手术的医药费及因公负伤、致残的医疗费用等。公费医疗的经费由国家财政负担，由各级卫生行政部门设立的公费医疗管理机构进行管理。

劳保医疗制度是根据1951年《中华人民共和国劳动保障条例》建立起来的，是针对企业职工实施的一项社会医疗保险制度。1953年再次修订的《劳动保险条例》正式公布后，逐步在全国企业范围内推行。享受劳保医疗的人员包括全民所有制企业和城镇集体所有制企业的职工及离、退休人员。劳保医疗的保险项目和待遇标准与公费医疗基本相同，但在管理体制、经费来源和开支范围上与公费医疗不同。劳保医疗属于职工福利，一般由企业自行管理，经费从企业按现行工资总额14%提取的职工福利费中列支。劳保医疗经费开支范围,除了职工医药费外,还包括职工供养的直系亲属的医疗补助(即家属半费医疗)、企业医务人员工资、企业医疗机构设备购置、医务经营费等。

三、我国医疗保障制度改革动态

我国现行的公费和劳保医疗制度是20世纪50年初期为适应计划经济体制的要求建立起来的,它曾发挥了重要的作用。但随着经济的发展和改革的深入,在社会主义市场经济的新形势下,这种制度存在的缺陷日益暴露出来。主要表现在:

1.社会医疗保险覆盖面过窄,管理和服务的社会化程度低

(1)现行公费和劳保医疗制度仅覆盖行政机关、部分事业单位、国有企业和部分集体企业的职工,大量非国有经济的劳动者没有被纳入到该制度中。随着我国所有制结构的变化,城镇非公有制经济的从业人员在城镇职工中的比重越来越大,现有的社会医疗保险覆盖面也就越来越窄,社会化程度日益降低,不利于全社会劳动力的合理有序流动。

(2)企业负担畸轻畸重,不能适应市场经济体制的要求。职工享受的医疗服务待遇在不同地区、不同所有制、不同行业和不同单位之间差异过大。尤其是在一些经济不发达地区和生产经营状况不好的国有企业,职工医疗费拖欠现象比较严重。

(3)管理和服务的社会化程度低,企业自我管理医疗费,不利于减轻企业负担。

2.缺乏合理的医疗经费筹措机制和个人积累机制,职工的医疗费用无稳定来源

我国的公费医疗及劳保医疗制度,既存在着医疗卫生资源的严重浪费,又存在着医疗经费不足,部分职工的基本医疗需求得不到保障的问题。现有的劳保医疗基本上是企业自我保险,缺乏合理的医疗费用筹措机制和稳定的医疗费用来源,部分企业发生经营困难时,职工难以得到应有的基本医疗保障。

3.国家财政和单位包揽过多,缺乏对医疗机构和职工个人费用的有效制约机制

由于传统的公费和劳保医疗制度规定职工就医时费用由国家财政和企业负担,职工个人基本上不用缴费,权利和义务严重不对等,职工缺乏节约医药费用的动力。改革开放以来,国家财政对公共医疗机构的投入明显不足,在医疗服务卖方市场和供需双方信息不对称情况下,医疗机构在利益的驱动下主观上有刺激医疗消费的动机。这些现象直接造成了医疗费用的过快增长,国家和企业不堪重负。一方面,医疗机构受利益驱动,乱开大处方、人情方,增加不必要的检查、化验;另一方面,职工一人公费全家看病用药的现象也普遍存在。

我国社会医疗保险制度改革经历了由企业和单位自发变革到地方政府介入,再到中央政府出面领导推动的过程。概括地说,我国医疗保险制度改革大致经历了以下几个阶段:

1.职工就医适当负担部分医疗费用阶段

从1981年至1985年8月,部分企业和单位开始了自发控制医疗费用的改革,将医疗费用定额发给职工个人,节约归己,超支自理。这种把医疗费全部发给个人,包干使用的做法后来被有关部门制止。还有一些单位采取了医疗费与职工利益挂钩的办法,如超支全部报销或按不同比例报销,以及把医疗经费拨付给企业医院承包使用等。这些办法在控制费用上取得了一定的成效。1983年9月,劳动人事部召开了部分省市医疗制度改革座谈会,进一步推动了各地医疗制度的改革。此后,这种医疗费用支付与个人利益挂钩的办法得到了比较广泛地推行。1984年4月,卫生部和财政部联合发出通知,提出了改革和加强公费医疗管理的意见,要求积极慎重地改革公费医疗制度。

从1985年9月至1989年3月,一些地方政府开始直接介入医疗制度的改革，在加强对费用进行控制的基础上，通过社会统筹这种方式，使制度变革开始追求使用效率。企业对分散风险责任的需求日趋强烈，部分地区的企业开始了企业退休费用的社会统筹，社会保险经办机构也纷纷开始组建。其中北京市东城区蔬菜公司首创的“大病医疗统筹”一出现就引起了劳动部门的重视，并得到了推广。

2.着重改革公费医疗管理制度和经费管理办法阶段

这阶段为1989年至1994年。1989年3月，国务院发文批转了《国家体改委1989年经济体制改革要点》，正式确定在丹东、四平、黄石、株洲四市进行医疗保险制度改革试点，在深圳、海南进行社会保障制度综合改革试点。卫生部和财政部于1989年8月联合颁布了《公费医疗管理办法》，对公费医疗中公费和自费范围分别做了较为详尽的规定，对享受范围所做的规定较以前更为细化。在这期间，劳保医疗制度的改革也取得了实质性的进展，1992年9月，劳动部颁布了《关于试行职工大病医疗费用社会统筹的意见》，劳保医疗的改革范围逐步从县市、地级市扩大到大城市；1993年10月，劳动部印发了《关于职工医疗保险制度改革试点的意见》，在原试行大病统筹的基础上对统筹基金进行了修正，提出由单一的大病统筹基金改为医疗保险基金，基金由个人专户金、单位调剂金和大病统筹金组成。

3.试点探索“统账结合”的阶段

从1994年底开始，国务院选择江西省九江市和江苏省镇江市作为综合改革试点城市。以同年11月国务院下达的《关于江苏省镇江市、江西省九江市职工医疗保障制度改革试点方案批复的通知》为标志，我国的医疗保险制度改革进入到探索建立社会统筹和个人账户相结合的阶段。经过两年多的改革实践，在总结镇江市、九江市试点经验的基础上，国务院于1996年5月批准下发了《关于职工医疗保障制度改革扩大试点的意见》，把职工医疗保险制度改革的试点城市扩大到50多个。几年来，各地的改革试点取得了初步成效，建立了由国家、单位(雇主)、个人三方负担的筹资制度;建立了个人账户和社会统筹相结合的运行机制;保障了职工的基本医疗;解决了部分困难职工看病"报销难"的问题;抑制了医疗费用的过快增长;促进了医疗机构的改革。实践证明,用社会医疗保险制度取代福利医疗制度是一个正确的选择,实行社会统筹和个人账户相结合的基本医疗保险制度符合我国国情,是具有中国特色的社会医疗保险模式。

在广泛试点的基础上,国务院于1998年颁布了《国务院关于建立城镇职工基本医疗保险制度的决定》[国发(1998)44号]。该《决定》的颁布,标志着我国的医疗保险制度改革进入了一个全新的阶段。在我国,实行了将近半个世纪的公费医疗和劳保医疗制度,将被新的职工基本医疗保险制度所取代。

第二节 医疗保险的基本结构与类型

一、医疗保险

医疗保险是指由特定的组织机构经办,通过某种带强制性的规范或自愿缔结的契约的形式,在一定区域的一定人群中筹集医疗基金,并为该人群中的每一成员公平地分担其因疾病而导致的经济风险所实施的一系列政策与办法。其中,由政府提供的是社会医疗保险;由保险公司提供的是商业医疗保险。后者不在本书讨论的范围之内。社会医疗保险是根据立法规定,通过强制性社会保险原则,由国家、单位(雇主)和个人共同缴纳保险费,把具有不同医疗需求的群体的资金集中起来,进行再分配,即集资建立医疗保险基金,当个人因疾病接受医疗服务时,由社会保险机构提供医疗保险费用补偿的一种社会制度。

社会医疗保险作为社会保险的一个项目，具有社会保险的强制性、互济性、福利性、社会性等基本特征。由于疾病风险和医疗保健服务需求供给的特殊性，医疗保险与其他社会保险项目有着明显的区别。

(1)医疗保险具有普遍性。医疗保险是社会保险中保险对象最广泛的一个保险项目。原则上，其覆盖对象应是全体公民，因为疾病风险是每个人都可能遇到且难以回避的。

(2)医疗保险涉及面广，具有复杂性。首先，医疗保险涉及医、患、保、还有用人单位(雇主)和政府等多方之间复杂的权利义务关系；其次，为了确保医疗保险资源的合理利用，医疗保险还存在着对医疗服务的享受者和提供者的行为进行合理引导和控制的问题；再次，医疗保险不仅与国家的经济发展有关，还涉及医疗保健服务的需求和供给。

(3)保险属于短期的、经常性的保险。由于疾病的发生是随机的、突发性的，医疗保险提供的补偿也只能是短期的、经常性的，不像其他社会保险项目。

(4)保险采用医疗给付的补偿形式。医疗保险基金的筹集和使用具有明确的目的性，为了确保医疗保险基金专款专用，对享受者主要采取医疗给付的补偿形式，而且补偿多少，往往与享受者所缴纳的保险费无紧密关系，而与实际病情需要关系较大。

(5)医疗保险的发生频率高，且费用难以控制。每个人都会遇到疾病风险，风险发生后，医疗费用的支出也各不相同。风险的预测和费用的控制是医疗保险要着重解决的一个重要问题。

二、医疗保险的结构

医疗保险的组成结构。医疗保险一般由“五方”构成，第一方是保险机构，即提供保险服务，支付、补偿疾病风险损失的“保险人”；

第二方是投保方，即需要并希望得到保障的“投保人”；第三方是提供医疗服务的医疗机构，即医院等医疗服务的“供给方”；第四方是医疗服务的消费者，即“被保险人”或“保险受益人”，是医疗服务的“需求方”；第五方是政府。现代社会医疗保险中的投保人包括政府、雇主（单位）和个人，受益人则只有劳动者个人。医疗保险各方的关系是，参保人（投保人和受益人）与保险机构签订合同，按合同要求缴纳保险费，在发生风险事故（生病或受伤）时，有权得到必要的医疗服务和费用补偿；保险机构有权向参保人收取保险费，同时向参保人提供保险服务；医疗机构根据与保险机构达成的协议，向参保人提供符合保险条件规定的医疗服务，收取医疗费用，须接受保险机构对其服务内容、质量及费用的监督；社会医疗保险是社会保障体系的重要组成部分，其成功与否不仅关系劳动者个人的健康与幸福，而且关系到社会的长期稳定与经济的健康发展。因此，社会医疗保险的实施，从法规的制定、颁布，到各有关参与者关系的协调，均需要政府的参与和支持。

医疗保险的体系结构。医疗保险中的被保险人享受的保障水平可分为三个层次，即国家提供的基本医疗保险、单位（雇主）提供的补充医疗保险和个人投保的商业医疗保险。基本医疗保险是由国家立法对公民实施的医疗保险制度，它通过强制性社会保险原则和方法筹集资金，保证人们平等地获得适当的医疗服务。由政府提供的基本医疗保险一般都坚持以下基本原则：①医疗保险是国家立法强制实施的社会保障制度；②政府通过税收或社会保险缴费的方式筹集医疗保险基金；③绝大多数国家由政府负责医疗保险计划的制定、管理和实施；④政府向全体公民提供统一标准的医疗保险待遇；⑤医疗保险的待遇水平只限于满足基本医疗需求；⑥被保险人一般被要求到公立医院或指定的医院就医。

补充医疗保险通常是在政府的鼓励政策下自愿推行，依法独立承办，根据权益或效率原则享受相应的保障水平，举办者自担经营风险的医疗保险制度。补充医疗保险的作用主要有:①补充医疗保险可以在更大程度上满足被保险人健康保障的要求;②补充医疗保险具有调节收入分配和社会消费结构的作用,使现期收入的一部分转变为未来收入的保险金;③补充医疗保险能够强化对医疗服务提供者的有效约束机制,保险公司的商业性介入,有利于控制医疗费用的过快增长。

商业医疗保险是指医疗保险业务具有商业性质,由保险公司承办,采用合同方式,按商品经济原则、商业惯例和市场经济规范开展的保险。从劳动者个人来看,作为整个医疗保险体系的一个组成部分,个人在享受基本医疗保险和补充医疗保险之外,还可以投保商业保险。从企业来看,企业为劳动者(雇员)建立的商业保险,有利加强企业的人力资源管理,这种保险多以"团体保险"的方式进行。

以上三个层次的医疗保险共同构筑起最严密的安全网,确保被保险人因疾病发生的风险降到最低限度。

三、医疗保险的类型

医疗保险根据性质可分为社会医疗保险和商业医疗保险;根据保障水平可分为基本医疗保险、补充医疗保险和商业医疗保险;根据保险对象可分为职工医疗保险和中小学生、幼儿与儿童医疗保险;根据保险范围可分为综合医疗保险、住院医疗保险和病种医疗保险;根据实施方式可分为强制性医疗保险和自愿医疗保险;根据保险金的给付方式可分为扣除医疗保险、共付医疗保险和限额医疗保险。

社会医疗保险根据其保险基金的筹措方式可分为国家医疗保险、社会医疗保险、储蓄医疗保险和社区医疗保险。此外,美国的医疗保险主要是个人投保的商业医疗保险。

国家医疗保险也称为全民医疗保险,是指医疗保险资金主要来自税收,政府通过预算分配方式,将由税收形成的医疗保险基金有计划地拨给有关部门或直接拨给公立医院,被保险人在看病时,基本上不用支付费用。因此,国家医疗保险又称免费医疗保险。实行国家医疗保险的国家,基本上由国家开办医院,提供医疗服务,公立医院工作人员的工资由国家财政解决,医院实行保本经营。在实行国家医疗保险制度的国家中,英国是最早和最具有代表性的国家,该国1911年颁布的《国民保险法》规定,所有工薪收入者都应参加医疗保险,在指定的医院就医。1944年,英国政府提出了“国家卫生服务”的口号和建议,并提出医疗保险服务的三个原则:要对每个人提供广泛的医疗服务;卫生服务经费应该全部或大部分从国家税收中支出;卫生服务应该由初级服务、地段服务和医院服务三个部分组成。初级卫生服务由通科开业医生提供,地段服务由当地政府提供,医院服务主要是提供专科医疗服务。1964年,英国又颁布了《国家卫生服务法》,对所有公民提供免费医疗。该法规定,凡英国公民,无论其有多少财产,均可免费享受公立医院的医疗服务,患者只需支付挂号费。除英国外,加拿大、瑞典、爱尔兰、丹麦等国家所实行的资本主义福利性的全民医疗保健制度也属于国家医疗保险。

社会医疗保险是国家通过立法形式强制实施的一种社会保险制度。医疗保险基金的筹集方式主要是雇主和雇员缴费,政府适当补贴。当被保险人及其家人患病、受伤或生育而需要医治时,由社会提供医疗服务和物质帮助。德国是世界上最早建立社会保险制度的国家。1883年,德国颁布了《疾病保险法》,这是世界上第一个社会保健法律,被视为现代社会保险制度诞生的标志。德国在最初的立法中就已确立了社会保险的对象是从事经济活动的雇佣劳动者,社会保险费由雇主和雇员共同负担,社会保险费按工资收入的一定比例征收,社会保障水平与缴费和工资挂钩等原则。德国的医院保险主要由两部分组成:法定医疗保险和私人医疗保险。法定医疗保险的对象包括月税前收入低于法定义务标准的雇员、无固定收入的雇员配偶和子女、退休人员、失业者、自雇人员、义务兵、大学生和就业前的实习生。私人医疗保险对象主要是公共服务行业中享受政府医疗补贴的就业者,如公务员、法官、军人、自由职业者以及月税前收入高于法定义务标准的雇员。目前世界上有100多个国家采用了社会医疗保险制度,除德国外,还有法国、日本等国实行的社会医疗保险也很有代表性。

储蓄医疗保险是一种通过立法,强制雇员或劳资双方缴费,以雇员的名义建立保健储蓄账户,用于支付雇员个人及家庭成员的医疗费用的医疗保险制度。医疗费用的支付以个人为主,国家只负担其中的一部分。新加坡是实行储蓄医疗保险最成功、最典型的国家,其医疗保险制度可分为三个层次,即在全国范围推行的、强制性的、以帮助个人储蓄和支付医疗保险费用的保健储蓄计划;非强制性的、对大病进行保险的医保双全计划;政府拨款建立信托基金,以帮助贫困国民支付医疗费用的保险基金计划。政府补贴、保健储蓄、医保双全、保健基金共同构成新加坡的医疗保险网,保证每一个公民都能获得基本医疗服务。

保健储蓄计划。自1955年以来,新加坡实行强制储蓄的个人养老保险制度,使得个人账户不断扩大。1984年,在原有的公积金制度的基础上,新加坡又制定了保健储蓄计划,将个人账户分为普遍账户、保健账户和特别账户。保健储蓄账户的所有者去世后,基金的余额可以由家属继承,且不用交遗产税。

医保双全计划。1990年,新加坡政府制定了医保双全计划。这是一种非强制性的低价医疗保险计划,带有社会统筹性质,目的是帮助参与者支付大病或慢性病的医疗费用。

保健储蓄基金。新加坡的保健储蓄基金建于1993年,是由政府设立的救济基金,为那些无力支付医疗费用的穷人提供一个安全网。无力支付医疗费用的人可以向保健基金委员会提出申请,由委员会批准和发放基金。

社区合作医疗制度是依靠社区的力量,按照"风险分担,互助共济”的原则,在社区范围内多方面筹集资金,用来支付参保人及其家庭的医疗、预防、保健等服务费用的一项综合性医疗保健措施。我国的合作医疗和泰国的健康保险卡制度是社区医疗保险的代表。

商业医疗保险是把医疗保险作为一种特殊商品,按市场法则自由经营的医疗保险。在医疗保险市场上,卖方是营利性或非营利性的私人医疗保险公司或民间医疗保险公司;买方既可以是企业、社会团体、也可以是政府或个人。商业医疗保险的资金主要来源于投保人缴纳的保险费,政府一般不出资、不补贴。美国是实行商业医疗保险的典型国家,经过多年的发展,美国的商业医疗保险已经形成了以个人医疗保险为主的多元化医疗保险体系。

美国的医疗保险体系中也有由政府举办的社会医疗保险,只是所占比重不大,包括医疗照顾制度、医疗救助制度和少数民族免费医疗制度。美国的医疗照顾制度是根据1965年制定的《老年医疗保险法》实施的,保险对象是65岁以上的老人。所需资金主要来自雇主和雇员缴纳的社会保险税的1.45%。美国的医疗救助制度是根据《安全法》规定,各州政府依据自己的经济发展条件确定贫困线,对低收入人群、失业人群和残疾人群等提供程度不等的、部分免费的医疗保险服务。医疗救助制度的基金来源于所得税,由预算确定支出数额。该项基金由联邦、州和市政府共同负担,其中,联邦政府负担50%,州政府负担35%,市政府负担15%。此外,美国政府还向特殊群体提供免费医疗保险制度,主要对象是印第安人和阿拉斯加州的少数民族,由卫生和人类服务部印第安人卫生服务办公室领导,经费实行单独列支。

美国的商业医疗保险分为非营利性和营利性两种。美国的在职人员的医疗保险主要是由商业保险公司经办的,其中一半由各州的蓝十字(Blue Cross)组织和蓝盾(Blue Shield)组织经办,另一半由其他私人保险公司经营。蓝十字和蓝盾是美国最大的两家非营利性的民间医疗保险公司,蓝盾由医生组织发起,承保范围主要为门诊服务,蓝十字由医院联合会发起,承保范围主要为住院服务。除了非营利性商业医疗保险公司外,美国还有营利性的医疗保险公司,主要通过费用分担的“共保险”办法降低保险金,只提供费用低廉的医疗服务。

第三节　医疗保险管理的基本程序

一、医疗保险的需求

医疗保险的需求是指消费者在一定的时期内,在各种可能的价格下,愿意并且能够购买的医疗保险的数量。

医疗保险的需求者是理性的经济人,在消费中追求效用最大化。为此,他有两种行为选择:自我保险或购买医疗保险。自我保险面临的风险,一是因患病而蒙受较大的经济损失,这种风险发生的概率较小;二是不患病也就没有任何损失。假设消费者拥有的财富 $W2$,对应的效用为 $U2$,如果疾病发生,自付医疗费用后,财富从 $W2$ 降为 $W1$,效用也从 $U2$ 降为 $U1$。在自我保险的条件下,财富和效用在疾病发生时会直接减少,因而财富效用曲线是一条从点 A 到 B 的直线(如图 6.1)。

医疗保险的消费者对财富存在偏好,财富越多效用越大,但随着财富的不断增加,每新增加一单位的财富带来的边际效用是递减的,因而财富效用曲线是一条斜向上的曲线 1(如图 6.2)。消费者在购买医疗保险时要支付一笔保险费,安全感增强了,但相对于财富偏好来说,财富效用减少了,财富效用曲线相应降低到曲线 2。

如果把自我保险条件下的财富效用曲线和购买医疗保险条件下的财富效用曲线绘制在同一个示意图中(如图 6.3),可以更清楚看出两种行为选择的优劣。

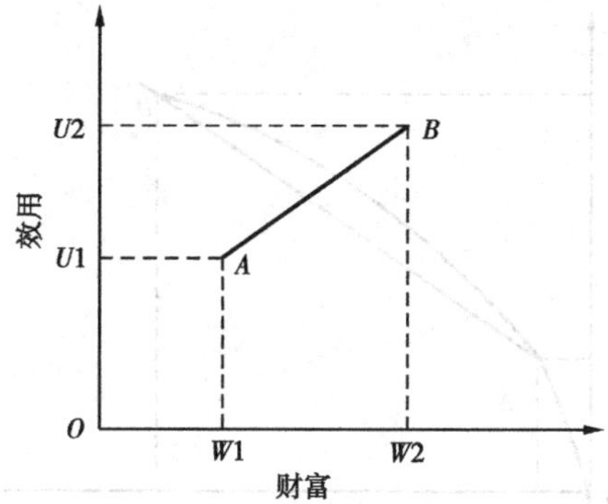

图 6.1　自我保险的财富效用曲线

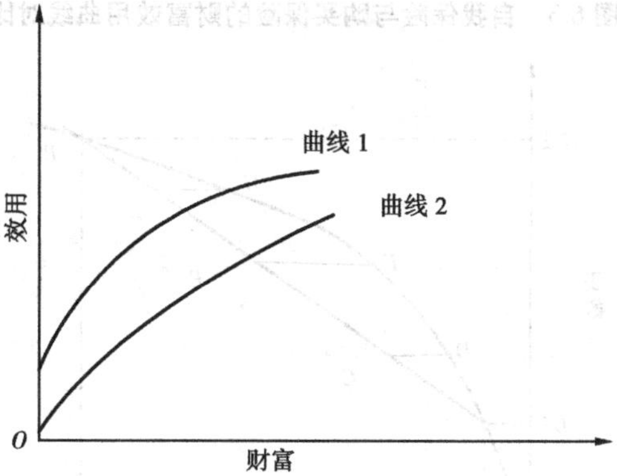

图 6.2　购买医疗保险的财富效用曲线

影响医疗保险需求的因素有：

(1)疾病发生的概率。如图 6.4 所示，当疾病发生的概率 P 接近 0 或 1 时，即疾病发生的不确定性变小时，购买保险和不购买保险之间的财富效用差也变小，消费者便不愿意购买医疗保险，倾向于自我保险。当疾病的发生概率接近 0.5 时，即疾病的发生的不确定性变大，购买保险和不购买保险间的财富效用差也变大，消费者就倾向于购买医疗保险。

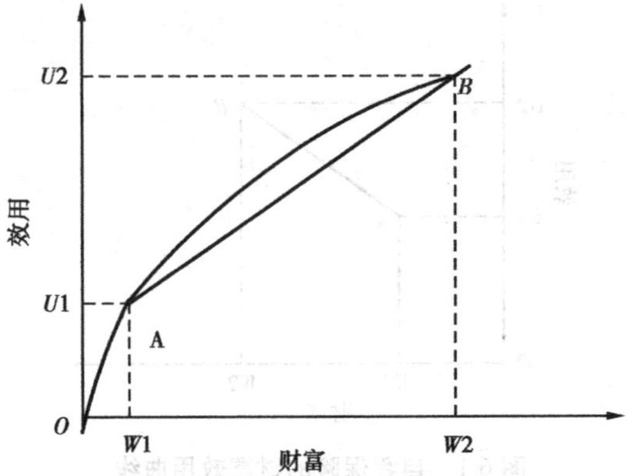

图 6.3　自我保险与购买保险的财富效用曲线对比

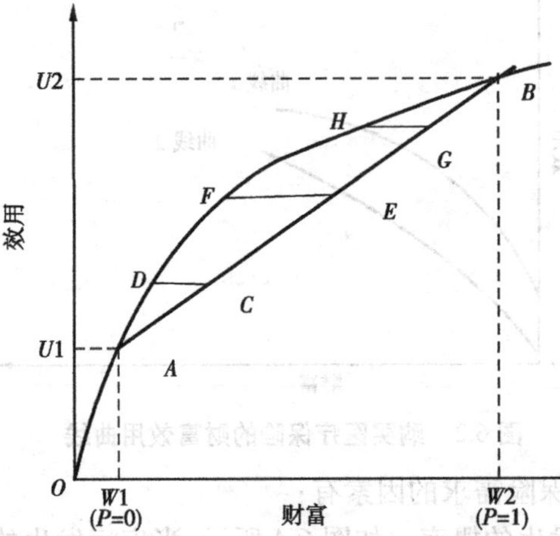

图 6.4　不同疾病发生率下的财富效用差距

(2)疾病损失的大小。如图 6.5 所示,当疾病的损失较大时,消费者自我保险的损失为(*W*3-*W*1),扇形 *ABC* 的面积是消费者购买医疗保险所获得的剩余;当疾病的损失较小时,消费者自我保险的损失为(*W*3-*W*2),扇形 ABD 的面积是消费者购买医疗保险所获得的剩余。可见，疾病的损失越大，购买保险比不购买保险所获得的剩余就越大，消费者就越愿意购买保险。

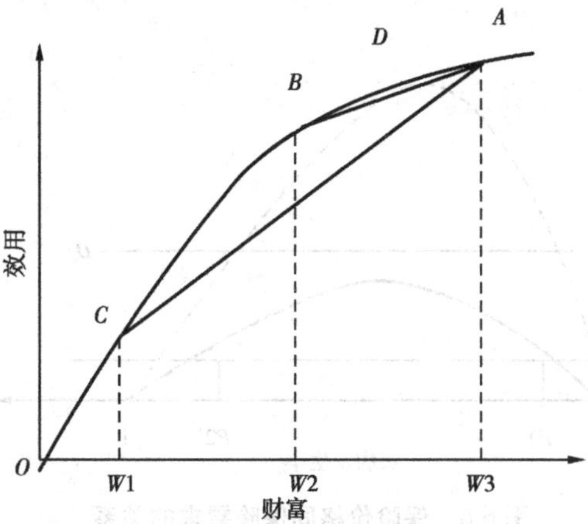

图 6.5　不同疾病损失率下的财富效用曲线对比

(3)医疗保险的价格。如图 6.6 所示，根据前面的分析结果可知，随着疾病发生概率 P 的增大，消费者愿意支付的保险费增加；到一定程度之后，随着疾病发生概率的增大，消费者愿意支付的保险费将减少。当 $P=0$ 和 $P=1$ 时，消费者愿意支付的保险费为 0。消费者将只会购买 $P1 \sim P2$ 间的医疗保险，因为在这两者之间，消费者支付的保险费低于他愿意支付的金额。消费者如购买保险，效用水平将会上升。当保险费上升到 BD 线时，这时的保险费超过了消费者愿意支付的数额，消费者将不再购买保险。图 6.6 表明，当一种疾病具有相同的发生率时，消费者更愿意购买损失较大的保险，同理，损失较大的疾病，其保险费也较高。

(4)消费者的避险心态。大多数的消费者对风险都采取回避态度，在其财富效用曲线上就会呈现出边际效用递减的趋势。避险心态越重，财富效用曲线递减的速度就越快，也更愿意购买医疗保险。

(5)消费者的收入水平。收入很高的消费者，疾病所导致的损

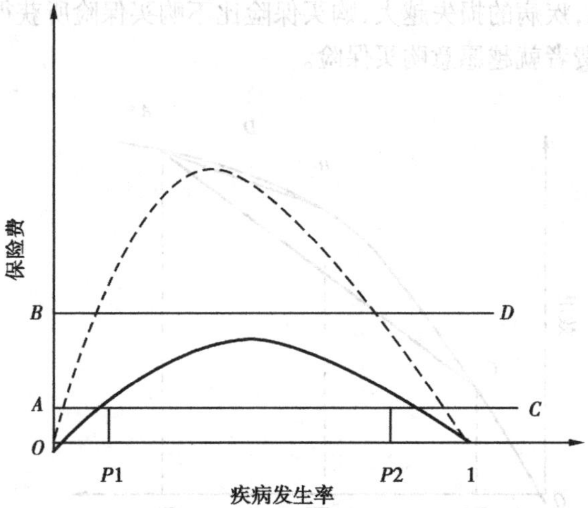

图 6.6　保险价格同保险需求的关系

失和购买保险的费用支出对其财富总量的影响都不大，图 6.7 中的 *CD* 段，因而，对其效用的影响很小，这类消费者对医疗保险的需求不大。收入很低的消费者，其财富效用曲线仍然在直线上升阶段，购买保险与不购买保险人财富效用曲线基本重合，图 6.7 中的 *AB* 段，因而，参不参加保险对其效用影响不大，这类消费者对医疗保险的需求也不大。中等收入的消费者对医疗保险的需求比高收入者和低收入者都要大，图 6.7 所示的 *BC* 段。

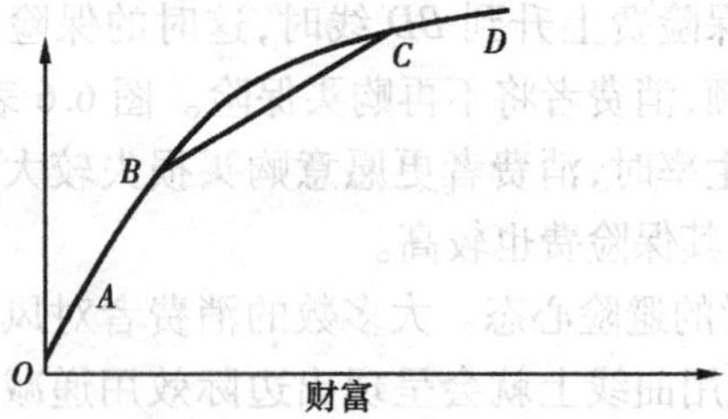

图 6.7　收入水平对保险需求的影响

(6)医疗技术的发展水平。医疗技术的进步,必然伴随疾病诊疗成本的提高,疾病发生后所造成的财富损失越来越大,消费者也就越来越愿意购买医疗保险。

(7)除上述因素外,消费者的健康状况、年龄、性别、国内外政治经济形势、甚至种族、民族等因素都对医疗保险的需求有影响。

二、医疗保险的范围

以英国为代表的国家医疗保险的保险对象为全体公民,保障水平包括免费门诊、住院医疗和药品费,但要自付挂号费。

以德国为代表的社会医疗保险的保险对象是从事经济活动的劳动者,分为法定保险和私人保险,法定保险的对象包括月税前收入低于法定义务标准的雇员、无固定收入的雇员配偶和子女、退休人员、失业者、自雇人员、义务兵、大学生和就业前的实习生。私人医疗保险对象主要是公共服务行业中享受政府医疗补贴的就业者,如公务员、法官、军人、自由职业者以及月税前收入高于法定义务标准的雇员。保障水平是当患者及其家属因患病、受伤或生育而需要医治时,由社会提供医疗服务和物质帮助,一般无需支付医疗费用。

以新加坡为代表的储蓄医疗保险分为保健储蓄计划、医保双全计划和保健储蓄基金,保健储蓄计划包括所有国民,保障水平是个人账户的余额;医保双全计划也包括全体国民,保障大病或慢性病的医疗费用。保健储蓄基金的保险对象是无力支付医疗费用的穷人,保障水平是基本医疗服务。

美国的医疗照顾制度的对象是65岁以上的老人,医疗保险的待遇分为两种:住院和住疗养院康复费用;就诊和在家接受专职护士服务的费用。美国的医疗救助制度的救助对象包括低收入者、失业者和残疾人,保障水平为程度不等的、部分免费的医疗服务。美国向特殊群体提供的免费医疗制度的免费对象为印第安人和阿拉斯加州的少数民族。美国商业保险的保险对象是所有被保险人，保障水平因购买的险种不同而不同。

我国的城镇职工基本医疗保险制度根据“广覆盖”的原则，保险对象是：城镇所有用人单位，包括企业（国有企业、集体企业、外商投资企业、私营企业等）、机关、事业单位、社会团体、民办非企业单位及其职工，即城镇所有用人单位及其职工都要参加基本医疗保险。在保障水平上，我国的医疗保险制度坚持“低水平”的原则，从我国社会主义初级阶段的实际国情出发，根据生产力发展水平、各方面的承受能力、卫生资源的拥有状况和卫生服务的提供状况，现阶段仅能向被保险者提供基本医疗服务。对基本医疗保险的用药目录、诊疗项目、医疗服务标准和支付标准都有明确的规定。

三、医疗保险的筹资方式

（1）社会保险税。社会保险税是一种由企业和个人按工资的一定比例纳税，形成社会保险基金，并由独立的第三方管理，偿付率由国家预先规定。

（2）个人储蓄。储蓄医疗保险的基金来自个人储蓄，而且它是用一代人或几代人的资金储蓄来抵御疾病风险，将疾病风险分散在一个相对较长的时期内。

（3）财政税收。国家通过财政税收的手段来筹集保险基金，被保险者接受医疗服务时实际发生的医疗费用由国家预算拨款支付。

（4）有中国特色的社会统筹和个人账户相结合的方式。社会统筹医疗基金是指用人单位为职工缴纳的医疗保险费中，扣除划入个人账户后的那部分资金。社会统筹医疗基金属于全体参保人所有，由社会保险机构集中管理，统一调剂使用，社会统筹医疗保险基金实行专项储蓄、专款专用、任何单位和个人不得挪用。

个人医疗账户是指用人单位为职工缴纳的医疗保险费按照一定

的比例与职工个人缴纳的医疗保险费一并记入个人名下,用于保障职工基本医疗需要的专项医疗经费。个人账户中的本金和利息归职工个人所有,只能用于医疗支出,可以结转使用和继承,但不得提取现金或挪做他用。职工工作变动时,个人账户随本人转移。

根据《国务院关于建立城镇职工基本医疗保险制度的决定》,职工基本医疗保险费由用人单位和职工共同缴纳。用人单位缴费率为在职职工工资总额的6%左右,职工缴费率一般为本人工资收入的2%。随着经济的发展,用人单位和职工缴费率可作相应调整。职工个人缴纳的基本医疗保险费,全部计入个人账户。用人单位缴纳的基本医疗保险费分为两部分,一部分用于建立社会统筹医疗基金,另一部分则划入本单位职工的个人账户,划入个人账户的比例一般为单位缴费的30%左右。在医疗保险基金因不可抗拒的非管理因素造成赤字时,由政府提供财政补贴。实行医疗保险制度是政府管理社会职能的具体体现,医疗保险基金入不敷出时,政府要承担最终的责任。

医疗保险基金的筹资模式可分为现收现付制、积累制和混合制。现收现付制以"横向平衡"原则为依据,特点是"以支定收",每年筹集的医疗保险费与当年的医疗保险基金支出基本平衡,略有节余;积累制以"纵向平衡"原则为依据,将被保险人在享受保险待遇期间的费用总和按一定的提取比例分摊到整个投保期内,分期分批提取,用长期积累的基金对付疾病风险;混合制则兼有以上两种筹资模式的特点,是它们的综合,筹资模式呈"T字形结构"。一方面,在一定区域内的人群中"横向"筹集医疗保险基金,费用共济,风险共担;另一方面,保险费中的一部分进入个人账户进行"纵向"积累,以劳动者年轻力壮时积累的资金弥补年老体弱时的费用缺口。

我国医疗保险基金的筹集程序是所有参保手续都由用人单位代办,所有保险费用都由用人单位代缴,个人缴费部分由用人单位代扣。基金的筹集程序一般由缴费登记和缴费申报两部分组成。用人单位的缴费登记是缴费单位自依法成立之日起30日内，持有关证件和材料到当地社会保险经办机构办理缴费登记，社会保险经办机构审核确认后发给社会保险缴费登记证件。缴费申报是缴费单位必须从每月1日起在15天内向当地社会保险经办机构如实申报并以货币形式缴纳社会保险费。

四、医疗保险管理的职能部门

在我国，医疗保险管理的职能部门有：

(1)劳动和社会保障部是综合管理全国职工医疗保险的职能部门，主要是制定和组织实施医疗保险的发展规划、改革方案、基本政策、制度标准，负责职工医疗保险事业的规划、立法、监督、协调工作。根据《国务院关于建立城镇职工基本医疗保险制度的决定》，劳动和社会保障部要加强对建立城镇职工基本医疗保险制度工作的指导和检查，及时研究解决工作中出现的问题。

(2)省级劳动保障厅(局)，在省(自治区、直辖市)政府的领导下，根据国家有关法规和决定，拟定当地的医疗保险实施办法，并组织实施。市、县劳动保障部门所属的社会保险经办机构负责具体经办职工医疗保险的有关事宜。

(3)社会保险经办机构负责基本医疗保险基金的筹集、管理和支付。

在管理体制上，我国的城镇职工基本医疗保险制度分为三个层次：一是劳动和社会保障行政管理部门。负责拟定医疗保险的基本政策和基本标准并组织实施和监督检查；负责制定医疗保险基金收缴、支付、管理、营运的政策，对医疗保险基金预决算提出审核意见，对医疗保险基金管理实施行政监督，制定社会保险经办机构的管理规则和基金运营机构的资格认定标准，审查认定有关机构承办补充医疗保险的资格；承担全国医疗保险的统计和信息工作，组织建立全国医疗社会保险信息网络,定期发布包括医疗保险在内的劳动和社会保险事业统计公报、信息资料及发展预报告。二是执行机构,即社会保险经办机构。负责医疗保险基金的收支、营运和管理,经办医疗保险的具体业务。三是监督机构。负责对医疗保险的政策、法规执行情况和基金使用管理工作的监督。

五、医疗保险费用的支付与控制

医疗保险费用的支付根据结算双方的关系可分为两部分:一是对提供医疗服务的供方(医院)的费用支付,即保险机构与医疗机构间所进行的费用结算;二是对医疗服务需方(病人或被保险人)的费用结算,即保险机构与被保险人之间所进行的费用分担。被保险人就医时,先垫付医疗费用,然后凭就医的诊断和费用凭证同医疗保险机构进行结算。我国的城镇职工基本医疗保险一般采用这种费用结算方式。

根据支付时间的不同可以分为后付制和预付制:后付制是指在提供了医疗服务之后,医疗保险机构根据医疗费用开支的多少,向医疗机构或病人支付医疗费用。预付制是指在医疗服务机构提供医疗服务之前,医疗保险机构就按合同向医疗服务机构支付固定数额的费用。

根据医疗保险费用的具体支付方式不同可以分为按服务项目支付、按人头支付、按平均费用支付、按病种分类支付以及总额预算制、工资制和以资源为基础的相对价值标准制。

(1)按服务项目支付,是指医疗保险机构根据定点医院所提供的医疗服务项目和服务量,进行费用补偿的办法。这是一种费用后付制办法,医疗保险机构根据医院报送的记录病人接受服务的项目和收费标准的账单,向医疗机构直接付费,或先由病人垫付,保险机构再对病人进行费用补偿。

(2)按人头支付,是指医疗保险机构按合同规定的时间(通常为一年),根据定点医院服务对象的人数和规定的收费标准,预先向医院支付一笔固定的服务费用。在此期间,医院负责向被保险人提供合同规定范围内的一切医疗服务,不再另收费用。

(3)按平均费用支付,是指医疗保险机构根据已有信息计算出当地的平均门诊费用和平均住院费用,分别乘以门诊总人次和住院总天数,进而确定门诊总费用和病人一次住院的总费用。

(4)按病种分类支付,是指根据国际疾病分类法,将住院病人的疾病按诊断、年龄、性别等分为不同的组,每组又根据疾病轻重程度及有无合并症、并发症分成不同的级别,对每一组不同级别都制定相应的价格标准,按这种费用标准对该组某级疾病的治疗全过程,保险机构一次性向医院支付固定数额的费用。

(5)总额预算制,是指由医疗保险机构同医院协商,事先确定年度预算总额,在该年度内,医院的医疗费用全部在总额中支付,"结余留用,超支不补"。

(6)工资制(薪金支付),是指医疗保险机构根据定点医院医生及其他医疗卫生服务人员所提供的服务向他们直接发工资,以补偿定点医院人力资源的消耗。

(7)以资源为基础的相对价值标准制,是指根据医疗服务中投入的各类资源成本,计算出医生服务或技术的相对价值或权数,应用一个转换因子将这些相对价值转换成医疗服务的收费价格。

在我国的医疗保险制度改革中,各地使用的支付方式也各不相同。

九江市实行的是"动态管理,均值结算,违规扣罚,重奖结余,少补超支"的平均费用标准结算办法。具体做法是:将所有的定点医院按其等级规模分为不同类别,对每一类别的医院,每月计算出其平均门诊、急诊人次费用、平均住院天数和平均床日费,以此作为动态定额结算的标准。每一医院具体的医疗保险费用的计算办法是:门诊费用=本医院门诊人次×同类医院平均门诊人次费用;住院费用=本医院住院人次×同类医院平均床日费用×平均住院天数。

镇江市的费用支付办法是"总量控制,定额结算,预算拨付,弹性决算,考核奖励"的单元定额结算同费用总额预算控制相结合。主要内容有:①以收定支,确定总量。将实际筹集到的医疗保险基金,除提取一定比例的综合调节金外,其余作为当年的医疗费用总量。②总量控制,按块分配。将总量基金按市区医院、企事业单位医疗机构及外地就医费用分成三块,并分别对其进行总量控制。③把定额结算与总额控制结合起来。在总额控制的前提下,定额结算,并实行浮动定额结算办法。医院实际费用低于定额的,按实际费用结算;实际费用高于定额的,按定额结算。④预算拨付。平时按医院当年总控指标的一定比例拨付,医院实际发生费用达到总量指标时,停止预算拨款,年终统一决算。⑤弹性决算。年终决算时,由医保部门按总控指标与各定点医院确定决算比率,实结医疗费用。在实行平均人次标准定额的同时,对疑难杂症和应用新技术、新项目的医疗费用定额适当放宽。⑥考核奖励。对医疗机构执行量控制、定额结算计划的医疗行为进行考核奖励。

海南省的医疗保险实行总额预付制,具体的做法是:①社保机构与定点医院每年年初签订预算合同,合同根据医疗需要和基金承受能力,综合考虑影响医疗费用变动的各种因素,合理确定共济账户的支付预算指标,下达到定点医院。②根据医疗费用预算指标的完成情况,实行"结余奖励,超支分担,总量封顶"的结算办法。③建立医疗质量考核办法。规定医院必须完成基本的医疗业务量,对执行医疗费用预算指标进程中的医疗质量,实行三级百分制评估,直接与医院费用预算资金兑现挂钩。

上海市实行以"总量控制,结构调整"为基础的按项目付费制。每年确定医院医疗费用的增长总量,对医院超出总量的收入予以没收,同时处以 5~10 倍的罚款;提高技术劳务的收费标准;规定药品收入在总收入中的比重。

深圳市针对不同的医疗服务项目、病种和医疗机构，使用不同的费用支付办法。对门诊和住院医疗分别使用门诊人次定额、住院床日费用和住院天数的付费制。

1999 年 6 月，劳动和社会保障部、国家经济贸易委员会、财政部、卫生部和国家中医药管理局联合发布的《关于加强城镇职工基本医疗保险费用结算办法的意见》指出"基本医疗保险费用的具体结算方式，应根据社会保险经办机构的管理能力以及定点医疗机构的不同类别确定，可采取总额预结算、服务项目结算、服务单元结算等方式，也可以采用多种方式结合使用。"

六、医疗保险的管理与监督

医疗保险的管理，是指一定的机构和组织，采取一定的方式、方法和手段，对医疗保险活动进行计划、组织、指挥、协调、控制和监督的过程。

按管理层次，医疗保险的行政管理可分为国家的宏观管理和医疗保险机构的微观管理。在我国，劳动和社会保障部是国家对医疗保险进行宏观管理的综合主管部门，负责规范医疗保险市场的建立、促进医疗保险市场的发展、监督医疗保险市场的运行和弥补医疗保险市场的不足。

医疗保险机构的基本任务就是按照国家的法律、法规，有效地开展医疗保险业务，保证医疗机构的正常运转，其管理职责有：①参与有关医疗保险的法律、法规和政策的制定。医疗保险的机构是医疗保险的直接实施部门，最了解医疗保险的运行情况，应当参加国家有关法律、法规和政策的制定。②筹集医疗保险资金。对医疗保险市场进行调查研究；负责有关指标的测算和预算；进行医疗保险知识的宣传教育；选择有效的资金筹集方式；组织缴纳医疗保险费等。③保证医疗服务的提供。选择合适的医疗机构;确定医疗服务的范围、种类;提供被保险人享受医疗服务的具体方式。④支付医疗保险费用。选择和确定合适的支付方式;检查审核提供服务的情况等。⑤对医疗机构和参保人的监督。对服务提供方的监督包括对服务范围、种类的监督,对服务价格、收费的监督以及对服务水平和质量的监督。对参保人的监督主要是对各种违反保险条例的欺诈行为进行监督。⑥医疗保险基金的管理和营运。对基金的分配、核算、分析以及基金的保值、增值。

医疗保险的服务管理的主要目的是减少医疗卫生资源的浪费,控制医疗费用的增速,减轻国家财政和企业的负担,提高医疗服务质量,满足参保人的基本医疗需求。内容有:

(1)定点医疗机构的管理。定点医疗机构是指通过劳动保障部和卫生部、财政部等有关部门的资格审定,并与医疗保险经办机构签订合同,为基本医疗保险参保人提供医疗服务并承担责任的医疗机构。医疗保险经办机构有权对参保人员在定点医疗机构就医时所发生的医疗费用进行审核;定点医疗机构有义务提供病案等全部诊疗资料及账目清单。劳动保障部门要会同卫生部门对定点医疗机构的服务和管理情况进行定期检查和考核,对违反规定的定点医疗机构,可视情节轻重给予限期改正、通报批评、取消定点资格等处罚。

(2)零售药店的管理。定点零售药店是指通过国家有关主管部门审定并与医疗保险经办机构签订合同,为基本医疗保险参保人员提供处方外配服务,并承担相应责任的零售药店。所谓处方外配,是指参保人在定点医院就医后,持处方到定点零售药店购药的行为。国家有关主管部门和医疗保险经办机构要加强对零售药店的监督管理,督促其认真遵守国家有关药品管理监督的法律和法规,严格执行职工基本医疗保险的有关政策与规定。医疗保险经办机构有权对定点零售药店的处方外配服务及其费用发生情况进行检查、审核;定点零售药店有义务提供有关资料和账目清单。对于违反职工基本医疗保险用药范围的规定,以物代药及其他超出用药范围的费用,医疗保险机构有权拒绝支付;已支付的,应追回损失费用。

(3)基本医疗保险用药管理。基本医疗保险用药的选择只有三类药品:一是《中华人民共和国药典》收载的药品;二是符合国家药品行政管理部门部颁标准的药品;三是国家药品行政管理部门正式批准进口的药品。选择基本医疗保险用药目录应坚持的基本原则有:①临床必需。入选药品必须是诊疗所需的药物品种。②安全有效。临床实践已证实其疗效确切,不良反应少,并且质量稳定。③价格合理。入选药品在同类药品中价格低,疗效好。④供应充足。市场能够保证对入选药品的供应。⑤使用方便。入选药品的包装必须经济实用,适于不同层次、不同规模的医疗机构医生及患者的使用。

(4)强化社区服务。社会服务是在政府的指导下,通过社区组织的自治功能,为社区成员提供的医疗卫生服务。社会服务应向社区居民提供便捷的基本医疗、预防、保健、康复、健康教育和计划生育技术指导等卫生服务。

(5)医疗保险的信息管理。医疗保险的信息管理系统是一个以提高医疗保险效率和科学决策水平为目的的,主要由人、计算机技术和数据信息等要素组成的,以医疗保险信息的采集、识别、转换、传输、储存、加工、检索、维护等为功能的有机整体。医疗保险信息管理的主要任务是及时、准确、完整地采集医疗保险信息并对其进行科学的加工,为科学决策和管理提供依据。医疗保险信息管理的基础是管理系统的设计,核心是对信息的加工。

医疗保险的监督是指享有监督权的监督主体,通过法定的方式,依据法定的程序对医疗保险各方的行为进行监督和控制的过程。医疗保险的监督方式分为一般监督、专门监督、职能监督和社会监督。

一般监督是各级人民政府对所属的医疗保险管理机构的监督;专门监督是指政府设立专门的组织机构对辖区内的医疗保险工作进行具体监督;医疗保险的职能监督是指财政监督、审计监督和物价监督。财政监督是指国家通过财政部门,利用财政手段对医疗保险机构的资金运营活动所实行的一种广泛而深入的监督。主要监督医疗保险机构在征收保险费上有无不按规定随意征收的现象及问题,在医疗保险基金支出上有无违反财务纪律和财务制度的现象及问题等。审计监督是指各级审计机关和审计人员以国家的财经纪律、制度、政策、法令规定为标准,对医疗保险机构的财务收支及经济业务活动所进行的监督检查、约束控制的管理活动。物价监督是指物价部门对医疗价格进行监督;社会监督是指非官方的,非专门的,存在于医疗保险系统之外的监督。主要有:人民政协监督、社会团体监督、群众团体监督和社会舆论监督。

医疗保险监督的主要对象有:

(1)对参保单位的监督。对参保单位监督的主要内容有:①防止选择性参保。防止参保单位只让年老、体弱、多病的职工参保,不让年轻、健康的职工参保。②防止少报工资总额。社会统筹医疗保险基金是以职工工资总额为基数进行收缴的,职工工资总额的多少直接决定医疗保险基金的稳定与安全,为此,必须对参保单位的工资总额进行审核和监督。③防止突击参保。防止有些单位在职工出现严重疾病时,突击参加医疗保险。

(2)对定点医疗机构的监督。对定点医疗机构监督的主要内容有:①不合理用药;②违规用药;③滥检查;④违规记账;⑤乱收费;⑥不坚持出入院标准;⑦医疗机构职工利用工作之便多开药;⑧虚报医疗保险费金额。

(3)参保人的监督。对参保人的监督主要内容有:①过度医疗消费和超前医疗消费。医疗保险机构要建立特殊检查审批制度,目的在于通过审批、监督,控制参保人不合理的医疗消费。②为他人开药和借证给他人就医。参保人为他人开药和借证给他人就医,让非医疗保险对象享受医疗保险待遇,这是一种不正当的行为,对其他参保人是一种侵权行为,应通过监督加以控制。

(4)对医疗保险机构的监督。对医疗保险机构监督的主要内容有:①执行医疗保险政策有无偏差;②医疗保险工作是否有计划、有步骤地进行;③单位参保率、职工参保率和资金到位率是否达到了预定目标;④对定点医疗机构医疗费用的偿付是否合理、准确、及时;⑤是否做到专款专用;⑥医疗保险基金的投资是否符合国家有关规定,是否具有安全性、流动性和收益性;⑦管理费用的提取和使用是否适当;⑧医疗保险基金的支出是否符合国家财经纪律和财务制度;⑨对用人单位、定点医疗机构、参保人的处罚是否公正、合理;⑩是否切实保障了参保人的基本医疗需求,是否将医疗资源浪费降到了最低限度,是否达到了基金"收支平衡,略有节余"的目的等。

[案例] 深度报道:美国经济健康与国民健康难以两全

如果医疗保险费用的增长率长期超过经济增长率,其影响相当于政府不停地加税、原材料(如石油)不断涨价、贷款的利率持续上升。这一局面不改变,经济增长的动力就会被窒息。

自2001年以来,"9.11"恐怖袭击、华尔街股市、安然丑闻,乃至IT泡沫、房地产市场等等,主宰了对美国经济的讨论。然而这些讨论,掩盖了一个重要的社会和经济问题:美国医疗保险的危机。这一危机,在克林顿第一次竞选总统时就成为国内政治的焦点。

两党围绕这一问题,杀得不亦乐乎,但谁也没有拿出可行的解决方案。这一顽症如不能得到及时的解决,将在未来10年、20年内,大大削弱美国经济的竞争力。

医疗保险影响美国经济

医疗保险对经济增长到底有多重要?简单地回答,医疗保险在长时间内对经济的影响,恐怕可以和格林斯潘手中美联储的利率相比。可惜医疗保险业不像美联储那样有位集权而又善于应付媒体的格老,结果经济分析家常常忘记了它的存在,只把医疗保险当社会问题来处理。

我们不妨看几个简单的数字:2002 年美国的大企业为职工买的家庭医疗保险平均数为 7 000 美元。到 2004 年,这个数字将涨至 10 000美元。在美国,一个像样的工作(大企业或政府、学校的职位)基本都为雇员和其家属提供医疗保险,费用当然大部分是雇主支付。而近来美国医疗费用不断上涨,医疗保险开支自然也是水涨船高,让雇主叫苦不迭。在过去的短短 5 年之内,医疗保险费用提高了 50%。今年美国虽然经济恢复,企业利润却因工资费用的提高和产品价格的低迷而上涨缓慢,导致华尔街的股市萎靡不振。但医疗保险费用的上涨率,却大大加速,2002 年上涨 11%以上,2003 年上涨 13%。不管人们对今年美国的经济增长率的估计有多么乐观,在 2002 年及 2003 年,医疗保险费用的上涨率是经济增长率的两、三倍。如果医疗保险费用的增长率长期超过经济增长率,那么就会抵消企业的利润。其影响相当于政府不停地加税、原材料(如石油)不断涨价、贷款的利率持续上升,这一局面不改变,经济增长的动力就会被窒息。

昂贵的医疗保险

医疗保险费用反映了医疗费用,而医疗费用在很大程度上体现了医疗的水平。以笔者在美国和日本这两个发达程度差不多的国家的个人经验,美国医生的医术,远远比日本的同行高。而在职业道德、对病人的态度和关心程度上,日本的许多大夫相比之下简直就像个江湖郎中。一个美国的护士,常常比一个日本的医生还顶用。医疗水平,体现着美国人的生活质量。不过,日本有全民保险,医疗是人人都负担得起的;而美国则创造了世界上水准最高、甚至高得已没人能负担得起的医疗体系。根据凯撒家庭基金的研究,20 世纪 90

年代末期，由于罕见的繁荣和空前低的失业率，美国没有医疗保险的人数降低到4 000万人以下。以2.8亿的人口算，仍有七分之一的人没有保险。随着11月份失业率涨至5.7%，没有医疗保险的人数一下子又多出120万。而加州大学圣迭哥分校的研究更吓人：1999年有23%的美国劳动大军没有医疗保险，到2009年这个比率将升至30%。

在发达国家中，美国的医疗是双料冠军：医疗水平最高，医疗费用和看不起病的人的比率最高。两年半前，笔者的小女在耶鲁-纽黑文医院降生，由此既领教了美国医生的优良素质和职业道德，又见识了美国医院的昂贵。

妻子生产后，出现头痛症，一下子住院10天。医院豪华得像个五星级饭店，这且按下不提。在这10天中，妻子见识了各种世界一流的医疗检查技术，人被检查得精疲力竭，各科的医生都被调动起来，但什么也查不出来。最终我们觉得折腾不起，而且头痛症也过去，要求停止检查。医生面对我们的要求如临大敌，一位负责人带着两个助手反复问妻子：是不是你自己要求停止检查？你是不是对停止检查可能出现的后果负责？等等。然后让她签字，才算完事。事后，主治大夫告诉我们，据她的经验判断，头痛是生产时用的麻药的副作用，她自己的嫂子生孩子时就有同样的经历，过几天就好。我们听了大吃一惊。既然她已有判断，为何不告诉我们，给我们些止痛药，停止住院检查？原因是她怕自己的判断万一不准，出了事病人来打官司。她甚至事先不告诉我们她的任何推断作为参考，免得留下为了省钱而误导病人的口实。结果，不算住院费，仅检查费一项，就花去二十几万美元。医疗保险实在是没白买！

医疗保险要谁出钱？

然而羊毛出在羊身上。美国法律对病人权利的严格保护，最后还得落实到钱上。在诉讼成风的美国，医院为了躲官司而过分小心，医生常常就是半个律师,更多考虑的是法律问题,不敢轻易相信自己的医疗经验,结果白白浪费金钱,这些费用,自然会促使保险费用升高。为摆脱医疗保险这一巨大的负担,民主党与共和党都各有提案。

民主党倾向于全民的基本医疗保险,但拿不出办法来支付所需的费用。共和党倾向于市场机制,给保险公司更大的权力来经营医疗系统。但这样一来,会让保险公司而不是医生决定病人需要什么样的医疗服务,受到医学界和公众的反对。

布什与民主党控制的参议院,在经济振兴计划上达成了不少妥协。最后的分歧,集中在被解雇的职工的医疗保险上。共和党要求通过特别减税,让被解雇职工自己用从税单上省下的钱去买医疗保险,而民主党则坚持通过联邦的补助维持雇主给被解雇职工所买的保险。可见此问题已成为国内政治的中心。大家心里都明白,若是医疗保险以 13%的速度涨几年,马上就会翻番。美国的公司到时将不得不花 2 万美元给一个职工和其家庭买保险,这几乎赶上了香港的人均收入。拖着这样一个包袱,将来还怎么在国际上竞争?

资料来源于 http://finance.sina.com.cn 人民网-国际金融报。

第七章　公共卫生事业管理与卫生法

第一节　卫生法概述

一、卫生法的概念与调整对象

(一)卫生法的概念

卫生法英文为 Health law,是我国新兴的一个法律部门,研究卫生法及其形成发展规律的一门学科则是卫生法学,英文为 science of health law 或 juriprudence of medicine。在 20 世纪 80 年代初,国内也有人称卫生法为医学法、医事法,并由此展开了卫生法学与医学法学的指称与语义之辩。在语义上,卫生和医学的内涵不同,而卫生的外延远比医学更广,《辞海》对卫生的解释是,“为增进人体健康,预防疾病,改善和创造合乎生理要求的生产环境、生活条件所采取的个人和社会的措施”,而《牛津辞典》则把医学定义为“art of restoring and preserving health”,即“恢复和保护健康的技艺”。所以不能将卫生法等同于医学法,医学法是卫生法的组成部分。

通常来看,卫生法包含有以下三层意思:第一,卫生法是诸多法律规范的一种类型;第二,卫生法是旨在保护人体生命健康的法律规范,其立法目的在于维护社会公共卫生秩序,规范人们的卫生行为,保证医药卫生保健活动的正常运转,因而与其他法律规范有着重大区别;第三,卫生法既表现为专门以生命健康、人口素质、医药卫生为主要内容的卫生法律文件,也表现在其他法律文件中有关医药卫生的条文。

我国卫生法有广义和狭义两种理解,狭义的卫生法仅是指迄今为止由全国人大及常委会制定的 9 部卫生法律;广义的卫生法除包括狭义的卫生法外,还包括被授权的国家机关所制定的卫生法规和规章。我们通常所指的卫生法应当是广义的卫生法,在这个意义上,卫生法是指由国家制定或认可的,并以国家强制力保证实施,旨在保护人体生命健康活动中所形成的各种社会关系的法律规范的总和。

(二)卫生法的调整对象

卫生法的调整对象,是指各种卫生法律规范所调整的社会关系,一般来说,卫生法主要调整以下三方面的社会关系:

首先,卫生组织关系。在卫生组织活动中,重要的是用法律法规来界定各级卫生行政部门和各级各类医疗卫生相关机构的法律地位、组织形式、隶属关系、职权范围、市场准入、人力资源配置原则等,明确各自的权利义务,以形成合理的管理体系和制度。

其次,卫生管理关系。卫生管理表现为国家从社会生活总体角度进行的全局性统一管理,具体来说,就是国家卫生行政机关根据法律法规的规定,对卫生工作进行的计划、组织、指挥、调节和监督等活动,这是一种纵向的行政法律关系,既表现为卫生行政隶属关系,如医政、药政管理关系；也可以表现为卫生职能管辖，如卫生管理中的行政许可、行政处罚关系等。

第三，卫生服务关系。指卫生行政机关、医疗卫生组织、相关企事业单位和公民向社会公众提供的医疗预防保健服务、卫生咨询、卫生设施服务等活动。卫生服务关系是一种横向的社会关系，它表现为一种平等主体之间的权利义务关系。

二、卫生法的特征和基本原则

(一)卫生法的特征

卫生法作为一个法律部门，具有法律的一般属性，同时由于卫生法调整对象的特殊性，卫生法与其他法律部门相比，又有自己的一些基本特征：

首先，以保护公民生命健康权为根本宗旨。公民的生命健康权是公民人身权中最重要的一项权利，卫生法以保障公民生命健康权为根本宗旨，正是它区别于其他法律部门的主要标志。

其次，综合性和多样性。卫生法带有诸法合体，多种调节手段并用的特征。卫生法的渊源体系具有多样性和综合性；卫生法的调节手段也具有多样性和综合性，既采用纵向的行政手段调整卫生行政管理活动中产生的社会关系，又采用横向的契约关系来调整卫生服务活动中的权利义务关系；同时，卫生法还使用刑法、民法、劳动法等部门法的调整手段，以有效地保护公民的生命健康权。

第三，科学性和技术规范性，卫生法是依据医学、卫生学、药学等自然科学的基本原理和研究成果制定的，卫生法与现代科技的紧密结合，体现了卫生法的科学性，这就必然要求将大量的技术规范法律化，把那些直接关系到公民生命健康安全的科学工作方法、程序、操作规范、卫生标准等确定下来，上升为法律规范，所以卫生法中融进了大量的技术规范。

最后,卫生法具有社会共同性,卫生问题已经成为当今人类所面临的共同问题,预防和消灭疾病,改善人们劳动和生活环境的卫生条件,保护人体健康,促进经济发展已经成为全球共同的愿望,为各国所关注,各个国家关于卫生的立法中也反映出一些共同的规律。从一定意义上可以说卫生法反映了全社会的共同需求。

(二)卫生法的基本原则

卫生法的基本原则是指贯穿于各种卫生法律法规之中的,对调整保护人体健康而发生的各种社会关系具有普遍指导意义的准则,是国家卫生工作的根本方针和政策在法律上的具体表现,主要有以下几点:

第一,保护公民健康的原则。健康权是公民以其身体的生理机能的完整性和保持持续、稳定、良好的心理状态为内容的权利,我国宪法确认了公民的人格权受法律保护,健康权是自然人以其健康为客体的人格权,理所当然地受到我国宪法的保护。保护公民健康权的原则是指卫生法的制定和实施要从广大人民群众的根本利益出发,把维护人体健康作为卫生法的最高宗旨,使每个公民都依法享有改善卫生条件,获得基本医疗保健的权利。

第二,全社会参与原则。卫生工作具有广泛的社会性,必须做到政府领导、部门配合、社会支持、群众参与,做到卫生专业工作与社会自愿投入相结合,使卫生成为全社会的事业。

第三,国家卫生监督的原则。卫生监督包括医政监督、药政监督、防疫监督和其他相关卫生监督,国家卫生监督原则是指政府卫生行政部门和法律授权承担公共卫生事务管理的组织,对管辖范围内的社会组织和个人贯彻执行国家卫生法律、法规、规章的情况,要予以监督,严格执法,依法行政。

第二节 公共卫生事业管理与卫生法的关系

一、公共卫生事业的发展对卫生法制的影响

卫生是人类社会实践活动的产物，是社会文明的重要组成内容，卫生的产生与人类基本同步，而法律却与国家同步，是在氏族社会的后期逐步形成的。但自从有了国家，统治阶级便开始运用法律对卫生进行规范，卫生的发展就开始与法律紧密联系在一起。一方面，公共卫生事业的发展和进步都通过法律的形式固定下来，成为社会普遍遵循的行为规范；另一方面，法律又为公共卫生事业的发展提供了重要的保障，促进了公共卫生事业的进一步发展。

（一）对卫生法制观念的影响

随着卫生科技的每一次重大发展，人们对医疗卫生的哲学、伦理、宗教、法律等思想观念也会随之发生改变，而这些改变最终通过法律体现出来。例如，从远古社会一直到20世纪中叶，人们都把心跳和呼吸停止作为判断死亡的确切无疑的标准，我国的《黄帝内经》称："脉短、气绝，死。"在西方，1951年世界著名的《布莱克法律辞典》将死亡定义为："血液循环完全停止，呼吸、脉搏停止。"这一传统的死亡标准由于几千年的延续而天经地义地成为世界各国医学、哲学、宗教、伦理、法律及社会公众一致的认识。但自20世纪50年代以来，这一状况发生了重大的变化，引发这一变化的根源在于医学技术在抢救心跳、呼吸骤停方面有了突飞猛进的发展，人工心脏救护设备和人工呼吸机可以使心跳、呼吸停止数小时乃至十余小时的病人复苏；再加上20世纪60年代以来现代医学在心脏移植技术方面取得的突破性进展则从根本上动摇了心肺死亡标准，人们对死亡的观

念发生了重大的变化，纷纷寻找新的死亡标准，在这种情况下，脑死亡概念和脑死亡标准便应运而生，迄今为止，世界上已经有 30 多个国家和地区立法通过了脑死亡标准，而脑死亡观念的确立又使得器官移植等医学新科技得到了进一步的发展。

（二）对卫生立法的影响

卫生的发展促进了许多法律、法规的产生。第二次世界大战结束以来，随着卫生事业的快速发展，世界各国也加快了卫生立法的步伐，在公共卫生、疾病控制、医疗保健、医政、药政等方面制定了大量的法律法规，这些法律法规的涌现，使卫生法逐步形成了自己的结构和体系，并从原有的法律体系中脱颖而出，构成了一个新的法律部门。与此同时，随着世界各国之间经济文化联系的加深，健康问题已成为全人类面临的共同问题，为了保护人类健康，保障全球经济和社会的持续发展，国际之间在卫生立法上的交流与合作也日益频繁，涌现了大量的国际卫生立法。1948 年世界卫生组织（WHO）成立以后，为了实现其“使全世界人民获得可能的最高水平的健康”的宗旨，把提出国际卫生公约、规则和协定，制定食品、生物制品、药品的国际标准及诊断方法的国际规范和标准，作为自己的主要任务之一。WHO 为相当多的发展中国家提供了卫生立法的专家咨询，编辑出版了《国际卫生立法汇编》季刊；WHO 还会同联合国系统的有关组织，制定了很多单行的医疗卫生国际公约。

与此同时，随着卫生科技的发展，越来越多的卫生知识及其科研成果被运用到立法中，使法律法规的内容更加科学化。譬如，我国在《婚姻法》中关于禁止直系血亲和三代以内的旁系血亲结婚的规定；关于患麻风病未经治愈者以及患有医学上认为不应当结婚的疾病的人禁止结婚的规定；《母婴保健法》关于提出终止妊娠医学意见情形的规定等等就是以医学、遗传学和其他生物科学原理为根据的。20 世纪后半叶，特别是近些年来现代卫生科技的发展可谓突飞猛进，不仅使传统的医学科学理论受到挑战，也使传统的法律思想和法律制度受到了前所未有的冲击，人工授精、试管婴儿、变性手术、器官移植、克隆技术、安乐死等等迫切需要立法来加以规范。卫生立法只有顺应医学科技的发展，及时制定新的卫生法律，才能协调人和卫生科技的关系，进而通过调整社会关系协调人与自然的关系，协调卫生科技和社会经济现实的关系，控制医学科技发展所带来的各种社会问题。

（三）对卫生法的实施的影响

卫生法的实施是指卫生法律规范在实际生活中的具体运用，是卫生法律规范作用于卫生社会关系的特殊形式。卫生法的实施包括卫生执法、卫生司法、卫生守法和卫生法制监督四个方面。卫生执法活动是指卫生法适用后，政府及其工作人员依法行政，依法管理社会卫生事务；卫生司法是指司法机关严格执法，确保卫生法律规范的统一实施；卫生守法即卫生法的遵守，通过卫生法制教育，增强全体公民的卫生法律意识和卫生法制观念；卫生法制监督是指具有法定监督权的国家机关、社会团体和公民个人，依照法律规定对卫生行政机关及其工作人员行使职权的监督。从世界范围内来看，卫生事业的发展与卫生法的实施有着非常紧密的关系。在西方，伴随着资本主义文明的产生和发展，职业卫生、妇幼保健、流行病、食品、药品安全等问题日见凸现，从而引起社会的普遍关注，导致西方的医疗卫生事业有了长足的发展，卫生立法得到了普遍的重视。资本主义文明是建立在法治的基础上，在强调卫生立法的同时，西方各国还十分重视卫生法的实施，取得了非常良好的社会效果。在我国，改革开放二十多年来，医疗卫生事业取得了前所未有的发展，人民的健康水平有了显著的提高，与之相适应的是我国的卫生立法也进入了繁荣发展的新时期，卫生法的实施也取得了明显的进步，卫生行政管理正逐步走向规范化、法制化，社会公众的卫生法制观念和法律意识也得到了进一步增强,而且卫生法制监督体系也越来越完善。但正如我国的医疗卫生事业与西方发达国家还存在不小的差距一样,我国的卫生法制建设还存在不少的问题,需要我们加快步伐,实现卫生法制建设与医疗卫生事业的同步发展。

二、卫生法对公共卫生事业管理的作用

卫生管理学是研究卫生管理工作中普遍应用的基本管理理论、知识和方法的一门学科,卫生管理的方法和手段有多种,法律方法仅是其中之一。卫生管理的法律方法也就是卫生法制管理,是指运用卫生立法、司法和卫生法制教育等手段,规范和监督卫生组织及其成员的行为,以使卫生管理的目标得以顺利实现。因此,可以说,卫生法是卫生管理工作的准则和依据。作为依据和准则,卫生法对卫生事业管理的作用也体现在两方面,一是其规范作用,二是其社会作用。

(一)卫生法对公共卫生事业管理的规范作用

法理学告诉我们,法的作用就是法对社会生活的影响,法本身不具有终极目的性,调整社会生活并使之适合于人类需要的状态才是法的目的,为了达到这一目的,法是作为一种行为规范而存在的。作为一种特殊的行为规范,法本身具有规范人们的行为的作用和职能,这种对人们行为的规范作用又表现为,对人们行为的评价、指引、预测,对合法行为的保护、奖励,对违法行为的谴责、警戒、预防、制裁等方面。卫生法作为公共卫生事业管理的准则和依据,首先就是通过对公共卫生事业管理的规范而得以体现的。

从总体上来讲,卫生法是通过规定禁止性义务(即以禁止性规定明确哪些行为不能做)、积极作为义务(以积极义务的方式规定哪些行为必须做)以及授予权利(通过授予主体一定的权利,权利主体

既可以作为也可以不作为)这三种基本的规范形式来规范公共卫生管理行为,以确保公共卫生管理的目标的实现。这三种规范形式在法理学上也称为禁止性规范、命令性规范和授权性规范,分别对应三种行为模式,即不能做什么、必须做什么、可以做什么,卫生法就是通过这三种行为模式来规范公共卫生管理行为的,换句话说,公共卫生管理行为一般都可以归结为这三种模式。

卫生法的规范作用可以概括为指引、预测和评价三种作用。

指引作用是指卫生法对公共卫生管理行为所起的引导作用。从主体的范围来看,这种引导作用包括两方面,一是对公共卫生管理的主体的行为的引导;二是对公共卫生管理相对人的行为的引导。从内容上来看,这种引导作用也可以分为两方面,一是通过卫生实体法所规定的权利义务明确告知管理者以及相对人各自的权利义务,譬如《执业医师法》就明确规定了执业医师的权利义务,也明确规定了卫生行政部门的权利义务;二是通过卫生程序法明确告知卫生管理者及相对人要实现自己的权利应当履行的程序,比如《食品卫生法》规定,当事人对行政处罚决定不服的,可以在接到处罚通知之日起15日内向做出处罚决定的机关的上一级机关申请复议;当事人也可以在接到处罚通知之日起15日内直接向人民法院起诉。又如《医疗事故处理条例》规定,卫生行政部门应当自收到医疗事故争议处理之日起10日内进行审查,做出是否受理的决定,对符合本条例规定,予以受理,需要进行医疗事故鉴定的,应当自做出决定之日起5日以内将有关材料交由负责事故技术鉴定工作的医学会组织鉴定并书面通知申请人;对不符合本条例规定,不予受理的,应当书面通知申请人并说明理由。总之,卫生法不仅通过上述三种行为模式引导人们在法律范围内的行动,还通过对违反卫生法律法规所设义务将承担的不利后果来指导公共卫生管理者及相对人权衡得失,自觉守法,最终保证公共卫生管理目标的实现。

预测作用是指卫生法能够事先预告人们,他所进行的行为的法律后果以及他人将怎样进行法律行为，从而可以合理安排、适时调整自己的行为。人们的行为选择与预测的关系很大，卫生法律能够告知人们在卫生活动中彼此的权利义务，从而引导公共卫生管理者在管理活动中选择适当的管理行为以实现管理的目标，对管理相对人来讲，通过预测，当自己的行为所带来的法律后果有助于或者无害于自己所要达成的目标时，人们往往倾向于从事这一类行为；相反，无论对管理者还是相对人，如果他将选择的行为所引起的后果会不利和阻碍自己所希望达到的目标时，他往往会另寻他图。比如《医疗事故处理条例》规定了不属于医疗事故的六种情形，当医疗纠纷发生后，无论是医院管理者还是患者都会将已经发生的实际情况与这六种情形相比较，做出自己的判断，以预测自己的行为即将带来的法律后果，从而决定自己的下一步行动。又比如《药品管理法》规定，药品广告须经企业所在地省、自治区、直辖市人民政府药品监督管理部门批准，并发给药品广告批准文号；处方药可以在国务院卫生行政部门和国务院药品监督管理部门共同指定的医学、药学专业刊物上介绍，但不得在大众传播媒介发布广告或者以其他方式进行以公众为对象的广告宣传。同时《药品管理法》第92条规定了违反上述条款的法律后果，这一规定明确地告诉了管理者应当如何进行药品广告管理，对药品生产者和广告经营者来说，通过判断此法条，能够预测自己如果违反相关规定即将承担的法律后果，从而帮助其选择正确的行为以寻求自己的最大利益。

评价作用是指卫生法能够使公共卫生事业管理者和管理相对人对自己和他人的行为做出评价的作用。法的评价作用不同于一般的社会规范，它重在行为人的外部表现、实际效果和行为人的责任。通过事先对自己预定行为合法与否的评价可以起到警戒和鼓励作用，这种作用和法的预测、引导作用是紧密联系在一起的，预测就是通过评价的方式来实现的，通过评价，法就会引导人们去权衡得失，以选择合适的行为。对他人的行为的评价在卫生法的评价作用中是最主要的,一般包括两类,一是专门评价,二是一般评价。专门评价是指国家专门机关通过一定的程序对人们的行为所作的合法与否的判定,国家专门机关是指卫生行政执法机关和国家司法机关,卫生行政执法机关运用卫生法律法规对管理相对人的行为做出判定,以决定是否采取一定的行政行为来实施管理,对合法者予以保护,对违法者予以制裁,这也就是卫生法制管理的主要内容。需要指出的是卫生行政机关作为管理者,其实施管理的行为也是需要评价的,这是卫生法制监督的主要任务。司法机关的评价主要是通过司法审判对人们的行为所作出的裁判,就公共卫生事业而言,司法机关的评价主要有三方面,一是针对卫生行政机关的行政行为,判定其合法性,这是最多的一种情况,因为公共卫生事业管理在我国目前主要是通过行政手段来实现的;二是针对卫生领域作为平等主体的争议双方所作的民事裁判,比如对医疗纠纷争议双方是否侵权、是否赔偿、如何赔偿所作的判定;三是针对卫生领域的严重违法行为是否构成犯罪而作出的刑事裁判。除了专门评价以外,还有一般评价,所谓一般评价,即普通主体以舆论形式对他人行为的评价,社会公众根据其所掌握的卫生法律知识对卫生事业参与者的行为做出自己的判断,这种评价具有非权威性和不确定性,但却非常重要。公众对公共卫生事业管理者和管理相对人的行为的评价会直接影响到管理者的公信力,并最终影响到公共卫生事业管理的目标能否实现。

(二)卫生法对公共卫生事业管理的社会作用

卫生法的社会作用主要体现在两个方面:一方面是卫生法实现法的政治作用,即法强调不同阶级、利益集团之间的统治与被统治、管理与被管理等多种政治关系,维护政治统治秩序方面的作用,在这一方面卫生法主要是与其他法一起综合为我国的工人阶级和广大人民群众服务的。在我国,卫生事业是在党的领导下进行的一项重要的社会事业,必须为工人阶级和广大人民群众的根本利益服务,卫生法作为我国社会主义法律体系的一个法律部门，也必然反映和体现工人阶级和广大人民群众的根本利益，可以这样讲，卫生法的阶级本质是通过公共卫生事业管理来得以体现的。

卫生法的社会作用的另一方面是实现社会卫生事务管理的作用，其最终目的是保护人的身体健康和完美的社会适应能力，其总体的功能则是实现卫生秩序、自由、效益和正义，这也就是公共卫生事业管理的最终目标。公共卫生事业管理是在维护卫生生产和生活的基本秩序的基础上，保护卫生生产和生活的自由，并寻求卫生生产和生活的最大效益，最终实现卫生生产和生活的正义，卫生法对公共卫生事业管理的社会作用也就主要体现在这几个层次上。

首先，维护卫生生产和生活的秩序。卫生法保障市场经济状态下卫生经济和生活的秩序，它保护人的卫生安全，比如食品、药品安全以及符合人体健康要求的环境安全等；提供公平的卫生交易规则；调控卫生市场的供求矛盾；保障社会公共卫生，控制疾病，为劳动者提供良好的生存条件；以文明和公正的法律制度来解决卫生纠纷等等。例如，根据联合国艾滋病中国专题组《2001 年艾滋病形势和需求评估更新报告》中的记载，1998 年从中国河南省南阳的一个非法采血窝点没收的 6 280 袋血样中，随机抽取了 101 袋进行艾滋病病毒检测，结果竟然有 99 袋血样呈阳性。血液制品的安全问题近十多年为世界所关注，在我国，公共卫生事业管理者严格执行血液与血液制品管理的相关法律法规，对保障人们的用血安全至关重要。这一案例充分说明了卫生法对维护卫生生产和生活的基本秩序的重要性。

其次，保护卫生生产和生活的自由。卫生自由是人们自主地对卫生行为加以选择和控制的状态，当然这种自由必须限制在法律法规所许可的范围之内。卫生法对卫生生产和生活自由的保障作用主要体现在：卫生法要求卫生行政管理部门必须在法律法规授权的范围内干预卫生生产和生活，即公共卫生事业管理必须依法进行；卫生法要求公共卫生事业管理部门在卫生生产和生活领域必须积极地作为,而不能消极地不作为,即应在法定的范围内尽最大努力服务于人的健康保护事业,即要求公共卫生事业管理必须高效进行;卫生法为人们的卫生生产和生活界定了明确的自由范围;卫生法同时还为人们的卫生生产和生活自由排除外在的各种障碍并提供了制度化的保障机制,比如卫生行政复议制度、卫生行政诉讼制度以及国家赔偿制度等行政和司法救济途径,以最大限度地保障卫生参与者的自由和权利。

第三,保障卫生生产和生活的效益。效益是指一个给定的投入获得最大的产出,即以最小的资源获得最大的效果。卫生法对公共卫生事业管理保障效益的作用主要是通过配置卫生资源而得以实现的,其具体方法,如通过确认和维护健康权,调动人们的生产积极性;通过确立现代经济模式,减少资源浪费;运用合理的分配制度,最合理地利用人力资源,以提高卫生从业者的责任心,提高医疗卫生服务的质量;通过承认和保护知识产权,加快医疗卫生科学的进步和发展;通过加强国际卫生的交流与合作,早日实现卫生领域的现代化和国际化;通过学习先进的管理技术,以提高公共卫生事业的管理水平等等。

第四,实现卫生生产和生活的正义。卫生法对卫生生产和生活的保障作用主要体现在两个方面:一是卫生法对卫生资源、社会合作的利益和负担进行公正的分配。比如国家通过立法允许符合法定条件的外资和私人资本进入卫生服务领域,通过划分盈利性医疗机构和非盈利性医疗机构来确保卫生资源的合理配置,探索卫生投入的利益和负担的公正分配。再如,根据能力和贡献的大小来决定医务人员收入的多少也是一种利益的公正分配;二是卫生法对不法行为进行矫正而产生的分配,它指不管什么人,只要违法损害了别人的利益就应当受到法律应有的制裁并对受害人给予同等的补偿,这是基于法律的正义而产生的分配,卫生民事诉讼、行政诉讼和刑事诉讼制度旨在实现的就是此类矫正的正义。

三、卫生法制管理的意义

（一）依法治国、建设社会主义法治国家的需要

1997年党的十五大明确地提出要依法治国，建设社会主义法治国家。1999年3月15日，九届全国人大二次会议根据中共中央的建议通过了宪法修正案，将“中华人民共和国实行依法治国，建设社会主义法治国家”正式列入宪法，这标志着我国治国方略的根本转变。卫生事业是我国社会主义事业的重要组成部分，依法管理公共卫生事业是实现依法治国、建设社会主义法治国家的重要内容。实施卫生法制管理本身就是依法治国的重要实践，是邓小平民主法制思想的重要体现。邓小平同志非常重视法制建设对经济、文化、卫生等各项工作的保障作用，1986年1月17日，邓小平在中共中央政治局常委会上明确提出：“搞四个现代化一定要有两手，只有一手是不行的。所谓两手，即一手抓建设、一手抓法制。”改革开放后，我国的经济建设等各项工作之所以发展顺利，重要的一条经验就是在于处理好了经济建设与法制建设的关系。运用法律手段来管理公共卫生事业正是这一思想的贯彻，这项工作做好了不仅将有力地促进我国公共卫生事业的全面发展，而且也意味着我们朝依法治国、建设社会主义法治国家的目标更进了一步。

（二）我国公共卫生行业适应WTO规则的需要

作为一整套法律规则，WTO对我国的法制建设将会产生十分重大的影响，正如有学者指出的那样，WTO即法制经济，中国加入WTO对其经济的影响是一个循序渐进的过程。入世后带来的经济冲击不会一夜之间到来，入世对中国直接产生的影响将是法律的重

新构建。卫生法制建设是我国法制建设的重要内容之一,也正面对着如何适应 WTO 的规则问题。从立法上来讲,就是要考虑如何将 WTO 关于卫生方面的规则转化为国内立法,使我国的卫生法律、法规、部门规章与 WTO 的规则相协调;从执法上来讲,就是要使我国的卫生执法监督体制与 WTO 的司法审查制度相协调。所有的这一切归结到一点,就是要求卫生管理机关依法行政,强化法制意识、规则意识,建立公开、透明、稳定、可预期的卫生法律环境。我国传统的公共卫生管理主要依靠行政手段,而在 WTO 的机制下,公共卫生管理必须转变模式,加强卫生法制管理,增强公共卫生管理行为的法制性、统一性和透明度。

(三)我国公共卫生事业管理规范化和法制化的需要

我国的公共卫生事业,以为人民健康服务为中心,正在逐步适应社会主义市场经济体制的建立,适应医学模式由生物医学模式向生物-心理-社会医学的转变,适应广大人民群众不断增长的多层次卫生需求的转变。我国的社会主义公共卫生事业将成为重要的社会保障体系,成为人人都需要的、群众受益并承担一定社会福利职能的社会公益事业。为了实现这一目标,公共卫生事业必须走向规范化的法制管理轨道。

另一方面,我国改革开放二十多年来,尽管医疗卫生事业取得了很大的发展,公共卫生管理的水平得到了不断的提高,但仍然存在不少的问题,要解决这些问题,只有更进一步加强卫生法制建设,积极推进卫生法制管理。2003 年传染性非典型肺炎在我国的爆发和流行,就充分说明了这一点。“非典”的流行,使我们认识到在现代社会中突发公共卫生事件对社会生活各方面的巨大影响,更为重要的是,“非典”的流行暴露了我国在处理突发公共卫生事件方面无法可依所带来的严重后果。从这个意义上讲,在“非典”流行期间国务院颁布的《突发公共卫生事件应急条例》就具有了非常重要的价值,说明了我国的公共卫生事业管理发展的方向正是规范化和法制化。另外，在建立社会主义市场经济的过程中，少数人、部分地区为了自己的利益，不惜以社会公众的健康为代价，严重扰乱了卫生生产和生活的正常秩序。譬如食品、药品、血液制品等卫生相关产品的安全问题就备受全社会所关注。近些年披露出来的河南非法采血感染艾滋病案、山西假酒案、广东的毒大米案等等令人触目惊心，这些恶性案件的频繁发生实际上也暴露出了我国在卫生管理中监督不到位、监管不力、法制观念淡薄等问题，要解决好这个问题，关键是要加强监督、严格执法、积极推进我国公共卫生管理的法制化、规范化，只有这样，才能保障我国医疗卫生事业的健康稳定的发展。

我国公共卫生事业的重要功能之一是社会公共卫生管理，卫生行政执法是政府管理全社会卫生的基本方式，是实现预防为主战略，保护人体健康的基本手段。特别是我国加入 WTO 以后，卫生行政部门面临着转化职能、依法行政，运用法律手段来调节和管理社会卫生事务的新要求，卫生执法将成为卫生管理的经常性的主要手段。卫生执法水平的高低，不仅关系到改善社会公共卫生状况，提高社会卫生水平和人民生活质量的问题，而且关系到规范市场经济秩序，优化投资环境，促进经济发展的问题，更关系到“入世”以后我国医疗卫生行业能否适应 WTO 的基本原则和有关规则。就我国的卫生执法而言，长期以来存在着的诸如有法不依、执法不严、执法人员的法律素质不高、法制观念淡薄等问题，都有赖于通过强化卫生法制管理来加以解决。为此要严格地依据有关法律法规的规定，切实加强卫生行政执法监督，规范卫生行政执法行为，做到执法的权限合法、内容合法、程序合法，以保证卫生行政管理机关依法行政、依法管理社会公共卫生事务。可以讲，我国的卫生行政执法本身就是卫生法制管理的重要内涵之一，实施卫生法制管理和提高卫生行政执法水平是一个问题的两个方面，要提高我国的卫生行政执法水平，也就必须转变我国传统卫生事业管理的手段和机制，这也正是强调卫生法制管理的意义所在。

第三节 我国主要的公共卫生管理法律制度概述

一、公共卫生监督以及疾病控制法律制度

（一）公共卫生监督及其立法

公共卫生是泛指社会公众的共同卫生。公共卫生管理是我国公共卫生事业管理中最为重要的方面之一，它是以生物—心理—社会医学模式为指导，面向社会群体，综合运用法律、行政、预防医学技术、健康具有等手段，动员社会共同参与消除和控制威胁人类生存环境质量及生命质量的危害因素，改善卫生状况，提高全民健康水平的社会卫生活动。公共卫生管理涉及人们的工作、生活、学习以及休闲娱乐等相关环境条件的一切卫生问题，包括环境卫生、食品卫生、劳动卫生、学校卫生、放射卫生等多个领域。在我国，公共卫生管理的主要形式是公共卫生监督。

所谓公共卫生监督是国家卫生行政机关或法律授权的组织，依其法定职权，对社会各部门、单位和个人执行卫生法律法规的状况进行监察督导，对违反卫生法律法规、危害人体健康的行为进行处理的一种行政执法活动。公共卫生监督是国家管理社会公共卫生事务的重要形式和手段，是公共卫生行政执法活动中的基本法律制度。我国在 1954 年的《第一届全国工业卫生会议决议》中提出实行卫生监督制度，并于同年颁布的《卫生防疫站暂行办法》中规定，卫生防疫站的任务是预防性和经常性卫生监督和传染病管理，使卫生监督的内容由工业卫生拓宽到环境卫生、食品卫生、学校卫生等公共卫生领域。改革开放以来，随着我国社会经济的不断发展，我国的公共卫生

法制建设也取得了显著的进步，我国先后制定实施了《食品卫生法》、《传染病防治法》、《国境卫生检疫法》、《职业病防治法》等卫生法律，并颁布了《学校卫生工作条例》、《公共场所卫生管理条例》、《化妆品卫生监督条例》等公共卫生监督的法规，卫生监督作为社会公共卫生管理的基本法律制度，其法律地位得到了确认。从2000年开始，我国的卫生监督体制改革按照“依法行政，政事分开，综合管理，总体规划，分步进行，逐步到位”的原则得以顺利进行，将政府卫生监督的职能从卫生防疫部门中分离出来，成立了专门的卫生监督执法机构，建立了结构合理，运转协调，行为规范，程序明晰，执法有力，办事高效的卫生监督新体制，标志着我国的公共卫生管理由传统的行政业务管理管理模式转向卫生行政法制管理模式。

（二）疾病预防与控制法律制度

随着我国经济的发展、科技的进步和人民生活水平的提高，我国以单纯防治生物性因素所致传染病为主要内容的卫生防疫工作，正被“疾病预防与控制”工作所取代。我国的卫生防疫体制也正与国际接轨，将转变为“疾病预防与控制”体制，各级疾病预防和控制中心正在建立。疾病的控制与预防工作也是我国的公共卫生管理的重要内容，在这方面，我国有着比较健全的法律制度，建立了由法律、行政法规和部门规章组成的比较完备的法律体系。

首先，有关传染病防治的法律制度。我国有关传染病防治的法律有两部，一是《国境卫生检疫法》，二是《传染病防治法》。《国境卫生检疫法》是第六届全国人大常委会第十八次会议通过的，于1987年5月1日起施行，卫生部在1989年3月发布了《国境卫生检疫法实施细则》。《传染病防治法》是第七届全国人大常委会第六次会议通过的，1989年9月1日起施行，1991年卫生部发布了《传染病防治法实施细则》。《传染病防治法》总结了建国以来传染病防治工作的经验，在已实施多年的管理制度的基础上，确定了传染病的预防、疫情报告与公布、监督和控制等法律制度，使传染病防治工作走上了法制化轨道。关于传染病防治的部门规章比较多，如为了预防、控制性病、艾滋病、非典型肺炎等疾病的传播，1988 年由卫生部等六部委联合发布了《艾滋病监测管理的若干规定》，1991 年卫生部发布了《性病防治管理办法》，2003 年卫生部发布了《传染性非典型肺炎防治管理办法》；为了加强结核病的预防管理，1991 年卫生部发布了《结核病防治管理办法》；另外还有诸如《消毒管理办法》（1992 年卫生部发布）、《预防用生物制品生产供应管理办法》（1994 年卫生部发布）等部门规章。

其次，有关突发公共卫生事件应急处理的法律制度。《传染病防治法》实施多年以来取得了良好的效果，但我国一直缺乏对突发公共卫生事件的应急反应机制，2003 年"非典"的爆发和流行促成了《突发公共卫生事件应急条例》（2003 年国务院颁布）的颁布施行，对突然发生的，造成或可能造成社会公众健康严重损害的重大传染病疫情、群体性不明原因疾病、重大食物和职业中毒以及其他严重影响公众健康的事件建立了应急反应机制，标志着我国对突发传染病的防治进入到一个崭新的法制管理阶段，为我国今后及时、有效地处理突发公共卫生事件建立起了"反应快捷、指挥有力、责任明确"的法律制度。2003 年 SARS 的爆发和流行暴露了我国过去在处理公共卫生危机上长期存在的分散管理、各种政府部门各行其道、政府公共卫生信息不公开、被动应对公共卫生危机等问题，特别是对公共卫生危机缺乏预警监测机制和信息报告和发布制度，造成了非常严重的后果。总结 SARS 流行所带来的经验教训，针对以上一些问题，《突发公共卫生事件应急条例》通过对突发事件的预防与应急准备、报告与信息发布、应急处理、法律责任等方面的规定，建立起了我国应对突发公共卫生危机的三个机制：预警机制、信息披露机制和快速反应机制，从而把公共卫生危机的管理纳入到统一的程序和制度中。为突发卫生危机的预防和处理提供了组织、资金和制度保证。

第三，有关地方病防治法律制度。这方面我国有一部行政法规，国务院于1994年发布实施了《食盐加碘消除碘缺乏危害管理条例》，另外卫生部还先后发布了《关于进一步加强地方病防治工作的几点意见》、《全国血吸虫病防治规划》、《全国麻风病防治管理条例》等规范性法律文件。

第四，有关职业病防治法律制度。2001年7月第九届全国人大常委会第二十四次会议通过了《职业病防治法》，自2002年5月1日起施行，这标志着我国的劳动卫生保护走上了法制化的道路。在此之前，国务院于1987年曾经发布了《尘肺病防治条例》，卫生部也曾经先后发布了《职业病诊断管理办法》、《职业病报告办法》等部门规章。

二、医政监督以及中医药管理法律制度

（一）医疗机构管理法律制度

医疗机构是从事疾病诊治、预防保健的社会组织，是社会主义市场经济条件下从事医疗卫生服务的主体。建国以来党和政府为了改变旧中国医疗机构少、设施落后、分布不平衡的状况，本着"先普及、后提高，以加强基层卫生组织建设为重点"的原则，依靠国家、集体、群众三方面的力量兴办医疗事业，使我国的医疗机构有了较大的发展。同时，也颁布了一些医疗机构管理的法规，如《医院诊所管理暂行条例》、《关于组织联合医疗机构实施办法》等。

改革开放以来，我国的医疗机构管理法制建设得到了加强，卫生部先后制定了《综合医院组织编制原则（试行草案）》、《全国医院工作条例》、《医院工作制度》、《医院分级管理办法》等部门规章。1994年国务院颁布《医疗机构管理条例》，对医疗机构的规划布局、设置审批、登记执业、监督管理等都做出了明确的规定，此后，卫生部陆续

颁布了《医疗机构管理条例实施细则》、《医疗机构监督管理行政处罚程序》、《医疗机构基本标准(试行)》等规章。随着社会主义市场经济体制下卫生改革的深入和社会需要,以及面临的公有制实现形式的多样化和多种经济成分共同发展的局面,尤其是我国加入 WTO 后,医疗服务市场对外资的开放,2000 年以来,国务院有关部委相继发布了《关于城镇医疗机构分类管理的实施意见》、《中外合资、合作医疗机构暂行管理办法》等一系列深化医疗机构管理改革的规范性文件,使我国对医疗机构的管理进一步走上法制化的轨道。

(二)卫生技术人员管理法律制度

卫生技术人员是医疗服务机构工作人员的主体,加强医师、护士、药师的执业法制管理,既是我国卫生事业管理的重要内容,也是提高我国医疗卫生服务水平,促进医疗卫生事业健康发展的需要。我国对卫生技术人员的管理的法律规定主要体现在三个方面:一是 1999 年开始施行的《执业医师法》,执业医师法规定在我国实行执业医师资格考试和注册制度,并对执业医师的执业规则进行了规范,明确了执业医师的权利义务,它是我国对医师工作规范管理的一部非常重要的法律;二是《护士管理办法》,为了加强护士管理,提高护理质量,保障医疗和护理安全,保护护士的合法权益,1993 年卫生部发布了《护士管理办法》,办法规定了国家对护士的管理实行护士资格考试和注册制度,护士的执业权利受法律保护;三是《执业药师资格制度暂行规定》,执业药师是指经全国统一考试合格,取得《执业药师资格证书》并经注册登记,在药品生产、经营、使用单位中执业的药学技术人员。我国是 1994 年开始实施执业药师资格制度的,1999 年人事部、国家药品监督管理局在总结执业药师、执业中药师资格制度实施情况的基础上,重新修订了《执业药师资格制度暂行规定》和《执业药师资格考试实施办法》,对执业药师实行统一名称、统一政策、统一组织考试和统一管理。

(三)卫生资源规划管理法律制度

卫生资源是指卫生服务过程中人、财、物等有形资源的全部要素,卫生资源规划是我国各级政府所面临的重要卫生管理问题。区域卫生规划管理是在一定区域内,根据自然环境、社会经济、人群健康状况等因素,确定区域内卫生发展目标、模式、规模和速度,统筹安排和合理配置卫生资源,以改善和提高区域内卫生服务能力,向全体公民提供公平、有效的卫生服务的一种卫生管理模式。

我国的卫生服务体系是在计划经济体制下形成的,由于条块分割,造成了有限的卫生资源的不合理分布,在社会主义市场经济条件下原来以行政为主的管理模式已不再适应管理的需要了。因此从20世纪90年代以来,国家制定了相关的法律法规,依法对医疗卫生资源进行宏观控制。1994年2月国务院发布的《医疗机构管理条例》,规定了我国实行医疗机构的规划制度,同年9月,卫生部发布的《医疗机构设置规划指导原则》,作为医疗机构规划制度的配套法规。1999年3月,国家计委、卫生部等部委联合发布了《关于开展区域卫生规划工作的指导意见》,则进一步完善了我国的区域卫生规划制度。上述这些行政法规和规章规定了我国区域卫生规划的内容、原则、步骤,并要求区域卫生规划应纳入当地的社会经济总体规划之中,使我国的卫生规划管理有了法制保障。区域卫生规划的一项重要内容是大型医用设备的配置管理,1995年7月卫生部发布了《大型医用设备配置与应用管理暂行办法》,对大型医用设备的配置和管理做了全面的规定。国家卫生行政部门根据国家和不同地区的社会经济发展状况制定大型医用设备的总体配置规划、区域性额度分配计划;省、自治区、直辖市人民政府卫生行政部门根据国家卫生行政部门的计划结合本地区的情况,制定地区性大型医用设备配置规划和年度分配计划,上报国家卫生行政部门后组织实施。该办法规定我国实行大型医用设备配置许可证制度,对大型医用设备的应用管理实行合格证制度。

(四)中医药管理法律制度

依法治理中医药,把中医药纳入法制化管理的轨道,是新时期中医药管理的重要方针。1988年国家中医药管理局成立,标志着中医药工作由过去的从属地位转入相对独立发展的阶段。自此,国家相继颁布了一系列中医药管理的法律法规,涉及中医药的地位、作用和发展方向;中医药医疗机构管理;中药生产经营管理;中医药队伍建设和科研管理制度等方面。据初步统计,到目前为止,国家制定和颁布的中医药行政规章和规范性文件80余件,中医药技术标准60余个,地方性中医药法规9件,再加之《药品管理法》、《执业医师法》、《医疗机构管理条例》等与中医药相关的法律法规,应该说我国已经形成了中医药自身的法律体系,为我国中医药法制化管理奠定了良好的基础,标志着我国中医药事业走上了规范化、科学化和法制化的轨道。

三、药品管理法律制度

药品管理法是调整药品管理、确保药品质量,增进药品疗效,保证用药安全,维护人体健康活动中产生的各种社会关系的法律规范的总和。药品管理法有广义和狭义之分,广义的药品管理法是指国家制定和颁布的一切有关药品管理的法律规范,狭义的药品管理法仅指国家制定和颁布的药品管理法典。

由于药品具有不同于一般商品的特性,因而,任何国家对药品都采取了特殊的办法加以严格管理。药品管理立法涉及的药品管理范畴,是药品质量监督管理,即国家行使权力对药品生产、经营、使用实施的监督管理。建国以来,我国政府一直很重视药品管理的法制建设,1984年第六届全国人大常委会第七次会议通过,2001年第九届全国人大第二十次会议修订的《药品管理法》，是我国现行的药品管理的基本法，也是我国对药品实施法制管理的主要依据。2001 年修订后的《药品管理法》规定国务院药品监督管理部门主管全国的药品监督管理工作，理顺了我国的药品管理体制。建立并严格执行国家对药品生产、经营企业和医疗机构制剂的管理制度，是保证药品质量、保障用药安全的关键环节，也是药品管理法的重点内容，药品管理法对此制度作了详尽的规定，比如对药品的生产经营实施许可证制度，对药品的生产经营实施《药品生产质量管理规范》和《药品经营质量管理规范》等。药品管理法规定国家实行规范化的药品监督管理，主要包括新药研制和临床试验、药品批准文号、药品标准、处方药和非处方药分类管理等内容，药品管理法还就药品的包装、价格、广告管理做出了具体明确的规定。药品管理法还就药品的监督检查确立了若干具体规则，充实、完善了对药品的监督检查机制，也使得我国对药品的监督检查的规范化、法制化水平大为提高。在药品管理方面，我国除了药品管理法以外，国务院还颁布了《麻醉药品管理办法》、《精神药品管理办法》等卫生行政法规，卫生部和国家医药管理局也先后制定过《进口药品管理办法》、《生物制品管理规定》等一系列的卫生规章和许多规范性文件。特别是 1998 年国家药品监督管理局成立以来，随着国家对药品监督管理的职能更加专一化，颁布和实施了如《药品监督行政处罚程序》等多部药品监督管理的行政规章，使我国的药品管理法制建设上了一个新的台阶。

[案例]

据 2000 年 5 月 3 日《法制日报》报道，1998 年 10 月浙江省舟山市中医院在主要领导的运作下，花费 63 万元人民币购买了一台日本产自动生化分析仪。自动生化分析仪是医院对临床患者血液、体液样品进行分析检测的专门性仪器，检测结果直接关系到对患者疾病的诊断、治疗和生命的安危,由于这种临床诊断治疗的特殊要求,因此规定自动生化分析仪的使用寿命一般为5年。然而正是这样一台在日本已经使用了5年以上、剩余价值几乎为零的报废淘汰自动生化分析仪,却能以最初的8万元人民币漂洋过海,通过非法途径经台湾、香港,一路飚升至63万人民币落户于舟山中医院。

法庭上出示的一个记录本真实地记载了这台自动生化分析仪的"病态":1998年12月18日,死机4次,急诊病人标本一做就死机了;1998年12月23日,上午开机至10点前死机4次,10点后死机2次,下午开机后至工作结束又死机5次。1999年9月30日,这台仪器终于在无数次的修理之后停止了使用。

1997年12月,国家经贸委等四部委在联合下发的《关于加强旧机电产品进口管理的通知》中规定,除因特殊原因并经过国家机电产品进出口办公室批准以外,无论是何种进货来源、进口渠道,还是采用何种贸易方式,都一律不准进口旧的机电产品。

该事件发生后,经司法机关查明该院主要领导已经涉嫌受贿,最后以受贿罪判处该院主要领导有期徒刑6年。

第八章　卫生经济管理

第一节　卫生经济管理概述

一、卫生经济管理概念

管理是人类社会存在的一种普遍现象，它起源于社会劳动的分工与协作。经济管理的历史和人类社会经济实践一样久远，而社会经济实践活动是人类社会存在和发展的基础。卫生经济管理是社会经济管理的一部分。

卫生经济管理就是管理者按照国家法律、法规和经济规律的要求，运用各种经济手段，结合卫生事业的特点，对卫生经济活动进行计划、组织、指挥、监督和协调，力求以尽可能少的卫生资源投入，取得尽可能大的卫生经济效益。卫生经济管理是卫生事业系统管理中的重要组成部分，是卫生事业管理的基础。

卫生经济管理有宏观、微观之分。宏观卫生经济管理是指国家或政府为实现经济和社会发展的目标，运用其管理经济和社会发展的职能，对卫生事业的总体发展进行全局性、综合性的系统管理。宏观卫生经济管理着眼于发挥卫生事业的总体功能，提高卫生的社会、经济效益，实现卫生事业的整体良性运转。宏观卫生经济管理的近期目标是实现卫生服务总供给与总需求之间的总量平衡和结构合理；中期目标是实现卫生经济结构和布局合理化；远期目标是实现卫生经济内部各种比例关系的合理协调，进而保证卫生事业与经济、社会全面协调发展。微观卫生经济管理一般是指卫生机构内部的经济管理，即按照经济规律的要求，运用各种经济手段，建立健全科学的管理制度，合理地使用人力、物力、财力，妥善地处理好国家、集体和职工个人之间的利益关系，提高卫生机构的社会效益和经济效益。《中共中央、国务院关于卫生改革与发展的决定》中指出：（卫生事业的发展要）坚持为人民服务的宗旨，正确处理社会效益和经济效益的关系，把社会效益放在首位。防止片面追求经济效益而忽视社会效益的倾向，在此基础上，也要保护卫生机构的合法经济利益，努力增加卫生机构的经济效益。

二、卫生经济管理的形式与内容

（一）卫生计划管理

我国幅员辽阔，人口众多，各地经济社会发展差异很大。要保证和促进国民的健康水平，要保证和促进国家的卫生服务能力，做到以尽可能少的投入，取得尽可能多的产出，就必须搞好宏观调控。这主要是通过政策计划和策略计划来实现的。

卫生发展政策计划从社会发展的角度思考什么是卫生发展计划中最重要的东西，即确定当前卫生发展的适宜的目的，以及实现这一目标应采取的相关手段。

卫生发展的策略计划也可称为规划计划。策略计划的重点是对政策计划的目标和实现目标的相关条件进行系统分析,包括社会需要、价值观与相关因素分析、卫生政策分析、卫生服务部门分析、卫生资源的实际可供量分析、卫生资源的实际潜能分析、卫生服务市场分析等等。

由于我国地域辽阔,各地经济和文化发展很不平衡,地理环境、交通条件和卫生服务资源分布也不一致,为合理、有效地配置卫生资源,卫生经济管理的重要方法之一是大力推行区域卫生规划。

(二)卫生预算管理

卫生事业预算是政府对卫生发展进行宏观调控的重要手段,也是卫生经济管理的重要形式之一。卫生预算又可分为经常性经费和一次性投资,它们之间的比例及流向,是卫生发展与调控的重大问题。应按照大卫生的观点,把卫生系统作为一个整体考虑,应有合理规模、合理结构、合理布局、合理运营,应有中长期规划,不能搞短期行为。

卫生预算的编制,要考虑到卫生事业的规模、结构和布局,卫生机构的服务能力,要与经济社会的发展要求和承受能力相适应,也要与服务人口的数量和构成相适应。卫生投资的流向,反映着国家卫生工作重点与非重点的关系,事关国家卫生决策的成败。

(三)卫生机构财务管理

卫生机构是卫生系统的细胞。它的物质资源的消耗,一般都可在资金运动过程中得到反映;卫生人力的开发利用也可从资金运动中得到反映。卫生机构财务管理工作,主要包括建立、健全财务管理制度;组织财务收支;制定财务计划;搞好财务管理;进行财务分析;处理财务关系等。

财务分析是财务管理工作的重要组成部分。财务分析是以会计核算提供的资料为主要依据,结合统计核算和其他有关资料,采用专门的方法,对相互联系的各项经济指标进行分析比较,借以查明经济活动和财务收支的执行情况,肯定成绩,找出差距,提出改进措施。

(四)卫生机构的成本管理

随着社会主义市场经济体制的建立和完善,卫生机构的经济活动也必将被纳入其整体运行中。卫生机构必须按照市场经济规律的要求办事,实行成本核算,加强成本管理,讲究经济效益,以尽可能少的劳动消耗和物质消耗,为社会提供更多的符合社会需要的卫生服务,走质量—效益型卫生事业发展路子。卫生机构成本管理就是在卫生服务活动中,运用成本指导、规划和控制卫生服务活动,达到以尽可能少的人力、物力、财力投入谋求尽可能多的卫生服务产出,即用尽可能少的活劳动和物化劳动消耗,获得尽可能大的卫生服务经济效益和社会效益的一种管理活动。

(五)卫生服务价格管理

在我国现阶段,卫生服务收费已取代预算补偿,并成为卫生服务机构最重要的补偿来源。随着我国社会主义市场经济体制的建立和完善,政府卫生投入逐步从供方投入为主转变为需方投入与供方投入并重,卫生服务收费在卫生服务机构的补偿来源中所占比重有可能继续扩大。但是,由于卫生领域市场功能失灵,政府对卫生服务价格的宏观管理仍然是卫生资源合理配置的重要手段。鉴于卫生服务具有公益性,市场机制不能实现卫生资源的合理配置,政府在制定卫生服务价格政策,进行卫生服务价格的宏观管理的时候,应依据福利经济学社会成本和社会效益的理论和区域卫生规划的指导原则,认真分析市场机制对卫生服务价格的影响,以卫生服务总需求与总供给的平衡为宏观调控目标,来确定政府制定卫生服务价格的原则和方法，对我国现行的卫生服务价格政策进行宏观管理和改革，建立健全卫生服务收费管理体制，理顺价格体系，规范收费行为，使卫生服务收费逐步实现规范化、法制化管理。

（六）卫生事业基本建设管理

基本建设是一项复杂的综合性的社会系统工程，是发展社会生产力的重要方式之一。它的表现形式主要为工程建筑安装和设备购置安装。卫生事业的基本建设，主要包括整体性卫生机构及其辅助设施房屋建筑安装工程，如医院、卫生院、妇幼保健站（院、所）、疾病控制所、医学科研单位等机构的新建、改建、扩建、翻建以及基础设备的购置、安装等。卫生事业的基本建设是卫生发展的重要条件，也是卫生发展的重要组成部分，在卫生经济活动中发挥着十分重要的作用。由基本建设形成的固定资产的规模，在很大程度上决定着卫生发展的速度和规模；由基本建设形成的设备服务能力构成和设备技术水平，在很大程度上决定着卫生资源发展的构成和技术水平。因此，基本建设项目的区域性规划是否合理，在很大程度上决定着卫生资源的配置是否合理。

（七）卫生设备管理

卫生机构的各种设备是构成单位生产能力的重要因素，是赖以完成各项卫生工作任务的物质基础，也是卫生机构现代化程度和技术水平高低的重要标志。设备性能的先进程度、管理状况、更新的快慢以及其技术性能的合理利用等情况，对卫生机构技术水平的发挥有着重要影响。因此，根据国内外卫生服务设备的现状和发展趋势，研制开发、购置、使用和管理卫生服务设备，加强卫生机构的设备建设，提高卫生服务的供给能力，对于保证卫生经济活动的正常进行，不断提高卫生经济效益和社会效益具有重大意义。

多年来，我国卫生机构的设备建设滞后于业务开展的需要。医疗机构收费标准低于成本，在会计制度上规定设备不提折旧，没有更新改造基金，因此，卫生机构的设备尤其是大中型设备的购置，主要依靠财政拨款或由各级主管部门无偿调拨形成的“供给制”解决。长期以来形成的设备陈旧、短缺和型号混乱状况，严重制约了卫生技术水平的提高，极不适应广大群众日益增长的医疗保健需求。

改革开放以来，卫生机构的设备建设有了新的转机，从多种渠道筹资更新设备，多种具有世界先进水平的设备开始进入卫生机构，对提高防病治病能力，提高技术水平起到了积极作用。但是，在设备采购、使用管理，主管部门的宏观调控方面，还存在很多问题，主要表现为：①重城市、轻农村。城市卫生机构装备水平提高较快，农村卫生事业投入严重不足。许多乡镇卫生院资金短缺，房屋破烂，设备陈旧，素质低下，处境维艰，发展缓慢，与城市卫生机构形成巨大反差。②重进口、轻国产，重尖端、轻常规。近年来，各地卫生机构出现了什么设备都想要进口、什么设备都要先进的现象，结果既浪费了投资，又过快地提高了卫生服务费用，加重了群众和社会的负担。③宏观调控机制不健全。一方面某些主管部门缺乏区域卫生设备建设的整体规划，对一些大型设备的购置没有严格的审批制度；另一方面某些卫生机构又不顾财力状况和使用前景而盲目引进，造成设备重复购置，设备相对闲置，检查阳性率下降，乱检查、重复检查等现象屡见不鲜，屡禁不止，造成了卫生资源的极大浪费，甚至败坏了社会风气。因此，为了解决上述问题，就必须加强对设备建设和使用的管理。

（八）卫生投资决策的管理

卫生投资是指卫生机构为了以后若干年获取更大的经济效益和社会效益而投入资本的经济活动。卫生投资主要包括房屋建筑、设备购置、改造或更新等。另外，培训费用、研发费用等也属于投资的范畴。卫生投资是提高卫生机构服务能力、增加服务项目、提高服务质量的基础。

卫生投资决策在卫生投资活动的管理中是一个既重要又困难的任务。经济管理中所说的决策，是指一种行为过程，即预先对某种经济行为与实施策略进行选择，以控制未来的经济活动，达到某种特定经济目的的过程。所谓卫生投资决策就是在实施投资之前，对投资的各种可行性方案进行分析和比较，从而确定最优方案的过程。卫生投资决策的目的，是为了指导未来的投资活动沿着正确的方向进行，以取得预期的投资收益。投资决策的核心和实质是进行投资方案的择优，即在若干个可供选择的方案中，选定一个最优方案。卫生投资决策的不同内容与不同质量，直接决定着卫生投资活动的展开方式与效果，从而决定着卫生投资的经济效益和社会效益，决定着卫生投资的成功与失败。所以，卫生投资决策在卫生经济管理中具有十分重要的作用。

此外，卫生贷款项目管理、卫生事业国有资产管理、卫生事业劳动工资管理，特别是卫生事业产权制度的改革与管理，也都是卫生经济管理的重要任务和基本形式。

第二节 宏观卫生经济管理

一、卫生经济管理中的社会成本

（一）社会成本的内涵及意义

社会成本是指生产者开展某项活动、生产某种产品、提供某项服务，也可指消费者利用某些服务与消费某些产品所要占用和消耗某些经济资源而必须付出的社会经济代价。经济学在一般意义上研究社会成本或社会效益问题，很强烈的动机在于提请社会和公众注意，在各行各业追求各自微观经济利益的竞争中，社会利益是否受到了不应有的损失？从而通过制度和措施的选择，寻求微观效益与宏观利益、经济效益与社会效益的协调一致。

卫生经济学在研究社会成本或社会效益时，应主要着重于解决个别利益主体追求自身利益的努力怎样才能与社会的公共利益协调一致，而不是以对社会公共利益的损害为代价。

社会成本是与个别成本相对应的概念，个别成本是社会成本的基础。但是，个别成本与社会成本并不总是协调一致的，彼此之间的冲突和矛盾也是较为常见的现象。特别是在市场经济条件下，卫生机构微观利益主体的经济意识普遍增强，微观利益与宏观利益、经济效益与社会效益的矛盾从计划经济条件下的隐匿化逐渐变得显现化，由此而引起的一些矛盾冲突需要很好地解决。一些微观主体的卫生服务活动的投入与产出，从卫生管理的不同层次上看，结论会有很大差别，甚至截然相反。有些社会资源和卫生资源消耗所取得的效益，对微观卫生机构来说可能是高的，但是对宏观或中观的卫生部门与行业来说则可能是资源的浪费。例如，一些医院提供过多的无效医疗服务供给，虽然可以增加医院的经济收入但却损害了消费者和社会的利益。这些问题需要在卫生部门内部给予解决。一些经济实体所从事的经济活动对自身的经济利益可能具有重要意义，一些消费者的消费行为虽然仅仅出于个人嗜好，但是很可能给居民的生活环境和健康环境带来危害，甚至直接危害居民的健康，进而加大社会成本，增加社会经济负担等。这些问题需要卫生部门与政府和社会的相关部门积极协调、妥善解决。

（二）社会成本的理论基础

1. 外部性理论

所谓外部性是指经济主体因第三者进行的经济活动而获得无须支付报酬的收益，或者遭受无法索取补偿的损害，也就是说，当一个经济实体的行为影响于另一经济主体的环境，而这种影响不是通过市场价格变动产生的时候，便存在着外部性影响。如果这种影响是有益的，就称之为外部经济；如果这种影响是不利的，就称之为外部不经济。外部性来自于社会边际净产值与私人边际净产值之间的差额。传染病防治是外部经济的典型例子，而企业乱排污给社会和他人带来的公害是外部不经济的例子。

2. **公共产品理论**

在经济生活中，有一类不适宜私人占有的产品类或服务类资源，私人不愿意提供这类产品和服务，这类产品或服务称之为公共产品。通常这是一个公众共同占有、使用、消费和生产的领域。

公共产品的理论文献中，有一个公共资源流失的"联合生产模型"问题，并由此引申出损失率或内耗损失指数的概念。所谓"联合生产"是指某些厂商的生产资源来自于两个方面：一是公共资源，二是私人资源。例如用私人的船只到公共渔场去捕鱼。这个模型的结论是：①由于公共资源的产权界定不清，会造成公共资源被过度利用；②这个领域进入者越多，该行业或社会效率损失就越大。这种情况也可能发生在医疗卫生行业，在负责支付消费者医疗费用的第三方不能形成独立的经济利益，在卫生机构具有强大的经济利益约束的条件下，社会利益或其他方利益损失的发生是不可避免的。如果支付方和卫生机构双方，在经济利益意识都很弱的情况下，这类问题也会发生，计划经济条件下我国公费医疗和劳保医疗中的资源浪费就属此类问题。

联合生产模型还提示了在公共产品与私人产品之间还存在着混合产品。混合产品是一种潜在的能引起使用者蜂拥而至、过度利用从而降低其生产能力，乃至消耗殆尽的资源类型。卫生服务领域的竞争空间明显小于一般经济领域，如果发生恶性竞争，不仅供方之间的利益会受到损害，卫生资源浪费、医疗费用上升等加大社会成本的问题也会随之而出现。

3. 市场结构中的垄断因素

由于各种原因引起某些市场结构中存在的垄断因素，影响到市场竞争作用的发挥，也会出现增加社会成本的情况。市场结构中的垄断因素造成社会成本增加的原因主要有两点，或是由于垄断者凭借市场权力损害社会利益或消费者的利益，个别成本可以部分或全部向外部转移；或是由于政府对存在垄断因素的市场必须加大干预管理的力度而增加交易成本和管理费用。市场中影响竞争作用的结构性原因主要有两种：

(1)自然垄断。由于资源的稀缺性和规模经济效益的原因，使得某些产品或服务由少数几个厂商提供的效率要高于由众多厂商提供。这种情况在某些医疗服务供给中也不同程度地存在着，例如在区域卫生规划中对某些高精尖技术和三级医疗服务，在特定条件下只容许少数医疗机构提供，就是基于对资源稀缺，特别是对规模经济效益的考虑。如果把这些技术和服务分散给众多机构供给，会出现多数机构供给的成本要比相对集中供给的成本高，而且固定成本的沉淀性也很大。因此，成本的劣加性和沉淀性在特定条件下也就成为稳定和维持自然垄断的条件。但是在存在着自然垄断的行业中，垄断者的市场权力可使价格高于竞争条件下的均衡水平，致使生产者剩余增加而消费者剩余减少，造成绝对效率的损失，或损害资源配置效率。为了降低由此引发的社会成本，政府的干预往往是允许自然垄断的存在而规范其价格和产量等。

(2)不完全竞争。包括卖方垄断、买方垄断、寡头垄断以及产品规格统一化等。在这种市场结构中存在着市场进入和市场退出方面的人为障碍，加上产品或服务差异性的存在，在很多情况下由市场机制内在地解决问题需要较长的时间。因此，在这些行业和部门如有时间约束，就很难实现供方竞争。不完全竞争的市场结构也是导致社会成本增加的因素，在卫生服务的某些领域同样存在类似的情况。

4. 信息不对称

完全竞争的市场机制是以信息对市场主体各方都完全平等享有为前提的。在完全竞争的市场机制下,所有的信息都可以凝聚在价格中,但在信息不完全的条件下存在着不确定时,资源的配置就达不到帕累托效率。在信息既不是完全的也不是公共的情况下,一方交易主体往往可以利用所拥有的信息使另一方处于被动的不确定环境中。由于信息交易费用的存在,"自由放任环境中的竞争为适应这些成本,会提供一整套欺骗手段",进而会损害市场竞争秩序,增加社会成本。

市场信息不对称会扭曲市场竞争机制,特别是在卫生服务行业,虚伪信息的提供和不公正交易所造成的结果,不仅不能使消费者的经济福利最大化,甚至还会使消费者受到很大的损害,浪费卫生资源。尤其是在医疗服务的利用上,医务人员既是病人或消费者的代理人,又是服务的提供者,在制度约束和利益约束不足的情况下,供方诱导需求,过度利用卫生资源的现象在很多国家大量存在。

市场缺陷理论确认并解释了市场自身的局限性:个别成本与社会成本,个别效益与社会效益的不一致性,即市场往往不能使个别或局部的获利行为与社会的总体利益协调起来。

(三)社会成本内部化

在完全竞争的条件下,市场机制不仅能够实现资源配置的帕累托效率,而且可以约束微观竞争主体的成本行为和收益行为趋向社会福利最大化。然而,卫生机构行为缺乏相应的竞争条件,不仅不能有效地规范卫生机构的成本行为,甚至会诱导微观利益主体的成本外溢。卫生经济管理中社会成本的控制,就是要使这种社会成本内部化。

1. 公共产品的供给

公共卫生、人道主义救治等卫生服务具有公共产品属性,主要通过市场提供是比较困难的。因此,当具有公共产品属性的某种卫生服务的供给被认定是社会所必需的而且能为社会经济发展水平所承受时,政府就有责任提供或组织社会有关部门与机构提供这类服务。

具有公共产品属性的卫生服务的供给有一个适宜供给量的区间问题。如果供应不足,会影响社会福利与社会健康;如果超越社会经济的承受能力,又会加大社会成本。在卫生服务领域,许多卫生服务的个人需要量和社会需要总量可以通过相关技术与手段进行具体测量。

2. 外部成本内部化

许多国家对造成环境污染和居民生态条件破坏的经济主体实行严格的外部成本内部化制度。外部成本内部化的具体手段有两种:

第一种方法是经济性手段,即通过课税以缩小社会成本与个别成本、社会收益与个别收益之间的差距。政府可以针对每个单位的生产量,征收等于社会边际成本与个别边际成本之间差额的税收,也就是说,征收与外部不经济成本相等的税收。通过这一途径,提高其边际成本,使其生产曲线移至社会边际成本曲线处。一些国家通过建立生态恢复成本制度,征收环境治理基金,使造成环境污染和危害居民健康的经济主体必须支付惊人的费用,从而迫使这类经济主体在追求微观利益最大化的同时,兼顾社会利益。

第二种手段是行政手段,即政府采用直接限制的行政手段,以矫正微观经济主体的成本外溢。比较常见的做法是设定工业污染的排放标准,禁止超标准的污染排放,甚至对其产量或消费量直接进行限制等。究竟采用哪种手段,主要取决于宏观管理主体所掌握的信息量,而采用直接限制的方法,需要掌握更多的信息。

3. 价格和行为规制

对市场结构中存在垄断因素和信息不对称的某些领域,为了防止发生资源配置低效率和确保利用者、消费者的公平利用,由政府直接或委托相关社会组织运用法律权限,通过认可或许可等手段,对市场进入或退出；价格、服务的数量和质量；投资、财务管理等有关市场行为加以规制。卫生服务行业是既具有一定程度市场垄断因素又具有信息不对称的特殊部门，许多国家都对医疗卫生行业和机构采取了上述或相应的规制措施。对市场结构中存在某种程度的垄断因素的卫生机构所提供的服务价格，或者由政府直接采用限制措施，或者由消费者集团与卫生机构协商，对双方的协商，政府也往往要介入其中。无论是限制，还是协商，都尽可能使卫生服务价格等于其平均成本。

4. 市场内部解决（科斯定理）

上述措施的选择都强调了政府的干预，并由政府的干预弥补市场缺陷。从总体上看，市场内部是无法解决市场自身缺陷问题，但并不是任何外部性的存在，都必然要求对其资源的配置进行干预。外部性是由于某种活动无法通过市场得以完成才出现的，进一步讲，是由于市场交易所必须的前提即明确的产权关系得不到满足，或者虽然产权关系明确，但是为了行使财产权所必须的交易成本过于昂贵，因而市场交易无法进行，才最终导致了外部性的存在。如果政府有能力通过完善司法制度等手段，明确产权关系，并能降低交易成本，那么即使没有政府的直接介入，也可以通过当事人之间的交涉来解决外部性问题。

在卫生服务领域，一些对个人健康和社会卫生状况都有危害的传染病的防治等准公共产品，虽然具有消耗的集体性特征，但并非不可以区分其个别消费的特点，如同公园、道路一样，如果耗费了一定的成本，向收益人或使用者收取一定的费用是可能的。对于这类产品如果都由政府或社会提供，个人受益却不必承担经济责任，必然会导致资源的过度利用，增加社会成本，如旧体制下的公费、劳保医疗中的资源浪费等。

随着对计划失灵认识的加深，依据收益者合理负担的原则，对所有的收益者征收收益费用，已在经济领域和社会公益事业领域广泛应用。现代医疗保险体制中国家、集体和个人分摊医疗成本的做法就是这一原则的具体体现。收益者合理负担的原则,实际上是将市场失灵问题置于市场的内部来解决。

二、卫生资源的配置成本

(一)卫生资源配置的概念

作为社会公益性资源,卫生资源的稀缺性比一般生产性资源更高。卫生资源的消费中很大份额也是社会公益性支出,而且卫生资源的配置水平在很大程度上影响和诱导着消费规模。因此,卫生资源的配置不仅是一个微观经济问题,更是一个卫生经济的宏观管理问题。同其他任何一种社会经济活动都必须耗费一定的人力、物力、财力一样,无论是卫生资源配置本身,还是对卫生资源配置活动的调控都不可能是无代价的,换言之,从经济学的角度看,卫生资源的配置不仅要支付微观的卫生机构的成本,社会也要为之支付相应的成本。对卫生资源的配置成本的研究主要是从宏观意义上进行的。

卫生资源配置过程中和宏观调控卫生资源配置活动中的资源消耗被称之为卫生资源的配置成本,这种成本是一种资源转化为卫生资源或转化为宏观调控资源所造成的损失和所需要付出的代价。从用途上可以将卫生资源的配置成本分为配置成本和调控成本两类,从功能上可以将卫生资源的配置成本分为资源成本和隐性成本两类。

卫生资源配置的资源成本又可以划分为物质性资源成本和非物质性资源成本两类。物质性资源成本包括卫生资源配置和卫生服务活动过程中自然资源和资本资源的消耗费。非物质性资源成本分为人力资源成本和文化资源成本。人力资源成本包括维系卫生专业技术人员自然属性的耗费、维系简单再生产卫生专业技术人员的劳动力的耗费和维系卫生专业技术人员社会属性的人力资本耗费。文化资源成本是指卫生资源配置过程中社会精神财富的耗费,表现的是文化资源本身的价值。文化资源成本包括交易成本、无形资产成本、服务和经营过程中的非物质资源耗费等,卫生部门所投入的非物质资源消耗,也包括维系已配置的卫生资源运转的外部环境耗费的非物质性资源耗费,如制度成本等。

隐性成本是由于卫生资源配置这一行为发生而形成的资源耗费,包括比较机会成本、外部不经济成本以及维系卫生资源配置活动本身或其结果的延续成本等。

(二)卫生资源配置的政策干预

卫生资源配置成本的高低,不仅是社会资源对卫生部门分配是否合理的问题,它还会引发或抑制社会对卫生资源的消耗,进而影响社会资源的配置结构和消费水平。国际经验表明,许多国家卫生费用的快速增长,除了正常的社会需求移动和国民经济发展可接受的需求牵动之外,在很大程度上来自于卫生行业或卫生机构的成本外溢或成本推动。造成卫生行业成本外溢的主要原因在于卫生资源配置规模和配置结构的不合理,没有把卫生资源配置成本控制在一个适宜的水平上。

20 世纪 80 年代以来,许多国家纷纷把调控卫生资源的配置规模和配置结构作为政府行为,通过政府干预,试图降低卫生资源的配置成本,节约社会资源。这是因为,在卫生服务领域存在着种种阻碍资源在卫生服务领域与其他行业之间进行自由转移的制度性成本或技术性障碍。其次,由于规模经济等因素的存在,一些卫生机构在一定的空间和服务上具有一定程度的垄断力量,另外,卫生服务的外部性和公共产品的存在又严重地制约了市场机制对卫生服务领域的覆盖。市场机制对卫生资源的有效配置受到限制,为政府介入卫生资源配置领域提供了依据。

在卫生资源配置领域,无论是强调计划管理的国家,还是突出市场调节的国家,都在不同程度上进行了政策干预。这些干预措施主要包括:区域卫生规划政策、卫生服务收费管理政策、政府投资导向政策、社会办医资源的结构导向政策、卫生服务市场的准入政策、社会医疗保险政策、稀缺卫生资源配置的审批政策等。

三、疾病的社会经济负担

疾病的社会经济负担是指疾病给社会带来的经济负担,以及为了防治疾病而消耗的经济资源。疾病的社会经济负担可分为两类:疾病的直接社会经济负担和疾病的间接社会经济负担。疾病的社会经济负担是运用社会成本与效益的概念和方法制定卫生经济管理决策方案的重要工具。疾病社会经济负担的减轻程度是卫生部门社会效益提高程度的评价指标。疾病经济负担的测算与控制是宏观卫生管理的一个重要的理论和实践问题。

第三节　卫生机构经济管理

一、卫生机构财务管理

卫生机构的财务管理是指卫生机构按照资金运作规律和国家财经政策与法律要求对单位资金的筹集、分配和使用,进行计划、调节控制和监督管理,以正确组织单位资金运作、处理本单位同各方面的财务关系。这是卫生机构管理的重要组成部分。

(一)卫生财务管理的特点

(1)涉及面广　涉及单位的各个部门、各个方面,财务管理可以促使各个部门、各个环节合理使用资金，提高资金的使用效率。

(2)综合性强　卫生机构管理体系包括了财务、供应、技术、设备等各项管理。而单位的各种活动，最终都要综合集中地表现为成本、利润等资金形态，使财务管理具有了其他任何管理形式所不能代替的综合性特征。

(3)灵敏度高　一个单位中无论哪一方面、哪个部门出现问题，都会在财务管理的有关指标上得到反映。

(二)卫生财务管理的主要内容

1. 单位预算管理

卫生机构预算是国家预算的重要组成部分，是卫生机构进行各项财务活动的前提和依据。加强卫生机构的财务预算管理，有利于从资金上保证单位各项业务活动的完成，有利于规范和控制单位的财务活动。

2. 收入管理

卫生机构的收入是指单位为开展业务及其他活动依法取得的非偿还性资金。

(1)收入分类　依据《事业单位财务规则》可将卫生机构收入分为六大类：

第一，财政补助收入。即卫生机构直接从财政部门取得的各类事业经费，包括经常经费和专项经费。第二，上级补助收入。即卫生机构从主管部门和上级单位取得的非财政补助收入。第三，事业收入。即卫生机构通过开展业务活动及其辅助活动取得的收入。第四，经营收入。即事业单位在专业业务活动及其辅助活动之外开展非独立核算经营活动取得的收入。第五，附属单位上缴收入。即事业单位的附属独立核算单位按规定上缴的收入。包括附属的事业单位上缴的收入和附属的企业上缴的利润等。第六，其他收入。指上述范围之外的各项收入，如投资收益、利息收入、捐赠收入等。

(2)卫生机构收入管理要求

第一,实行收入管理。事业单位的各项收入全部纳入单位预算,统一核算,统一管理。第二,充分利用现有条件积极组织收入。卫生机构要充分利用人才、技术、设备等条件,拓宽服务范围,开展各种收入活动,不断扩大财源,增强自我发展能力。第三,正确处理社会效益与经济效益的关系。在组织收入活动中,必须将社会效益放在首位。

3. 支出管理

卫生事业支出是卫生机构开展业务活动及其他活动发生的资金耗费和损失。

(1)卫生事业支出的内容

包括事业支出、经营支出、对附属单位的补助支出和对上级单位的上缴支出。

(2)卫生机构支出管理的原则和要求

第一,严格执行国家财政财务制度和财经纪律。第二,严格按照批准的预算办理。第三,分清轻重缓急,合理分配各项支出的比例。第四,加强重点支出的管理。如加强业务支出和经营支出的管理等。第五,节约支出,努力提高资金的使用效益。

4. 卫生机构专用基金的管理

按照现行财务制度的规定,卫生机构可以按照结余或收入的一定比例提取专用基金。专用基金的管理要遵循“先提后取、专设账户、专款专用”的原则。

5. 资产管理

卫生机构的资产,是指卫生机构占有或者使用货币计量的经济资源,包括各种财产、债权和其他权利。根据卫生机构的性质和特点,卫生机构的资产可分为四类,即流动资产、固定资产、无形资产和对外投资等。

6. **负债管理**

卫生机构的负债是指单位所承担的能以货币计量,需要以资产或者劳务偿还的债务,它包括流动负债和长期负债。卫生机构应当对不同性质的负债分别管理,及时清理并按照规定办理结算,保证各项负债在规定期限内归还。

7. **卫生机构清算的管理**

卫生机构清算是指在单位划转、撤并时处理未了事宜,收取债权,并对剩余财产进行分配等一系列程序。

卫生机构清算管理包括:①成立清算机构。卫生机构在划转、撤并时,应当成立清算机构。清算机构要行使制定清算方案、清理单位财产、处理未完业务、清理债权债务、处理剩余财产等职能。②卫生机构清算管理的要求,一是应当接受财政部门、国有资产部门和主管部门的监督指导;二是应按照规定开展清算的各项工作,包括对单位的财产、债权和债务等进行全面清查;三是提出解决并妥善处理单位的各项遗留问题以及有关善后工作的方案。③划转、撤并的事业单位清算后,资产的处理与分配,经主管部门审核并报国有资产管理部门和财政部门批准,按有关规定处理。

(三)卫生机构财务管理的原则

卫生财务管理是一项综合性的管理工作,必须遵循如下原则:

(1)合法性原则。卫生机构财务活动必须在法律、法规和制度的严格约束下进行,依法理财是卫生机构财务管理的重要原则。

(2)计划性原则。卫生机构的一切收支都应事前纳入财务计划,以增强财务活动的预见性,防止盲目性。在预算的执行中,要根据情况的变化随时对预算进行调整,以趋利避害。

(3)价值最大化原则。卫生机构财务管理中必须重视资金的时间价值及投资风险价值,实现风险与回报均衡,实现资源配置的最优化,单位收益最大化,资产结构最合理化,资金控制和监督体系最完善化。

(4)统一领导、分级管理原则。统一管理是为了解决卫生机构财力资源有限、利用效率不高等问题;分级管理是为了解决卫生财务管理涉及面广、环节多、关系复杂等问题。体现了专业管理与群众管理相结合的要求,合理安排单位内部各部门的资金、成本、收入等管理上的权责关系,可以调动各方面的积极性。

(5)利益关系协调原则。在社会主义市场经济条件下,在卫生机构产权制度改革日益深化的情况下,卫生机构财务管理中必须处理好单位与国家、单位与其他外部组织、单位内部各部门以及单位与职工的利益关系。

二、卫生机构财务分析

财务分析是以会计核算提供的资料为主要依据,结合统计核算、业务核算和其他有关资料,采用专门方法,对相互联系的各项经济指标进行比较分析,借以查明经济活动和财务收支的执行情况及结果,客观地分析计划完成或未完成的原因,肯定成绩,找出差距,提出改进措施。

1. 财务分析的形式

一是按分析资料来源分类:可分为资产负债分析、损益分析和财务状况变动分析;二是按分析范围分类:可分为全面分析、专题分析与典型分析三种;三是按活动顺序分:可分为事前分析、事中分析和事后分析;四是按分析的主体分类:可分为内部分析和外部分析;五是按分析的方法分类:可分为定性分析与定量分析等等。

2. 财务分析的内容

卫生机构财务分析的内容主要有:

(1)资金结构分析。对本单位的长期负债、短期负债、所有者权益进行分析,看是否处于合理的状况下。

(2)资金运用分析。主要是看资金运用是否有效，这是衡量单位经营管理水平的前提。

(3)获利能力分析。主要是通过这一经济指标反映单位经营管理的绩效。

(4)偿债能力分析。主要是通过这一指标反映单位财务状况是否稳定。

(5)发展能力分析。主要是通过这一指标反映单位是否具有以及具有多大的扩大再生产能力。

三、卫生机构的成本管理

(一)卫生服务成本核算的意义和要求

1. 卫生服务成本

卫生机构在提供服务过程中，不仅要消耗劳动资料，还要投入人力劳动，而且这种劳动具有高度技术密集型的特点。卫生服务所耗费的社会必要劳动，构成卫生服务的价值。它包括三个部分：一是已消耗掉的生产资料价值 C；二是医务劳动者为自己劳动所创造的价值 V；三是医务劳动者为社会劳动所得 M。按照马克思关于成本的论述，$C+V$ 的货币表现，就是卫生机构的卫生服务费用，它是构成卫生服务成本的基础。

卫生机构成本管理是在卫生服务中，运用成本指导、规划和控制卫生服务活动，达到以最少的人力、物力、财力投入谋求最大的卫生服务产出，即用最少的活劳动和物化劳动，获得最大的卫生服务经济效益和社会效益的一种管理活动。

2. 卫生机构实行成本核算的意义

卫生机构实行成本核算，是市场经济体制对卫生事业管理提出的客观要求，是提高卫生服务质量与效益的必由之路。

(1)卫生机构实行成本核算,是社会主义市场经济的客观要求。成本核算是价值补偿尺度和制定卫生服务收费标准的重要依据之一,因此,搞好成本核算,客观、全面、准确地反映卫生服务活动中人力、物力、财力消耗,取得应有的补偿,促进卫生机构更多更好地为社会提供卫生保健服务,以最大限度地满足人民群众不断增长的对卫生服务的需求。同时,通过成本核算,可以为卫生行政部门和物价、财政部门合理制定卫生服务收费标准和经费补助标准提供依据。

(2)卫生机构实行成本核算,有利于提高卫生机构的利用效益。通过成本核算,寻求降低成本的途径,针对成本管理中的问题和薄弱环节,制定措施,改进工作,挖掘潜力,使各类卫生资源处于最佳利用状态,从而达到降低成本,提高卫生机构综合效益的目的。

(3)卫生机构实行成本核算,可为检查监督财务制度的执行情况服务。通过成本核算,可以全面检查和监督卫生机构对财务制度、财经纪律的执行情况,防止和杜绝乱挤成本,扩大开支范围,提高开支标准等违纪现象发生,保证成本核算具有真实性、准确性、有效性和可比性。

(4)卫生机构实行成本核算,是深化卫生改革的要求。卫生改革的目的之一是建立鼓励重质量和效益的医疗服务市场机制。卫生机构实行成本核算,政府按卫生服务社会平均成本制定收费标准,鼓励卫生机构开展公平竞争,有利于建立、培育和完善医疗服务市场,有利于调动医务工作者的积极性,有利于优化资源配置。

(5)卫生机构实行成本核算,是卫生机构财务管理的一项重大改革。实现卫生机构会计核算制度从预算会计向成本会计的过渡,不论从核算对象、核算方法、结账基础以及账务处理等各个方面都要做一系列的改革,这对卫生机构会计提出了更高更严的要求,标志着卫生机构向科学管理的迈进。

另外,卫生机构实行成本核算,还为评价分析卫生服务综合效益提供了可信的信息资料。

3. 卫生机构成本核算的要求

卫生机构实行成本核算，必须具备一定的条件。根据卫生服务的特点和现阶段我国卫生管理的客观情况，对卫生机构实行成本核算的基本要求是：

（1）建立健全成本核算组织体系　卫生机构实行成本核算，首先必须建立健全由院（站、所）级、职能科室核算组成的两级成本核算组织体系，加强对成本核算工作的领导。

（2）加强成本核算的各项基础工作　成本核算贯穿于卫生服务的全过程，涉及卫生机构所有部门和人员，对卫生服务活动的各个环节，都要做好与成本核算有关的各项基础工作。特别是应当建立健全固定资产、药品、医用材料、低值易耗品、制剂品等各项财产物资的计量、计价、验收、领退、转移、报废、清查、盘点制度，建立健全与成本核算有关的各项原始记录和定额管理制度，使成本核算具有可靠的基础。

（3）制定科学合理的成本管理办法，建立相应的成本管理制度和核算程序　按照权责发生制的原则正确计算成本。正确划分各种费用的界限，要严格遵守国家规定的成本开支范围，不能把不应当计入成本的费用计入成本。要正确计算待摊费用和预提费用，将属于各个计算期的费用分别计入各个时期的成本项目，不得利用费用待摊和预提的办法任意调节各个时期的成本。要正确划分各种医疗项目的费用界限和制剂生产中完工产品和在产品的费用界限。医疗成本计算期限起止日期前后各期必须一致，不得任意变更。要按照成本开支范围，设置完备的原始凭证，按照成本核算对象、成本项目、费用项目和部门、科室进行核算，做到真实、准确、完整、及时。

（4）正确确定成本计算方法　成本核算提供的资料，应该满足成本管理的需要。计算成本所采用的某些系数应当定期进行检测，发现系数与实际情况不符的，要及时修订与调整。

此外，成本会计人员要加强与有关部门的协作，制定或修订有关成本核算的各项制度，组织和检查各科室、班组成本核算工作，经常向职工进行增产节约、增收节支的宣传教育。

(二)卫生机构成本核算的方法

卫生机构成本核算的方法，是指将一定时期的卫生服务费用，按各种服务项目进行归集和分配，以求得各种服务项目的总成本和单位成本的方法。

1. 卫生机构成本核算的级次和基本程序

卫生机构必须根据卫生服务的特点，建立健全成本核算制。成本核算可以分为一级核算制和两级核算制。凡是只有单位财会部门统一进行成本核算，而各科室不进行成本核算的称之为一级核算制；凡是有财会部门和科室分别进行成本核算的，称之为两级核算制。

成本核算程序指从费用的归集开始，到算出卫生服务成本为止的整个计算步骤。卫生机构成本核算的一般程序是：

(1)确定成本计算对象和计算期；

(2)财会部门对卫生机构费用进行审核和控制，并按其费用要素归集全部费用；

(3)将本期发生的费用，按照规定的分配方法在各种成本核算对象之间进行分配，并登记成本计算单；

(4)计算卫生服务项目成本。

2. 卫生机构成本核算的对象

卫生机构进行成本核算，首先遇到的问题是确定成本计算的对象，亦即费用归集的对象。由于现行国家政策和《事业单位财务规则》对卫生防疫、保健等卫生机构没有明确提出成本核算的要求，这里主要介绍医疗结构成本核算的对象。医疗成本计算的对象一般有：①综合医疗项目；②单项医疗项目；③单病种项目；④药品销售和制剂等，并分别称为综合成本、项目成本、病种成本以及药品销售和制剂成本。

3. 卫生机构费用的归集与分配

(1)费用的归集。卫生机构在卫生服务活动中发生的费用,从空间角度看,它涉及各个部门、各个科室、各个班组;从时间角度看,有的与服务过程同步,有的不同步,而不同步的有的是预提,有的是待摊;从用途角度看,有的是某一服务项目直接耗费的费用,有的是共同耗用的费用。因此,卫生服务费用及其对象化的计算不能够一次完成,必须经过归集、分配、再归集、再分配多次核算,才能计算出各服务项目的成本。归集卫生服务活动过程中发生的各种费用,应做到及时、准确、完整,以保证成本核算的及时性、准确性和全面性。费用归集必须遵循的原则是:凡属直接费用,应按照成本核算的对象分别按各个项目直接归集;凡属共同费用,亦即各种间接费用、管理费用,应先按照费用要素进行归集,再按照一定的分配系数将费用分配归集入各成本计算项目。

(2)费用的分配。费用归集以后,要按照一定的分配标准和分配方法在各项目之间进行分配。根据卫生机构的特点,核算项目成本,分配费用一般具有 4 个层次:

第一,单位成本。即本期单位发生的总费用。

第二,科室成本。即本期某科室发生的总费用。

第三,项目总成本。即本期各科室的各项目发生的总费用。

第四,单位项目成本。即某一项目发生的总费用。

归集的费用,一般应按上述 4 个层次进行分配。分配的基本方法有直接计入法和间接分配法。直接计入法是在有多种成本计算对象的卫生机构里,凡能明确确定其归属的费用,应根据原始凭证上填列的用途,将发生的费用直接计入各成本计算对象的一种方法。间接分配法是在有多种成本计算对象的卫生机构里,凡属共同费用,根据实际情况确定适当的标准,在各成本计算对象之间分配费用的一种方法。

第四节　卫生服务机构经济运行机制

一、卫生服务补偿机制

（一）医疗卫生服务的补偿机制

（1）预算补偿。预算补偿是指由政府财政部门直接拨付给医疗机构的预算经费。采取这种补偿形式的运行机制是“按收定产、量入为出”。预算补偿可分为全额预算补偿和差额预算补偿。这类补偿模式的优点是，宏观上比较容易控制社会卫生总费用及其增长速度，同时也有利于低收入阶层能比较公平的获得基本卫生服务。但是，这种补偿模式会造成工作效率低下，供求矛盾上升。我国20世纪80年代以来，由于财政体制改革，各地卫生经费实行由地方财政切块包干使用，导致卫生费用投入不足，主要靠有偿服务收费来弥补。中国政府预算卫生支出占卫生总费用的比重从1980年的36.4%一直下降到2000年的14.89%。国家在卫生领域投入的收缩，导致对公共卫生服务特别是预防工作方面投入的严重不足。目前，只有约15%国家公共卫生资金投入到预防工作中，过去我们引以为豪的三级医疗预防网络在新的形势下，不仅没有得到加强和完善，反而趋于瓦解，对突发公共卫生事件缺乏一个完整有效的预警机制。

（2）收费补偿。收费补偿是指以医疗机构提供卫生服务过程中实际发生的劳动消耗为基础，确定服务项目的成本与收费标准，然后按医疗机构实际提供的服务项目、人次、床日数等，分等级计价收费，以服务收入补偿劳动消耗。实行这种收费补偿模式的运行机制是“以产定收”。其优点是，能促进医疗机构增强活力，主动面向市场，强化管理,注重工作效率,缓解供需矛盾。但是,实行这种补偿方式,也容易导致医疗机构和职工追求利益最大化,诱导医疗消费,造成卫生资源浪费。

(3)复合补偿。这种补偿模式是前两种补偿方式的结合。在补偿机制和行为特征上表现为目标多元化和行为多元化。在实践中,这种补偿模式常常随着补偿条件的变化而发生明显的利益倾斜。当预算补偿作为补偿主渠道时,医疗机构的行为主要表现为"等、靠、要"的依赖思想;当劳务经营收入成为主要的补偿渠道时,则表现为过度提供医疗服务和药品。

(二)医疗服务补偿存在的主要问题

(1)医疗劳务收费偏低。医疗服务收费标准过低,医院正常补偿不足,严重挫伤了医务人员的服务积极性,也不利于医院的经济管理。

(2)高新仪器配置、利用过多。由于医院面临严重的补偿不足,利益驱使他们想方设法竞相购置高精尖设备,造成设备重复购置,相对闲置;乱检查、重复检查屡见不鲜;检查阳性率下降等。虽然在一定程度上缓解了部分补偿不足的问题,但造成了卫生资源的严重浪费。

(3)药品收入增长速度过快。医院补偿不足和多卖药多收入的利益机制,一定程度上使医院和医生扩大用药范围,提高用药档次,使用贵重药、进口药,开大处方等,过度追求用药的加成收入。多用药多得利的经营机制,造成我国有限的卫生资源极大浪费,出现卫生资源不足与严重浪费并存的现象。医疗费用的急剧上升,增加了国家、单位和患者的不合理经济负担。

(三)建立健全医疗机构的费用补偿机制

1. 明确卫生事业的性质,保证政府财政补贴

《中共中央、国务院关于卫生改革与发展的决定》指出:“我国卫生事业是政府实行一定福利政策的社会公益事业。”这就明确了在建立社会主义市场经济体制的条件下,我国卫生事业是使全体社会成员共同受益的事业。政府对卫生事业实行一定的福利政策,对卫生事业的发展负有重要责任。政府应按照卫生机构的不同类型及所提供服务的不同性质,保证政府对卫生事业的投入随着经济社会的发展而不断提高。政府要从观念上明确:维护居民健康是国家的基本职能之一。健康投入与教育投入一样是生产性的,而且它的投入产出比很高。政府不仅不应从卫生领域退出,而且应加强在这方面的作用,要保证公共卫生服务经费的投入,确保全体居民的基本卫生服务,加强对贫困人口的医疗救助,形成一个完整有效的公共卫生安全机制,确保卫生事业与经济社会发展相协调一致。

2. 建立健全合理的医疗服务价格体系

建立健全合理的医疗服务价格体系是建立健全医疗机构费用补偿机制的关键。财政补贴只能解决或部分解决诸如人员经费、大型设备购置和维修等项目,不能解决的部分以及医疗服务直接相关的费用,如医用易耗材料、医疗用品等发生的费用较大,则必须通过收费予以补偿。应根据国家、集体、个人合理负担和社会效益与经济效益相统一的原则,制定合理的作价原则与方法,规定合理的价格调整与变动方法,确保卫生机构和卫生人员的合理收入。

3. 实施“总量控制、结构调整”政策

总量控制是指在特定的历史时期内,卫生行政部门对医疗机构费用的增长速度规定上限。总量是一个与社会发展相适应的总量。总量过高,会导致过度或超前的医疗消费需求,社会总体资源配置效率不高;总量过低,影响卫生事业的健康发展,人民的医疗需求得不

到满足。只有保持医疗费用总量的增长与社会经济发展水平相适应，才能保持医疗卫生事业的健康发展。

结构调整是卫生资源的内部配置，是寻求有限资源的最大效益。通过结构调整，提高部分长期以来偏低的收费标准，以接近医疗服务成本；同时严格控制药费增长，坚持合理用药，降低药品收入的比重，下调CT等大型医疗仪器的收费，从机制上控制的乱用药、乱检查行为，引导医院减少卫生资源的浪费。

二、卫生服务价格管理

医疗卫生服务收费是卫生机构的重要补偿来源，今后服务收费在服务机构的补偿来源中所占比例将越来越大。医疗卫生服务价格政策的合理与否，将直接影响卫生事业的发展。

（一）医疗卫生服务价格存在的主要问题

（1）医疗服务收费标准总体上仍然低于成本。长期以来医疗服务收费是低于成本的。考虑到群众的承受能力，虽调整过收费标准，仍不能补偿医疗卫生服务的成本消耗。加上国家拨款不足，财政补贴减少，在医疗费用不断上涨的情况下，医疗机构经营发生困难。

（2）卫生行业内部收费比价不合理。挂号费、病床费、手术费等没有合理体现不同医院技术水平和服务水平之间的收费差别。

（3）技术劳务的价值没有得到充分体现。一方面，政府规定医疗服务实行不含工资的成本定价政策；另一方面，政府财政拨款又不足以补偿医院职工的基本工资，造成了目前政府对卫生机构补偿不配套、不协调的局面。医务人员技术劳务的价值得不到实现。综合性医院属于医疗劳务项目的成本收费仅占总收入的10%。

（4）卫生服务价格的制定往往缺乏科学的方法和依据。由于对卫生服务机构规模经济的研究不充分，成本核算体系不健全、不完善，使卫生服务价格的制定和调整带有不同程度的主观随意性。

(5)价格管理体制僵化。医疗卫生服务成本不断上涨，而价格调整又不及时、不到位，总是滞后，使卫生服务常常处于亏本状态。价格管理权限仍过于集中，下级政府缺乏宏观调控能力。

(6)卫生服务低价格。卫生服务低价格政策导致卫生机构政策性亏损大，财政负担沉重，卫生机构非正常的补偿行为日益严重，进入恶性循环。

(二)卫生服务价格改革目标和原则

改革的目标是建立健全医疗卫生服务收费管理体制，理顺价格体系，规范收费行为，使医疗卫生服务收费法制化、规范化。

卫生服务价格体制改革的原则是：不以盈利为目的，服从于党和国家卫生工作总目标，保障人民群众的基本卫生服务需要，兼顾满足不同层次的卫生服务需求，坚持把社会效益放在首位，同时兼顾卫生机构的经济利益，既考虑群众的经济负担能力及相关地区的收费水平，又使医疗卫生机构通过良好的服务而得到应有的补偿。

(三)医疗卫生服务价格改革的主要内容

医疗卫生服务价格改革的具体内容，主要包括价格体系改革和价格管理体制改革两个方面。

改革价格体系，主要是解决好医院服务价格的作价原则、比价方法，规范收费项目，界定项目范围，建立灵活的价格变动机制。同时要理顺比价关系，如技术劳务性服务与主要靠仪器设备提供的服务之间的比价关系，同类医疗服务项目收费之间的比价关系，不同等级医院间同种服务之间的比价关系等等。

价格管理体制的改革，主要是解决好以什么价格形式管理医疗服务收费的问题，逐步形成政府定价、指导价和市场调节价三种价格形式的价格管理体制。基本医疗服务应以计划价格为主，逐步做到按成本定价；卫生防疫、妇幼保健、计划生育等应实行有偿或部分有偿服务，由政府参与制定价格，做到合理收费；部分特殊医疗服务项目的收费价格可以实行指导价或市场价。价格管理体制的改革，应有利于发挥政府这只“看得见的手”对卫生服务市场的宏观调控作用，纠正卫生服务市场失灵给卫生资源配置带来的不利影响，促进卫生事业的健康发展。

第九章　卫生信息管理

第一节　概　述

一、信息

(一)信息的定义和性质

在人类社会发展的历史长河中,材料、能源、信息从来都是人类生存和发展不可缺少的基本资源,信息成为一种资源是人类社会发展到一定阶段的结果。20 世纪 50 年代,西蒙提出了管理依赖于信息和决策的概念。同一时代维纳发表了《控制论与管理》,他把管理过程当成一个控制过程。20 世纪 50 年代计算机已用于会计工作,1958 年,盖尔也指出"管理将以较低的成本得到及时准确的信息,做到较好的控制。"1957 年,前苏联发射第一颗人造地球卫星标志着信息技术革命全球化的开始。近五十年来，由于计算机科学和信息技术的飞速发展，信息作为任何国家、地区、组织机构生存和发展的战略资源，以各种形式融入到社会、家庭的各个角落，以及政治、经济、文化、卫生等各个部门，信息化水平的高低已成为了衡量一个国家和地区社会、经济、科技发展水平的主要标志之一，人们也清醒地认识到，准确及时的信息将是现代人趋之若骛的制胜法宝。

但在我们的日常生活中，信息一词已被滥用，数据和信息常常混淆不清。事实上，信息和数据是不同的。从管理学的角度出发，信息具有“新鲜”和使人“震惊”的感觉；信息可以减少不确定性；信息能改变决策期望收益的概率；信息可以坚定或校正未来的估计等。从这一角度出发，我们常常赋予“信息”这样的定义：信息是经过加工的数据，它对接收者的行为能产生影响，对接收者的决策具有重要价值。根据这个定义，行驶汽车的里程表上的数据不是信息，只有当司机看了里程表并作了加速或减速的决策的那个数据才是信息。

数据是一组表示数量、行动和目标的非随机的可鉴别的符号。它可以是字母、数字或其他符号。如果将数据比喻成原料，那么信息就是经过加工的产品。用图 9.1 来表示二者之间的关系。

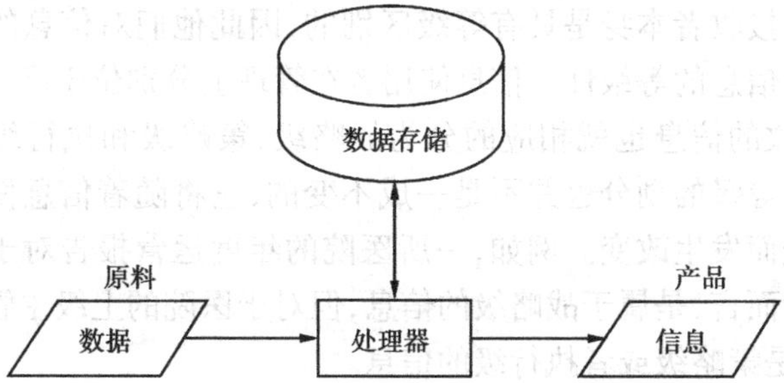

图 9.1　数据至信息的转换

与原料和产品的概念相似，一个系统的产品可能是另一个系统的原料。那么一个系统的信息可能成为另一个系统的数据。

关于信息的定义有很多的版本，有人说信息是知识；有人说是经过加工后的数据；有人说信息是消息等等。总之，信息是一个社会概念，它是人类共享的一切知识、学问以及客观想象加工提炼出来的各种消息之总和。

信息具有这样的一些基本属性：

1.事实性

信息的最早的概念是“关于客观事物的可通信的知识”，这里所谓的“关于客观事物”是信息最本质的特征，也就是说，信息来源于事实，事实是信息的中心价值。不符合事实的信息不仅没有价值，而且可能给接收者带来损失。所以事实是信息的第一和基本的性质。破坏信息的事实性在管理中普遍存在，2002 年 5 月以来，美国频频发生的一系列上市公司假账曝光事件，就是破坏信息事实性的典型事件。从其结果看来，无疑是害人又害己，既在很大程度上损害了投资者的利益，也极大地损害了这些始作俑者自身的利益。事实性是信息收集时最应当注意的性质。维护信息的事实性，也就是维护信息的真实性、准确性、精确性和客观性，从而提高信息的可信度。

2.等级性

由于接收者本身是具有等级区别的，因此他们对信息的需求差异造成了信息的等级性。信息使用者在管理上分别位于高、中、低三层，其接收的信息也就相应的分为战略级、策略级和执行级三种等级。这种等级的划分也并不是一成不变的，它将随着信息使用者角色的转变而发生改变。例如，一所医院的年度运营报告对于该医院的管理者而言，是属于战略级的信息，但对于医院的上级主管部门而言，就只是策略级或者执行级的信息。

3.可压缩性

信息可以进行浓缩、集中、概括以及综合，而不至于丢失信息的本质。我们可以把许多的实验数据组成一个经验公式，把冗长的程序用框图来直观地表示，把从实践中获得的经验变成手册。在压缩的过程中可能会丢失一些信息，但只要不影响信息真实性的表达，这种丢失在很多时候是没有大碍甚至是必要的，我们把这种丢失的信息称为无用的信息。无用的信息有两种，一种是属于干扰信息，像微波中的杂音，本来就该清除；另一种是冗余的信息，虽然本质上它是多余的，但在传输的过程中它却能起到补充作用，可以利用它们进行检错和纠错。冗余信息过多会使人感到啰嗦，信息接收者的水平越高，传输的信息就越简练。由于我们在实际工作中没有能力收集一个事物的全部信息，也没有能力和必要储存日益增多的信息，只有正确的舍弃信息，才能正确地使用信息。

4.扩散性

信息的扩散性是其本性，它力图冲破保密的非自然约束，通过各种渠道和手段向四面八方传播。就像热量，总是从温度高的地方向温度低的地方扩散，信息也会从密集度高的地方向相对稀少的地方扩散。中国有句古话“没有不透风的墙”，正是说明了信息扩散的威力。信息的浓度越大，信息源和接收者之间的梯度越大，信息的扩散力度越强。越离奇的消息，越耸人听闻的新闻，传播得越快，扩散的面越大。

信息的扩散存在两面性，一方面它有利于知识的传播，所以我们有意识的通过各类学校和各种宣传机构，加快信息的扩散；另一方面扩散可能造成信息的贬值，不利于保密，所以又要求我们在获取信息和传播信息的过程中，充分注意对信息的保密，人为地构筑起信息的壁垒。

5.传输性

信息是可以传输的，它的传输成本远远低于传输物质和能源。可以利用电话、电报进行国际、国内通信，也可以通过光缆卫星传遍全球。随着通讯技术的高速发展，信息传输的形式也越来越完善，包括数字、文字、图形和图像、声音等。这一特性加快了资源的交流，加快了社会的变化。

6.分享性

信息从传播者向接收者传输的过程中，传播者只是简单地完成了信息的传输，并没有失去对信息的拥有，从这个意义上讲，信息只能共享，不能交换。物质的交换是一种“零和”的关系，你的所得，就是我的所失，二者之和为零。严格地说，只有达到信息的共享，才能充分地将信息的价值为组织所利用。从另一方面来说，尽管信息在实质上不能交换，信息的拥有者仍然可以利用其对信息传播途径的控制换取他想要获得的资源。

7.增值性

对于大多数信息使用者而言，随着时间的推移，信息可能就失去了当初获得时的价值，但是，累计的信息对其他有着不同目的的信息使用者来说，可能就发生了增值。信息的增值在量变的基础上可能产生质变，在积累的基础上可能产生飞跃。例如我国的过期专利的信息对当初获得专利权的发明者而言已是过期的信息，但对于想要从专利中获得利益的投资者来说，却是一笔值得挖掘的巨大财富。因此，充分利用信息的增值性和再生性，我们就能够实现变废为宝，在过期信息中提炼出有用的信息。

8.转换性

信息、物质、能源三位一体，又是可以互相转化的。有能源，有物质可以换取信息，那么，有信息能否转化为物质和能源呢？在信息的分享性里，我们已经了解到，对信息的占有可以通过适当的途径转换为对物质、能源的获取。

（二）信息生命周期的各阶段

我们说信息是对数据原料加工后所得到的产品，那么，和所有的产品一样，信息也具有产品的生命周期，信息的生命周期是由信息的要求、获得、服务和退出四个阶段构成的。

要求是信息的孕育和构思阶段，人们根据所发生的问题，根据要达到的目标,根据设想可能采取的方法,构思所需要的信息类型和结构;获得是得到信息的阶段,它包括信息的收集、传输以及转换成适合使用的形式,达到使用的要求;服务是信息的利用和发挥作用的阶段,这时信息应当保持最新的状态,随时准备用户使用,以支持各种管理活动和决策;退出是信息已经老化,失去了价值,没有再保存的必要,就把它更新或销毁。

这样的四个阶段具体化到工作中就是六个工作环节:信息的收集、信息的传输、信息的加工、信息的储存、信息的维护以及信息的使用。在每一个阶段,都可能包括这六个环节中的一个或者几个环节,例如,在信息的要求阶段,就包括信息的收集、加工、传输和储存几个环节,而在信息的获得阶段也包括收集、传输、加工环节。

二、卫生信息系统

卫生系统目前所面临的挑战就是如何运用恰当方法,使功效损失减少到最低,同时使卫生服务管理达到最优化。世界卫生组织(WHO)一直把卫生信息系统确定为实现“2000 年人人享有健康”目标的关键。WHO 的一份会议报告曾明确地把提高管理水平与改善卫生信息系统联系在一起:“在妨碍管理有效性的主要因素中,人们最经常提到的就是信息保障问题。”因此,加快卫生信息系统的发展已经成为提高卫生系统管理能力的突破口。

(一)卫生信息系统框架

一个卫生信息系统首先是一个系统,和任何一个系统一样,它也是由一系列互相联系的组分组成,这些组分可分为两个实体:信息产生过程,卫生信息系统管理结构(图 9.2)。通过信息产生过程,原始数据(输入)可以转化为管理决策制定过程“能够使用”的信息形式(输出)。信息产生过程可以分解为图 9.2 所示的五个成分,以便在卫生服务规划和管理中应用。而对于信息产生过程的监控和评价可以确保正确的输入能够及时产生正确的输出信息。只有当信息产生过程中的每一个组分都恰如其分地组合在一起时,一个卫生信息系统才能够生成保质保量的信息。

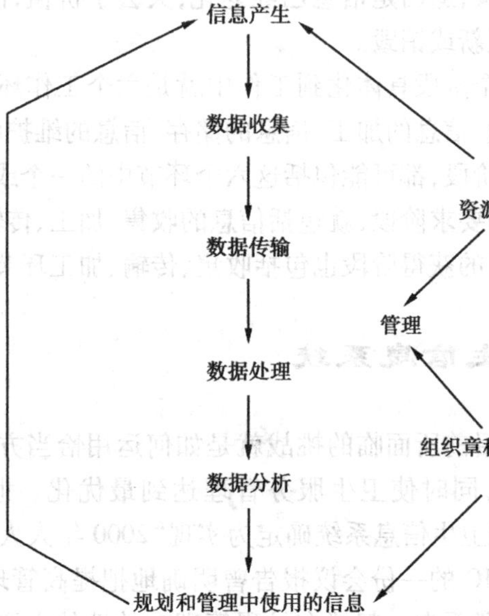

图 9.2　卫生信息系统的组分

为了使信息的产生和处理富有效率,必须要有卫生信息系统管理结构来确保对资源的有效使用,从而使信息处理过程可以及时产生高质量的信息。这一结构分为两部分:①卫生信息系统资源;②一系列组织章程。前者包括:人员(例如规划者、管理者、统计学家、流行病学家、数据收集员等);硬件;软件;还有财政资源等。组织章程(例如使用诊断和治疗标准、规定人员职责、运用管理程序、计算机处理程序等)则可以确保对卫生信息系统资源的有效使用。

(二)卫生信息系统与卫生体系的总体关系

卫生信息系统不能脱离整个卫生体系独立存在,它总是作为整个卫生体系中的一个重要组成部分,为体系中每一级上的合理决策制定过程提供信息。这个体系包括医疗服务、康复服务、疾病预防以及健康促进服务,由从周边到中心的各种级别构成,每一级都有不同的管理功能、所提供的卫生服务以及可利用的资源。卫生体系的理想服务状态应当是尽可能使周边获得服务和资源,使公众享受到最优化服务,但由于技术限制、经济限制以及行政限制,使得卫生服务分散化程度受到限制。我们通常把卫生体系按照集中水平分为三个级别:初级、二级、三级。初级水平是卫生体系与卫生服务对象之间的联系点,其他水平不但进行规划和管理支持,而且提供专门服务。在许多国家,又将三级水平进一步分为区域(或省)以及中央水平。

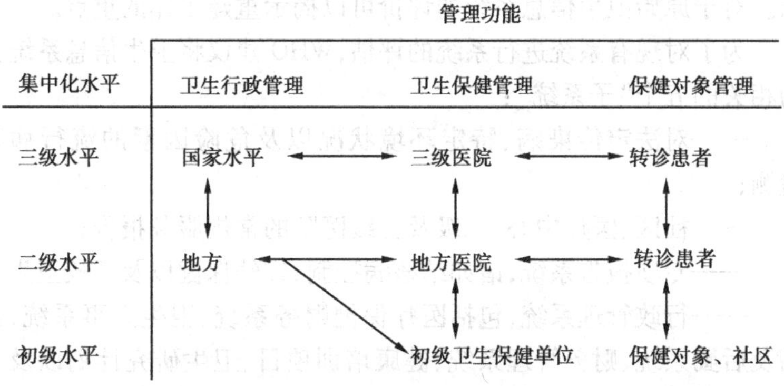

图 9.3　卫生服务的组织模型

从管理学的角度考察卫生体系的功能,主要体现在这样三个方面:保健对象管理、卫生保健管理和卫生行政管理。卫生信息系统对整个体系的支持和服务就在于——在每一个级别上,针对每一种功能,确定信息的使用者和信息的收集、传输以及处理程序,并且获得适当的反馈报告。

(三)把卫生信息系统构建过程与卫生服务体系匹配起来

卫生信息系统的构建或者重建过程本身可分为六个步骤,这些步骤涉及系统的每一组分。这些步骤是:①确定信息需求与指标;②确定数据来源并建立数据收集工具;③建立数据传输与数据处理程序;④确保信息使用;⑤规划卫生信息系统所需资源;⑥为卫生信息系统管理建立一套组织章程。前四个步骤是与信息生成过程有关,后两个步骤是与建立卫生信息系统管理结构有关的。

实践表明,在一个特定国家或地区试图进行全面重建的努力往往会遭到失败,相反,重建过程应当集中在系统中的最小功能方面,或者在规划时就要与正在进行的卫生系统改革联系起来。因此,重建卫生信息系统并非必须涉及所有卫生级别或者管理功能的每个方面。对于原始卫生信息系统的评价可以揭示重建工作的重点。

为了对现有系统进行系统的评估,WHO 建议将卫生信息系统分为相关的五个"子系统":

——对法定传染病、特定环境状况以及危险因素的流行病学检测;

——社区、医疗中心、二级及三级医院的常规服务报告;

——专项报告系统,诸如结核病控制、妇幼保健以及学校卫生;

——行政管理系统,包括医疗保健财务系统、卫生人事系统、药品及后勤系统、财务管理系统、健康培训项目、卫生研究计划以及卫生档案管理;

——出生、死亡以及迁移情况等生命事件登记系统。

在评价的基础上建立卫生信息系统,同时必须将卫生信息系统的建立与现行的或规划中的卫生服务体系匹配起来。这样可以建立支持整个卫生服务体系的卫生信息系统,而不是仅仅支持针对某个疾病的独立垂直项目的不连续卫生信息系统。这样一个全面的信息系统能够更加有效的确保在不同卫生服务级别之间信息流动的双向性和连续性，其产生的信息也就更有可能被应用于卫生服务体系中每个级别的决策制定过程以及所有管理功能方面。

第二节　卫生信息管理

一、卫生信息利用

为了有效地利用卫生信息，就必须加强对决策过程中信息利用的途径的管理。具体地讲，就是要在卫生服务体系的各个级别上以及每种功能方面，加强对卫生信息的利用。

（一）保健对象管理功能

保健对象管理的主要功能就是在初级水平以及转诊水平上为保健对象提供医疗、预防和健康促进方面的保质服务。我们试图将提供保质服务与卫生服务提供者（和他们的上级）在每个水平上都要做出的一系列决定联系起来。卫生信息系统如何才能以最贴切、最有效的方式为制定决策提供支持？

保健对象管理层面上的信息使用者是那些医疗服务提供者——医生、辅助科室人员和助产士，但也包括社区卫生工作人员和传统接生者。一个设计良好的卫生信息系统，可以通过产生所需信息来帮助卫生工作人员制定正确决策，从而成为改善卫生服务质量的主要工具。

（二）卫生保健管理功能

卫生单位管理的总体目标是利用有限的资源为服务区内的固定人群提供卫生保健。根据资源集中化水平可将卫生单位分为初级卫生单位和次级卫生单位。其管理功能可细分为提供服务功能和行政管理功能。

提供服务功能要根据社区对于卫生单位提供卫生保健的需求来定义。初级卫生保健机构提供的是常见卫生保健服务包。初级卫生保健机构的设置多种多样,正如这些单位的形式也各不相同:医务室、诊所、医疗中心、基层医疗单位、农村卫生站、急救站、社区卫生中心等。

自从1978年阿拉木图会议以来,世界上大多数国家都采纳了初级卫生保健策略。这就意味着应当为尽可能广泛的人群提供基本卫生保健服务包。这个服务包的聚焦点是社区中的优先卫生问题,这些问题要有简便而有效的解决办法,而且只要有必须的设备和药品,那么即使是普通义务工作者也能解决,同时要考虑到在乡村地区也能够获得这些资源。世界银行在1993年世界发展报告中指出,通过成本-效益研究,"最小的服务包"至少应该包括以下项目:围产期保健、计划生育服务、生病儿童管理、结核病的治疗和性病患者管理。

在次级水平上,医院和专科诊所可以提供那些因技术复杂且费用昂贵而不适合初级保健机构开展的各种服务。至于什么级别的单位提供哪些特殊服务和技术,在不同的国家不同,甚至在不同的地区也有不同。

一旦一个特定的卫生服务体系中不同种类的卫生单位的功能和职责都被清晰地确定下来,我们就能够很容易地确定决策制定过程中的信息需求。掌握了这些信息需求,所有的卫生单位就能够及时的利用需求调整和安排服务计划。

(三)卫生行政管理功能

卫生行政管理的目标是协调并为医疗服务提供规划和管理支持。一些被广泛接受的卫生行政管理的功能范例包括:制定卫生政策和法规;协调各部门之间的关系;战略规划与安排;预算与财政资源调拨;系统组织,包括转诊机制;人才培养,包括继续教育;对财政、人员和信息的管理;设备、仪器和药品的分配和管理;疾病检测;环境保护;卫生服务监督。

大多数国家设立卫生体系的两极主要是:集中化和分散化系统;政府和私人管理的系统;水平式管理的卫生服务体系和主要为垂直式项目管理的卫生服务体系。以每一个集中化水平上卫生系统的特殊管理功能为基础,就能够合理确定信息需求、建立数据收集程序来产生所需信息。卫生规划者和管理者可以使用各种信息来源,但是他们应当确保要求卫生工作者报告的那些数据的数量和种类不会给提供医疗服务者造成负担。在理想的状态下,卫生工作人员应该只报告那些对保健对象管理或卫生单位管理有用的数据。所有其他要求报告的数据都可以通过以卫生单位为基础的报告系统以外的渠道来获得。

二、卫生信息质量管理

(一)卫生信息质量的重要性

由于卫生信息的质量决定了整个卫生服务体系整体运营绩效,对信息的质量管理贯穿于整个系统设计和使用的过程,即在数据收集、数据传输以及数据处理的整个环节中,都要保证数据的质量。所谓数据的质量也叫数据的精确度,是指数据或者统计量能够测量那些设计数据收集系统时想要测量的事物的程度。然而必须认识到,在产生高质量数据和收集数据之间的费用之间存在着权衡利弊关系。质量要求越高,产生数据所花费用就越多。

一个高质量的信息系统要能够抓住卫生系统的根本结构面貌。著名的卫生信息学者 Rice 和 Anderson 强调在一个设计良好的信息流动系统中应该表现出三个特点:相互依存、交互作用、合为一体。

"相互依存"反映的是虽然卫生保健雇员分属于不同的领域、岗位、部门以及在系统中的不同级别上,但是他们的工作必然要求进行大量的跨界相互依赖。没有相关人员的协作,很少能够独立完成医疗保健任务,但是不同群体之间的界限也可以造成对于整个系统和组织过程的不同理解。"交互作用"指的是通过界限内和跨界限信息流动,有机会加深对于独立但又互相依赖的信息的理解并且分享资源,从而导致合作和协调。"合为一体"是指通过提供不同地区对于共有和相关医学信息的存取,确保一个卫生信息系统可以创建需要各种工作人员合作的公共数据库。这些相互依存的特点必然要求对形式、用语、政策以及程序进行标准化。

尽管设计出包括这些特点的信息系统并不一定能保证产生高质量的数据,但我们还是认识到数据质量是多维的,信息系统中包括从设计到实际指定决策的每一个步骤都有可能影响所产生信息的质量。如果建立系统时不是为了用户操作和使用,也没有用户参与,那么即使是设计得最好的信息系统也不能产生符合要求的数据质量。

(二)妨碍数据质量的因素

至少有三种情况威胁着数据质量:不合适的数据收集工具和程序、记录和报告不良以及处理数据中的错误。

1. 不合适的数据收集工具和程序

对于一个设计和执行良好的信息系统来讲,一个重要的要求就是确定好一系列所要包括的概念和种类,而且在收集和处理过程中的所有阶段都遵守这些规定。这些概念为进行问题表述、指导数据收集者以及说明数据编辑、编码和制图提供了基础。除了术语定义不精确且缺乏标准化之外,引入错误的原因还可以是由于答案类别交叉重叠、对于所采用的其他背景材料翻译不正确、或者由于数据收集表中填写答案的预留空间不够等造成。在许多地方,印制的表格设计不良、质量不高经常导致数据质量不好。

2. **记录和报告不良**

记录和报告不良造成的数据质量不好主要来源于这样几种状况:没有报告数据、无意识的记录和报告不准确以及有意记录和报告虚假数据。

由于费用、人员缺席以及人员积极性等因素造成的数据报告不及时,或者由于通讯设备的落后妨碍了交流,关键在于,这些状况出现在垂直数据传输系统中时,上级会如何处理:报为缺失值,汇总时将其排除在外;或者用同一地区的上次数据进行取代;或者用同一地区的历史同期数据替代以及在附近区域报告值的基础上进行估计等。由于缺乏处理缺失值的统一规定以及详细报告,使得最终确定数据质量变得非常困难。

此外,由于工作者也许不具备合适的技能或者报告设备来完成报告数据的任务,可能无意识地把错误引入数据中。通过计算机录入数据,一个经验有限的职员可能会通过菜单选项来把编码输入数据库,这就可能与医生使用的精确术语不配套。

最令人担心的是由于使用者的抵触,有意记录和报告虚假数据,从而导致数据质量的不良。

3. **处理数据中的错误**

在信息系统所有水平上传输和汇总数据的过程中都可以发生错误,在许多发展中国家普遍采用的手工处理数据,必须要进行乏味的计算,这就经常导致错误发生,即使使用计算机,在数据处理的每一个环节,包括编辑、编码、数据录入和制表都有可能引入错误。

(三)提高和确保数据质量的措施

通常来讲,有这样一些措施可以改善数据质量:使信息系统设计尽可能简单;用户参与系统设计;对程序和定义进行标准化;设计数据收集工具;建立一个合适的激励体系;设计有效的检查程序以及进行有效的培训等。

简化信息系统设计是为了避免在传输和处理数据的过程中引入错误,使得数据的收集者和使用者尽量接近,从而可以激发有关人员的积极性。

让用户参与系统设计,一方面提高了用户对系统的主人翁感,另一方面也可以确保收集数据的有用性。

对数据收集工具的内容和方法进行预实验,可以为卫生信息系统规划期间必须做的决定提供决策基础。例如,测验新的数据项目、更改问题表述、或者测试登记表的不同类型等等。

对于系统而言,最好的激励就在于收集的数据对于收集者有用,这样就在数据收集阶段就保证了系统的高效运作。但是建立一个合适的激励体系必须要谨慎小心,我们之所以提倡"合适"二字,就在于要充分把握"度"的问题。

有效的培训不仅仅在于系统本身的相关培训,更重要的是一系列与责任相关的培训。只有从人员身上根除数据不良的诱因,才能更大程度地保证数据质量。

三、卫生信息管理技术

我们在这里提到的卫生信息管理技术,主要包括数据收集方法和数据资源管理技术。广义的数据资源管理包括三个方面:文件组织、数据库、数据规划和数据管理。在本节我们不对数据资源管理作详细地分析,重点介绍数据收集方法的一些内容。

数据收集分为常规数据收集和非常规数据收集。由卫生单位负责的常规收集方法是最典型的常规数据收集形式。这种方法通过与保健对象进行接触来收集数据,可以在卫生机构内进行或者通过巡诊来完成。非常规的卫生数据收集方法包括调查、定量和定性快速评价方法以及其他专门研究。

1. **常规数据收集方法**

我们根据来源将常规卫生数据收集方法进行分类：卫生单位数据收集，社区数据收集以及人口登记。三种方法之间有着一定的重叠。

常规卫生数据收集中最常见的类型就是以卫生单位为基础，数据由卫生机构内工作人员在完成日常卫生保健工作时进行记录。以常规卫生单位为基础的数据收集是为保健对象和卫生保健管理、为监控资源使用和卫生服务以及疾病监测来收集数据的最明显方式。尽管由于数据收集方式和收集质量的原因使这种方法受到最多的批评，我们仍应该看到，以卫生机构常规数据收集为基础的卫生信息系统不但可以被转化成为有用的规划和管理工具，而且还可以引发政府对卫生服务管理环境的不断改善。

由 WHO 提出并为世界上大多数政府所采纳的初级卫生保健策略需要对传统的卫生服务系统进行重新组织，使得提供卫生保健能够适应社区水平上的需要和限制，并且在规划和管理当地卫生服务时把社区包含进去。在这些原则的基础上，卫生部门和非政府机构已经把传统卫生单位数据收集方法扩充进社区常规和非常规数据收集方法。

人口登记系统也是有关卫生数据的常规数据收集形式。获得生命统计的方法除了人口普查以外，还有回顾性抽样调查和前瞻性社区随访研究。在进行常规人口普查的国家中，通过在普查表中增加专项问题，政府部门也可以获得生育率和死亡率的信息。同样，作为常规卫生信息系统的一部分，基本卫生保健提供者和管理者也可以组织收集出生和死亡数据，当然，这需要社区的积极参与。最后，保健提供者和管理者也可以通过间接方法获得死亡率数据。

2. **非常规数据收集方法**

我们在前面讲到的，常规方法使用的是有关卫生保健提供或管理情况的工作记录。与之相对的是，非常规数据是为了特殊的目的专门进行收集的,以此来补充和验证通过常规报告系统收集到的数据。

非常规数据收集方法通常可分为三大类:快速评价程序、调查以及人口学检测。

快速评价程序包括许多方法,大多数是利用定性研究方法,诸如正式和非正式个别谈话;核心群组讨论;参与者及档案分析等等,其他经常归入快速评价程序的方法都是一些更正式的定量工具。所有这些方法,都具有一些关键要素:①收集数据与得出结果之间的时间间距短暂;②把定性方法与定量方法结合起来的方法体系;③以行动为定位,这就意味着决策制定者和顾客都参与决定所研究的问题。

调查根据调查对象的不同可以分为多种类型,诸如家庭调查、诊所出口调查等等,卫生工作人员根据调查获取的信息重新安排整个卫生服务的时间表并且进行重新组织。

人口检测系统用于测量一些我们认为可以反映人群健康状态的指标。当我们可以把健康影响定义为减少疾病或减少生育时,就可以将测量发病时的指标用于衡量健康不良。尽管健康指标对于政策设计和评价非常重要,但是很少直接测量健康状态。健康状态评估可以在多方面对卫生政策发挥关键作用:

(1)大多数卫生方案和政策宣称它们的目标是改善健康状态,定义为降低死亡率、发病率或者生育率指标。

(2)卫生保健优先设置是以成本-效益研究为基础,使用在当前健康状态以及预计干预之后的健康状态之间的差距作为效果变量。配置资源的重大决定都建立在这样的估计基础之上。

(3)在这样的成本-效益评价基础上,设计基本卫生保健包。

(4)在改善卫生服务质量的要求下,许多人认为评价健康结局是其中一个关键因素。

(5)健康状态指标被用于更广泛意义上地评价一个国家的发展过程。

常规和非常规方法常常在某些领域获得连接,比如在设计和分析阶段，把从快速评价程序中得到的数据与常规信息系统和/或其他调查中获得结果进行比较，此外，在免疫接种/扩大免疫规划领域也广泛的将两种方法联系使用。

第三节 卫生信息管理系统

一、基本概况

（一）概念

（1）信息系统：是对信息进行采集、处理、存储、管理、检索和传输，并能向有关人员提供有用的信息，为管理过程服务的各种系统。信息系统由基础部分（组织制度，信息存储，硬、软件系统）和功能部分（针对各项业务进行计算机处理的各种业务信息系统）构成。

（2）管理信息系统：是信息系统的一种，它是一个组织进行全面的以计算机为基础的信息系统，具有预测、控制、决策功能，将电子数据与经济管理模型的仿真、优化计算结合起来，能在复杂多变的外部环境中辅助人工决策。

（3）卫生信息系统：运用系统理论与方法，将卫生系统各组成部分的信息处理过程综合成有机整体，及时而有效地为卫生事业管理和发展提供决策依据。一般分为卫生管理统计信息系统（负责管理方面信息的收集、加工处理、沟通、存储、开发、利用）和卫生业务信息系统（负责卫生业务方面信息的收集、加工、沟通和利用）两大部分。

(二)中国卫生信息系统的构架

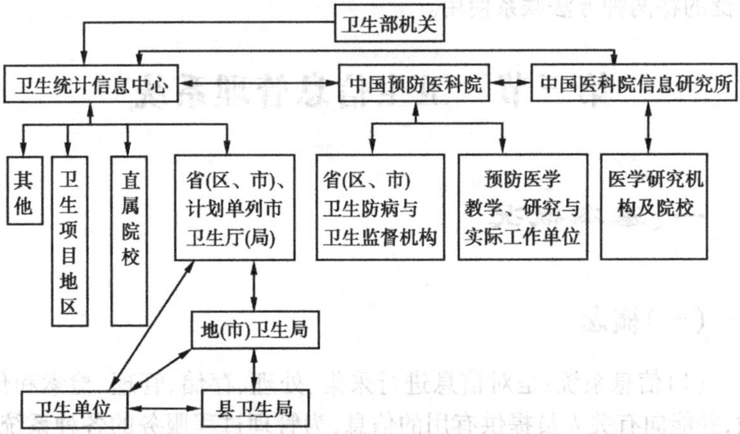

图 9.4 中国卫生信息系统的构架

二、卫生管理统计信息系统

(一)特征

卫生管理统计信息是反映卫生及其领域的相关活动产生、发展、变化情况及其影响因素的量化和抽象,揭示卫生事业发展和卫生服务活动内在的规律性和与其相关的社会卫生问题,为制定卫生规划提供依据,并通过信息反馈,对规划本身和实施进行评价,从而对规划实施进行调控,对规划进行调整,对规划的效果进行评价。

(1)社会性。卫生事业与社会及人群联系紧密,卫生管理统计信息来源于社会各个部门,其结果也将作用于社会各部门。故其具有广泛的社会性。

(2)有效性。涉及卫生事业发展及其卫生服务活动,能帮助管理者采取正确的决策和措施,能产生良好的社会效益和经济效益的信息才是有用的信息、有效的信息。

(3)关联性。通过管理系统规划,卫生管理统计信息与特定的控制决策相关联。

(4)精确性。可以精确计算出在某一时间内正确的卫生管理统计信息占总信息的比例。

(5)及时性。在制定卫生决策及规划时,必须要有充分、及时、准确的卫生管理统计信息作为依据。

(6)完整性。卫生管理统计信息必须能全面反映事物本身及相关领域的真实情况。

(7)简明性。卫生管理统计信息应具有适当的精细水平,简单明了,避免不必要的杂乱数据堆积和过于繁琐精细的信息。

(8)连续性。

(9)流动性。

(10)时间性。

(11)地域性。

(二)卫生管理统计信息系统的要素

(1)组织机构。组织机构是卫生管理统计信息系统中最基本、最重要的要素,卫生管理统计信息系统的建立,首先是组织机构的建立。

(2)人员。人员是卫生管理统计信息系统中最积极、最活跃的因素。担负着信息的登记、收集、整理、分析、传输和利用等重要职责。

(3)相应的法规制度。组织机构在相应的法规制度约束下显示出层次性,系统内各层次统计人员有相应的责任、权利、义务、工作秩序和联系方式。

(4)数据统计指标。统计信息人员生产出的产品,是有目的的经过处理的数据和对某一领域的综合反映及说明的资料。

(5)数据处理工具。是统计工作得以进行的重要条件和建立统计信息系统不可缺少的要素,常用的数据处理工具是计算机。

(三)卫生管理统计改革思路

为适应政府职能转变,卫生事业宏观管理与科学决策的需要,以反映结构、效益为重点,建立健全科学可行的卫生统计指标体系,在此基础上修订现行的卫生统计报表制度,完善调查统计方法,将全面调查、抽样调查和典型调查有机地结合起来,加强信息是资源的意识,广泛开拓信息源,加强统计分析,为各级领导的科学管理与决策以及社会公众提供优质的统计信息咨询服务。具体抓好以下工作:

(1)完善统计法规建设,加大依法统计的力度;

(2)改革卫生统计体制,进一步健全卫生统计信息系统;

(3)改革卫生统计制度,完善统计调查方法;

(4)加快建立卫生统计信息自动化系统,重点是"建库联网"和切实加强统计队伍建设;

(5)加强基础建设与基础工作,提高统计数据质量。

三、医学科技信息系统

(一)概述

医学科技信息工作是医药卫生事业发展到一定阶段的产物,是在信息学及相关学科理论指导下，运用科学的方法（包括特定的技术手段）对国内外医药科技信息进行收集、整理、报道、服务和分析研究，以促进医药科学及医药卫生事业发展。

（二）医学科技信息系统的工作内容

1. 信息收集

信息收集是信息工作的基础。信息的来源有口头、实物、文献等。文献信息又可分为科技期刊、会议文献、科技报告、政府出版物、学位论文、科技图书、标准文献、产品、样本、专利文献、电影、报纸、新闻稿、技术档案、图纸、卫星照片等。

2. 信息整理

对已收集的文献、资料等进行登记、著录、分类、保管、编制检索工具。其目的在于加强信息存储有序结构，便于检索和利用。

3. 信息服务

（1）检索服务。根据既定主题，通过检索工具书或在信息数据库中迅速、准确地查找出与用户需要相吻合的有价值的资料。分为文献检索（根据用户需要提供所需文献清单）、数据检索（用户不要求提供有关文献，要求提供有关的数据、参数、公式、图表或化学分子式等）和事实检索（用户不要求提供文献，也不要求提供数据，而是要知道某一事实或事件的具体内容）。目前检索服务中用得最多的是查新，即科研人员在开题前要了解自己即将做的科研题目有无别人做过，若有，其水平如何。

（2）复制服务。

（3）翻译服务。

（4）咨询服务。

（5）声像信息服务。

4. 信息报道

信息报道就是信息机构将收集来的大量资料经加工整理后及时向用户通报，常指科技信息刊物的编辑和出版。信息报道要求系统、及时和准确。科技信息出版物分为检索类、译报类和研究类。

5. 信息分析研究

围绕科研、医疗、药品器械生产和管理中的重要课题进行的高层次的信息调研工作。

第四节 计算机在卫生事业管理中的应用

一、计算机基本知识

(一)计算机的特点

计算机是20世纪中期的卓越成就之一，是一种能存储并能自动快速加工处理数据的设备。

(1)高速运算及处理能力。一般微型计算机每秒能执行几百万次指令，巨型计算机可达几十亿次以上，其速度是人工不能达到的。

(2)强大的记忆能力。计算机的内存和外存能存储大量的数据和程序，根据需要自动对数据进行计算、处理、修改、检查、调用。

(3)连续自动操作。可在各种软件控制下连续自动工作，无需人工干预。

(4)强而有力的逻辑判断能力。具有类似人脑的思维能力，可按设计的程序进行逻辑运算、判断推理。

(5)与通讯技术相结合，组成计算机网络或信息高速公路，资源共享,实现足不出户,尽知天下事的梦想,极大地方便了用户。

(二)计算机系统的结构

1. 硬件系统

(1)中央处理器;

(2)输入、输出设备(外围设备);

(3)存储设备(磁带、磁盘、光盘等)。

2. 软件系统

(1)系统软件;

(2)应用软件(使计算机完成特定工作的软件,如:进行数据管理的 DBASEⅢ软件、进行统计分析的 SAS 软件等)。

二、计算机在卫生事业管理中的应用条件及范围

(一)应用条件

1. 具有一定的科学管理基础

计算机虽然能将大量数据进行高速、准确地加工处理,变成对人们有用的信息。但只有输入的数据准确、完整,才能得到反映真实情况、具有指导意义的输出结果。因此,只有在合理的管理制度、完善的规章制度、科学的管理方法、准确的原始数据基础上,才能发挥计算机的有效作用。利用计算机进行卫生事业管理时,必须统一报表,理顺项与项之间的逻辑关系,减少重复,这样才能准确可靠地为卫生事业决策者提供有用的信息。

2. 领导重视,业务人员积极性高

单位领导的重视程度对计算机应用于卫生事业管理起着决定性

的作用。计算机程序应用、信息系统开发的各个时期都将涉及体制、机构、人员以及新资源的不断投入等，这些问题只有得到领导的高度重视，才能得以解决。

3. 具有一定的资源条件

卫生事业开展计算机管理必须具备一定的资源，包括：购买计算机硬、软件设备；建造机房；购买空调、电源、机房设备；人员培训；人员工资；机器运行、维护、修理；纸、软盘等易耗品的消耗等，投资不可能一次性完成，设备的更新换代、程序应用、信息系统开发都必须不断地补充资源。

（二）应用范围

1. 计算机辅助诊断系统（CAD）

通过某种疾病的大量临床资料，分析疾病的发病因素和临床特征，找出若干主要因素，建立该疾病的数学模型，把它编成程序，使用时只要把某疾病的主要发病因素和临床特征输入计算机，即可得到诊断结果。它是具有智能因素的计算机程序系统，也称为专家系统。

2. 数值计算和数理统计

卫生事业中获取的大量原始数据资料，往往数量大、影响因素多，各因素之间关系复杂，若要揭示各因素的内在规律性，需要进行数理统计处理。卫生工作者只需给出原始数据，说明需要计算与处理的项目，利用统计软件包编制的程序，即可由计算机处理并打印结果，速度快、正确性高。

3. 自动检测

由计算机和各种电子检查、诊断仪及其配套设备组成自动检诊装置，可使仪器、仪表智能化，并提高其精确度、稳定性和自动化程度。如：CT、MRI、心电图自动分析、自动生化分析、自动血细胞计数和分类等。

4. **计算机辅助教学(CAI)**

利用计算机辅助教师管理和指导教学的过程。目前辅助医学教学的模式有:

(1)训练和实习模式;

(2)用计算机模仿教师和学生对话;

(3)测验;

(4)发现式教学;

(5)模拟。可模拟病人、模拟解剖图形等。

5. **建立个人健康档案**

对需要长时间跟踪服务的顾客建立个人健康档案,及时为其提供保健、医疗、咨询服务,并及时发现未能按时就诊的顾客。

6. **管理信息系统(MIS)**

以计算机为基础,用系统思想建立起来的、为管理决策和管理业务服务的信息系统,又称为计算机辅助系统。如病案管理、医疗统计、人事档案管理、财务工资管理、物资设备管理、妇幼卫生信息管理等。

三、计算机网络与远程医学

(一)计算机网络

(1)凡是具有独立功能的多个计算机系统,通过通信设备及线路将其连接起来,有功能完善的网络软件(网络协议、信息交换方式、控制程序和网络操作系统),实现网络资源共享者都称为计算机网络。计算机网络分为远程网络和局部网络。贯通社会各部门和普通家庭，把一个地区、一个国家、乃至全世界的每一个人连在一起，利用快速的特点为每个人提供电子通信服务的电子通信网络称为信息高速公路。信息高速公路是一种高层次上的计算机网络，以信息传递与交流为目的，以光导纤维为主渠道、主干线，连通社会各部门和个人，使电话、电视、电子计算机成为一体，通过多媒体机，把文字、图像、声音融为一体，最大限度地实现信息资源共享。

(2)计算机网络在卫生事业管理中的应用。

1)医院信息系统(hospital information system，HIS)。医院是一个信息密集的部门，随着现代医学和科学技术的发展，急剧增加的医疗信息和管理信息需要传输、收集、存储、处理。医院信息系统是医学信息学的分支，把医院的信息输入计算机，利用计算机完成信息储存、处理、传输，形成网络，信息共享，提高医院管理质量及效率。医院信息系统信息分为病人信息(覆盖了病案首页、医嘱、检查、手术、护理、病程等内容，病案首页又包括：病人主索引、入出转记录、诊断、手术、费用等，是医疗效率质量指标的重要信息源)、费用信息(包含门诊及住院病人费用明细，费用项目包含了开单科室、执行科室，可用于统计分析和成本核算。住院病人费用明细记录了病人在院每一天的每一项费用)、物资信息(药品、消耗性材料和设备信息。其中，药品包含了药库、各药局的库存、入出库数据；设备信息包含了全院所有设备的位置、状况和折旧等信息；物资信息主要用于医院内部科室级的成本核算)。

2)信息管理；

3)医学图书情报系统。

表 9.1 医院管理系统常用信息表

医院信息系统	信息系统内容
1.日医疗数据查询子系统	日门诊人次、急诊人次、收容病人数、出院病人数、手术例数、检查人次数、化验件数、当日危重病人数、新增危重病人数、死亡病人数、占用床位数、空床数、临时加床数、候床病人数、当日门诊收入、住院收入
2.医疗数据查询子系统	月门诊人次、急诊人次、病人流动月报、医疗质量指标、医疗效率指标、诊断质量指标、手术信息、手术负荷、护理负荷、管理质量、医技工作
3.医疗经济数据查询子系统	病人住院费用、病人平均住院费用、月医疗收入、日医疗收入、住院医疗费用对比、门诊医疗费用
4.病人信息查询子系统	查询当前在院病人包括当前在院危重病人的信息

(二)远程医学

(1)广义的远程医学指多媒体通讯技术和医学信息相结合而产生的新的医学学科,传输载体可应用卫星线路、公用数据网、因特网、公用电话网等,可进行远程诊断、远程会诊、远程护理、远程教育、远程医学信息服务等医学活动。狭义的远程医学指研究怎样利用现代化多媒体通讯技术进行医疗活动的一门学科,包括远程放射学、远程外科学、远程护理、远程诊断、远程会诊等与医疗有关的活动。远程医学方便了病人就医,克服了医患之间因地域原因而造成的就医难,使地域不再是病人及时就医并得到高质量诊治的障碍。

(2)远程医学的发展趋势

1)移动性:建立无线通讯网点,实现随时安装、使用,不受任何限制;

2)临床应用领域和服务方式的多样性;

3)虚拟医院:提供各种医疗信息咨询和医疗服务,虚拟医院就是使用多媒体数据库对病人诊断提供决策支持,实质上就是一个数字化的健康科学图书馆,可以为因特网用户提供服务。

[案例] 该如何选择

××医院是一所外科专科医院,随着医疗体制改革的不断深入,医院之间的竞争日益激烈。该院的现实情况是“三长一短”(挂号、候诊、收费、取药时间长,医生看病时间短)现象严重,广大患者怨声载道。医院领导认为:医院的竞争,除了需要有专业技术过硬的医护人员外;还必须要依靠改善医院的管理,通过管理来提高服务水平、增收节支。医院领导希望通过实施医院信息系统来帮助日常管理、医疗活动和经济核算。但大多数职工认为,医院信息化建设耗资耗时,不能给医院带来直接的效益,不如修建新门诊大楼、扩建病房、购买高精尖的设备(如 CT、核磁共振、直线加速器)等那样能立竿见影地为医院带来直接经济效益。

在最近的一次讨论关于医院发展问题的职工代表大会上,毕业于卫生事业管理专业的院长做了如下的发言:医院作为一个服务大众、关系民生的窗口行业,提高服务水平,让患者体验愉快的就医过程,是促进经济发展、社会文明进步的重要内容。现代化医院包括设备现代化、信息现代化和管理手段现代化。医院现代化和医院信息化是分不开的,医院信息化是医院现代化的必经之路。信息化作为未来社会发展的必然趋势,已经为很多行业带来深刻的变化,对医院的重要性也逐步显现。它的作用不仅仅是为了解决医院目前的生存问题,更是医院长期发展的基础。

(1)可以规范医院的流程,提高医院各项工作的效率和质量。我院门诊人次现为1 000人次/天,年门诊250天,每人少花费半小时,则日节约500小时,一年大概节约18万小时。

(2)在手工方式下,医院年终盘点,两三个月都算不清楚,等算清楚又半年过去了,而通过计算机管理,年终盘点只需要十几分钟。

(3)通过计算机管理,可以避免跑、冒、滴、漏现象。医院目前存在采集数据滞后现象,病人出院了,检查检验报告才送到病房,导致漏费;或冒充病人开检查检验单,费用没有录入。医院一年收入约2亿元,如果医院存在2%的跑、冒、滴、漏的现象,则每年损失400万元。就算能堵住一半的漏洞,则每年就能多创收200万元。

(4)完整的病人医学记录是医学研究的重要信息资源,如病人的基本信息、诊断信息、检验信息、医疗信息、用药信息、费用信息等。医疗数据入网后,能丰富和积累临床医学知识,并提供临床咨询、辅助诊疗、辅助临床决策,提高医护人员的工作效率,为病人提供更多、更快、更好的服务,为下一步决策支持提供了基础。

如果你是该院的一名职工代表,你该做出如何的选择?你有何意见及建议?

第十章　卫生文化建设

第一节　卫生文化建设

一、概述

20世纪80年代初，美国掀起了企业文化热，这标志着文化管理时代已孕育成熟。卫生文化是在国家民族文化和现代意识影响下形成和发展起来的，是与企业文化相呼应的。卫生文化与社会文化背景和环境相适应，随着社会文化的发展而发展。科学地运用卫生文化这一现代化的卫生管理理论，是卫生事业不断发展的前提和动力。

(1)卫生文化是由表层的物质文化、浅层的行为文化、中层的制度文化和深层的精神文化所构成。表层物质文化，包括卫生事业和医院院容院貌、病人的就医环境、员工的服饰仪容等，构成卫生文化的硬件外壳，集中表现了卫生事业在社会上的外在形象；浅层的行为文化是卫生系统员工在为病人服务和内部人际交往中产生的活动文化，反映了卫生系统的经营作风、精神面貌、人际关系等，成为医院的精神环境；中层的制度文化，它是观念形式的转化，成为卫生文化软、硬件外壳的支撑，是卫生文化中的强制性文化；深层的精神文化是卫生文化中的核心层，它是卫生在经营管理中形成的独特的意识形态和文化观念。

四个层面文化之间的关系是：精神文化通过制度文化表现，支撑起卫生系统中员工的行为文化，构造出卫生表层文化的实物外貌，并从中体现出卫生的核心文化层。

(2)卫生文化是借鉴了国内外企业文化建设的经验，以中华文化为背景，在传统医学文化、现代医学文化及相关文化交流中发展起来的，逐渐形成具有卫生自身特征的一种群众文化。它包括的信仰、观念、价值观、生活态度、工作方式、工作氛围和工作行为，是文化与医疗活动相结合的产物，是卫生系统员工在长期工作、生活中创造出来的物质成果和精神成果的集中反映。

(3)卫生文化包括物质、制度和精神三大要素，直接指导卫生事业的物质文明、精神文明、制度文明建设。卫生文化受周围环境影响，包括卫生系统外部环境和内部环境，外部如社会政治、经济、文化、科技等，内部如职工的素质、设施和职工的一言一行等。卫生文化是随时代的发展、社会变革以及卫生事业所处的环境的变化而不断丰富、发展和完善的。卫生文化的重要部分是医院文化。

二、医院文化

(一)医院文化含义

医院文化是指医院及其职工在从事医疗工作、医院经营中，共同持有的理想信念、价值取向、道德规范及行为准则。它具有可塑、潜移、绵延、扩散、隐形、稳定的特性。具有导向、凝聚、激励、约束、辐射五项功能。

(二)医院文化功能

(1)导向功能:一是对医院整体的价值取向和行为方式起导向作用;二是对医院员工个体思想行动起导向作用,使人们在潜移默化中接受医院的目标作为自己追求的目标。

(2)凝聚功能:医院文化的凝聚功能表现为医院成员的归属感、依恋感和责任感。医院文化就像粘合剂,能够把全院职工凝聚到医院建设的整体目标上来,团结一致,齐心协力,对医院建设和发展有着重要的驱动作用。

(3)激励功能:医院文化以人为本,它对人的激励不是靠外在推动,而是通过积极向上的思想观念和行为准则,形成强烈的使命感,使员工从内心深处自觉产生为医院的生存和发展顽强拼搏的献身精神。

(4)约束功能:这种约束力来自医院文化的氛围、群体行为准则和职业道德规范,使医院职工产生心理共鸣,达到行为自我控制,自我约束。

(5)辐射功能:医院文化是社会文化的组成部分,它可以把自身的价值观念、道德观念、思维方式、行为模式、组织管理向社会文化辐射,良好的医院文化帮助医院在公众中树立良好的社会形象。

(6)医院文化还具有协调功能、优化功能、教化功能等,调节、支配着医院及其职工在从事医疗、经营活动中做好工作。

(三)医院文化的组成要素

(1)医院文化的基础:是每一个医院在长期的发展过程中,在自身实践经验的基础上形成的,没有一个现成的医院文化模式能够适用于所有的医院,而是各个医院根据自己的实际总结形成。因此,医院文化是由有修改特性的内在文化和外在象征组成。

(2)医院文化系统:由价值观念、精神面貌、规章制度、管理特征、外在表象等组成的。价值观是医院安身立命和不断向前发展所追求的宗旨和理念;精神面貌是医院力求创造的一种工作氛围;规章制度和行为准则包括诊疗规章、技术规程、工作制度、医德标准、行为要求和就诊原则等;管理特征可通过医院技术质量流程的精细度、信息管理的灵敏度、工作管理的干练度、为患者服务机制的灵活度等方面予以体现;外在表象则是医院的门诊大楼、病房条件、诊疗设备、就医环境、象征性标志物和在社会上的声誉等因素所构成。

(3)医院文化理论和表象:理论为能够被员工所接受,对员工有很强的影响力的现代管理理论。如吸引和激励人才的机制、协作精神、创新意识和以病人为本的管理理论等。文化表象是通过医院内部组织的各个环节,在各个层面上发挥着作用,看得见,体验得到的信息表达。如全院员工既能尽职尽责,千方百计做好本职工作,又能热情协作配合他人做好相关工作,使医院运转体现出一种高效、友善的氛围。

医院文化的效果是医院最具全面性、根本性和核心的竞争力,它使医院在市场上的技术质量、服务声誉、经济效益最好和占有市场份额最高等。医院文化既不是单一的口号,也不是纯粹的软件建设,而是医院由浅至深的各个层面综合因素的总和,其深刻的内涵、丰富的外延和千姿百态的效果特征,需要经过培育和创造。

(四)医院文化的塑造

(1)强化医院院长或决策集团要有“做大事”,实现“最好”或“第一”的价值取向,医院领导层要站在时代的前列高瞻远瞩,确立“以病人为本,让患者助我上一流”之类既高明又可望实现的价值理念,要能创立代表医院精神的标志物,在员工中反复传播,在社会上广为宣传,使之成为医院品牌的外部象征;建立一整套保证医院言必行、行必果的刚性措施，并严格地付诸实施，使之成为医院通向“最好品牌”的成功路径。

(2)强化医院树立“以市场为导向、病人为中心”的竞争战略，建立灵活应变的经营机制。医院要敏感、准确地探知医疗市场的需求，以此来设置和调度全院的医疗资源，结合自身优势培育特色技术、高精技术，实现医疗市场“人无我有，人有我优”的优先占领制高点的双赢战略。

(3)强化医院严格的内部管理，并实施优胜劣汰的全员优化，人才制胜的战略。医疗行业具有高技术、高风险和救死扶伤性质的特点，对员工的整体素质要求严格，优秀的员工要靠患者去筛选，劣质的人员要让市场去淘汰。高质量医院既要有诊疗技术、服务和管理的整体全优来支撑，又要有高、新、尖医疗技术的亮点来显现。

(4)强化医院文化要有持之以恒、坚忍不拔的精神与毅力。对高文化水平的医院，无论是其理念的植入、精神的弘扬、信誉的建立、经营战略的实现、优秀队伍的培育还是技术与服务全优的体现都要持之以恒；如果按基本医疗技术常规和制度运行是对任何一个医院的基本要求，那么要时时刻刻做到位就是一件不简单的事情，而这仅仅是最初级的要求；因此要创建高文化水平医院必须付出艰辛的努力。

(五)医院文化对医院发展的影响

无论是西方的资本主义，还是东方的社会主义，企业从早期发育到现代化发展，都经历了一条“冒险发展→资本发展→人际关系发展→科技发展→人才发展→文化发展”的轨迹。在步入知识经济全球化的当代社会，“文化”以其丰富内涵和广泛的外延赋予了现代企业以蓬勃的、各不相同的生机与活力，使之具有强大的发展潜力。名牌企业靠的是企业文化，医院文化建设决定着一个医院能否进入品牌行列的关键因素，对医院发展前景起着至关重要的作用。

三、职业道德建设

(一)医德建设的基本内容

医德是指调节医务人员与病人、医务人员之间,以及医务人员与集体、国家之间的行为规范的总和。医德作为一种职业道德,是一般社会道德在医疗卫生领域中的特殊表现,是医务工作者在医疗预防保健实践中逐渐形成和发展起来的。

医德规范是医务人员的社会关系在道德境界中的体现,是医德关系的高度概括,是医德建设的重要内容。

在医疗实践中,医德教育和医德修养是医德建设的关键所在。医德教育是社会职业道德教育的一个有机组成部分。医德修养是医务人员为培养医德品质所进行的自我教育、自我锻炼的过程,它是一种特殊的职业道德修养。只有在长期的实践中,自觉地锻炼、改造、检验,才会将医德原则和规范要求逐步转化为自己的医德知识素养。

医德评价有助于促进医务人员良好的医德风尚以及个人高尚医德品质的形成,是医德建设不可缺少的部分。医德评价是依据一定的标准和原则,对医务人员或医疗单位的医德行为和活动做出的道德与不道德的判断。它对医务人员的行为道德起裁决作用,具有深刻的教育作用、调节作用。通过社会舆论表彰和赞扬高尚的医德行为、制止和谴责不良的医德行为。

(二)医德建设的基本原则

第一,必须有利于广大人民群众的身心健康;第二,有利于促进医疗卫生事业和医疗科学事业的进步和发展;第三,体现医德的历史传统和社会主义的时代要求;第四,科学地回答医务活动中人与人之间的各种医德关系。所以医德基本原则是医德的总纲和精髓。

根据以上四个条件,我国把“防病治疗、救死扶伤,实行社会主义人道主义,全心全意为人民服务”作为医德的基本原则。

(三)医德建设的基本范畴

社会主义医德范畴是医务人员的医德关系和医德行为普遍本质的反映,它体现了医德原则和规范中最本质的医德概念。医务人员学习医德范畴,将客观的、外在的医德原则、医德规范的要求,转化为主观的、内在的医德意愿,从而产生强烈的医德义务感、医德良心等,且具有自身评价医德行为的能力,自觉地调整自己的行为,自觉地实行医德原则和规范的要求。

(1)义务与责任　防病治疗、救死扶伤,维护病人的身心健康是医务人员最基本的医德义务和神圣责任。

(2)良心和同情　加强职业道德责任感的净化,即医德良心是医务人员起码的基本品质。同时还必须具备同情心,这是一种完全建立在自觉、持久的和稳定的为人民服务基础上的内在情感。

(3)忠诚与荣誉　医务人员要忠诚病人的利益,运用正确的检查、诊断、治疗的方法,树立医德的荣誉观。

(4)审慎与保密　审慎是医务人员对病人、对社会履行高度责任感、同情心的总体表现。保密包括两个方面:一是为医疗需要提供的个人秘密;二是对某些病人病情的保密,它是医务人员特有的传统职业道德。

(四)医德建设在卫生事业管理中的作用

医德医风建设是卫生事业管理的灵魂,它关系到医院的性质、方向和宗旨。在整个职业道德中,医务人员的职业道德更为社会关注。加强医德医风建设,不仅是为了提高广大医务人员的医德素质及整个文明程度,而且可以通过医疗卫生工作这个桥梁和纽带,把党和政府的关怀源源不断地传给人民群众。

加强医德医风建设，是提高医疗卫生质量的根本条件。医疗质量是医院通过医疗活动取得的医疗效果的集中表现，它是卫生事业管理的核心和重要目标，是衡量医院服务思想、技术水平和管理水平的重要标志。在医疗实践中，最佳的医德水平往往反映纯正的服务动机、热诚的服务态度、良好的服务质量、高尚的医德是提高医疗质量的动力和保证。

加强医德建设，是执行规章制度的思想保证。规章制度是医院工作客观规律的反映，是医院进行管理，确保正常运转的必要手段。良好的医德是执行规章制度的内在动力。因此，既要严格管理，又要加强医德品质教育，引导医务人员自觉地遵守规章制度。良好的医德医风可以实现执行规章制度的最终目的；而良好的医德水平，全心全意为人民服务的医德境界，又能保证在任何时候有效地执行规章制度。

第二节 爱国卫生运动

一、爱国卫生运动概述

爱国卫生运动是具有中国特色的卫生工作方式，在我国社会主义建设的各个历史时期都发挥了巨大作用，产生了良好的社会效益和经济效益，为社会和人民群众所称颂，并得到国际社会的高度评价。

1952年初，面对当时美国发动的细菌战争，全国人民积极响应毛泽东主席关于“动员起来，讲究卫生，减少疾病，提高健康水平，粉碎敌人的细菌战争”的伟大号召，掀起了除害灭病、讲究卫生、移风易俗、振奋精神的爱国卫生运动，为“保家卫国”做出了很大贡献。文化大革命中，爱国卫生运动遭到破坏。党的十一届三中全会以来，党中央、国务院非常重视卫生工作，对爱国卫生工作做出了一系列重要决定和部署。

1978 年，国家重新组建了中央爱国卫生运动委员会和恢复了地方各级爱卫会及其办事机构；1982 年又把“开展群众性的卫生运动”写入了国家宪法；1989 年发布了《国务院关于加强爱国工作决定》；1992 年，江泽民同志为爱国卫生运动题词，“开展爱国卫生运动，提高全民族的卫生素质，促进两个文明建设”；1997 年，中共中央、国务院做出的《关于卫生改革与发展的决定》中指出，要深入开展爱国卫生运动。

为人民健康服务，为社会主义现代化建设服务，是卫生工作的根本目标；“预防为主”是党和国家卫生工作的基本方针。大力开展爱国卫生运动，体现了“预防为主”这个基本方针，爱国卫生运动不仅对于改善环境、提高人们的生活质量发挥了积极的作用，同时又直接起到为人民健康服务，为社会主义现代化建设服务起到了重大作用，因此它是社会主义精神文明建设的重要组成部分，是提高全民族整体素质的有效途径。

二、爱国卫生运动的任务

最早提出的任务是“除四害、讲卫生、消灭疾病”。20 世纪 50 年代，在农村是“两管”（管水、管粪）、“五改”（改山、改厕、改畜圈、改炉灶、改造环境）；现在提出的任务是，在农村“改水、改厕、九亿农民健康教育行动”。而对于搞好城市的卫生工作，则是全国广泛开展创建卫生城市的活动，这对城市现代化建设，提高城市总体卫生水平，改善投资环境，推动经济发展和社会进步起到很好的促进作用。

当前和今后一个时期爱国卫生运动的主要任务是：全党动员，全民动手，齐心协力地搞好灾后防疫工作，确保大灾之后无大疫；农村继续以改水、改厕为重点，带动环境卫生的整治，预防和减少疾病的发生,积极开展地方病的防治,遏制一些疫源性传染病上升的趋势;促进文明村镇建设、提高城市的现代化管理水平,增强市民的卫生文明意识,提高城市卫生水平;继续开展除“四害”(蚊子、苍蝇、老鼠、蟑螂)活动,把“四害”的危害降低到最低;深入开展健康教育,提高公民的健康意识和自我保健能力,使之养成良好的卫生习惯和健康的生活方式。

三、爱国卫生运动的经验

同疾病做斗争,开展群众性的爱国卫生运动的工作方法,是我国创造的成功经验,它对于改善城乡环境卫生,提高人民卫生知识和健康水平发挥了重要作用。爱国卫生运动的任务十分繁重,面临许多新的课题,要在认真总结经验基础上,根据我国经济、社会发展的形势和人民群众对提高生活质量的要求,研究探索进一步持久地开展爱国卫生运动的新思路。

(1)深入开展创建卫生城市活动,促进两个文明建设。爱国卫生运动是我国发动群众卫生工作的一种好形式。在城市开展创建卫生城市活动,提高城市的现代化管理水平,增强市民的卫生文明意识,促进文明城市建设。通过城市卫生检查,绝大多数城市把爱国卫生工作纳入当地社会经济发展规划,把基础卫生设施的建设纳入城市建设发展的总体规划,逐步走上以提高大环境质量为目标的综合治理的道路,使少数城市的环境质量和卫生状况有了新飞跃,为我国在城市建设和管理方面树立榜样。

在城市,铁路、交通、民航等部门开展的创建卫生窗口单位的活动,树立了一批全国卫生先进的车站、港口、机场,不仅为创建卫生城市打下了良好的基础,而且改善了这些窗口单位对外形象,提高了运输服务质量,增加了企业的活力和经济效益。

(2)积极推进农村改水、改厕,为农民健康和农村经济发展做出了贡献。全国爱卫会召开全国农村改厕经验交流会，认真推广“领导重视，纳入规划，部门协调，民众公助，多方集资”的经验，推动了农村改厕工作的发展。一些地方把卫生厕所建设纳入了村镇建设规划，一些经济落后地区则把改厕作为开发性扶贫项目来抓。农村改水、改厕可带来很好的防病效果和社会经济效益，仅两项可以降低肠道传染病的发病率70%左右，还促进了乡镇企业、家庭养殖业和庭院经济的发展。

(3)加强除“四害”工作的技术指导，规范鼠药市场，使除“四害”工作更加科学化、规范化。全国爱卫会始终坚持不懈地把以灭鼠为重点的除“四害”工作当作创建卫生城市的基础工作来抓。成立了“除四害专家委员会”，加强技术培训、指导、科学用药和检查方法。针对城乡鼠药市场混乱，剧毒鼠药急性中毒事件屡屡发生的现象，在组织专家进行调查研究的基础上，加强了对鼠药市场的整治，使除“四害”工作健康发展。

(4)大力开展健康教育，促进群众卫生素质的提高。全国爱卫会把健康教育的重点放在农村，提出了农村居民应掌握的基本卫生知识和卫生行为规范，结合农村改水、改厕等环境卫生建设和卫生防病，开展了多种内容的社区健康教育试点。在城市，有针对性地开展了不同形式、不同内容的社区健康教育活动，健康教育的方法已由知识普及型向行为干预型转化。

(5)加强爱国卫生意识，广泛开展国际合作，促进爱国卫生工作的对外交流。爱卫会把爱国卫生立法作为重要工作内容来抓，取得显著的成效。全国有14个省市的人大通过、颁布了《爱国卫生工作条例》，使爱国卫生工作逐步走向法制化道路。在国家计委和财政部的支持下，组织实施银行贷款，进行农村供水与环境卫生项目，使我国贫困地区1 366万农村人口受益。

四、爱国卫生运动机构

(一)爱国卫生运动委员会的职能

随着社会的发展和科技的进步,人类对危害自身健康因素的认识逐渐加强,卫生事业的内涵不断扩大。各部门都要关心卫生与健康问题,在全社会树立"大卫生"的观念,全国爱国卫生运动委员会的具体工作由卫生部承担,然而爱国卫生工作又远远超出卫生部门的工作范围。因此,按照中央赋予的职责,各级爱国卫生运动委员会承担着以下职能:

(1)注意抓大事,议国家卫生的大政方针,突出"大卫生"的工作。积极协助各级政府,协调有关部门为搞好社会大卫生工作出谋划策,不断开拓进取,适应新形势。

(2)在各级政府领导下,加强部门的协调,充分发挥全国爱国卫生运动委员会各委员部门和各级爱国卫生运动委员会的作用,共同搞好爱国卫生工作。进一步明确全国爱卫会各委员部门的职责和分工,各委员部门各司其职,各尽其责。各级爱卫会根据各委员会部门的职责分工,在组织协调各部门落实各项爱国卫生工作任务上下功夫,共同推动爱国卫生工作。

(3)各级卫生部门都要将爱国卫生工作当成自身的工作抓紧、抓好。积极协助各级政府、协调各部门组织广大群众共同参与社会大卫生工作,如重大疾病预防和控制、地方病防治、重大中毒事件的防治、救灾防病及疫情控制等。需要跨部门协调作的"大卫生"工作,应注意发挥爱卫会作用。

爱卫会是各级政府下的议事协调机构,其主要任务是协助各级政府、组织协调有关部门,发动广大群众共同搞好社会性大卫生工作,爱卫会工作不仅是爱国卫生运动办公室几个人的事,需要卫生部门共同承担;爱国卫生工作的基本工作方法是组织协调。

(二)爱卫会的机构设置

(1)全国爱国卫生运动委员会办公室是爱国卫生运动委员会的常设办事机构,挂靠卫生部,主管全国爱国卫生工作。

它的主要职能是:贯彻国家爱国卫生工作方针、政策和法规;研究起草爱国卫生工作的法规、议案和政府规章草案并组织实施;制定研究爱国卫生事业发展规划和目标;组织协调开展创建卫生城市(卫生城区)活动;组织实施全国除“四害”活动;组织实施农村改水、改厕规划的农村爱国卫生工作;开展爱国卫生宣传教育活动和群众性卫生监督活动;协同有关部门制定重大疫情、中毒事故等突发事件防范预防和应急对策;组织协调、检查各地、市有关部门和团体的爱国卫生工作,进行卫生效果评价。

(2)内设机构:综合处,贯彻爱国卫生工作方针、政策和法规,拟定全国卫生工作法规和有关管理规定;负责爱国卫生法制宣传和爱国卫生系统的规划建设。业务处,组织协调爱国卫生工作,制定各种卫生检查标准,开展城市卫生检查和创建卫生城市活动,负责城乡除“四害”工作和农村改水改厕工作的组织实施、宣传培训、技术指导和效果评价,负责禁烟工作。

(3)行政编制:全国爱国卫生运动委员会办公室机关行政编制历来受到党中央、国务院的重视和关心,在政府机构改革中,全国爱国卫生运动委员会作为国务院的议事协调机构被予以保留,并由中共中央政治局委员、国务院副总理吴仪同志担任全国爱卫会主任;全国爱卫会的委员部门由40多个精简为25个,但更加精干、务实,便于运作。

五、爱国卫生运动目标

1.进一步深化改革,完善城市卫生检查评比机制,继续开展创建国家卫生城市活动

全国城市卫生检查评比对普遍提高城市卫生水平,加速城市现代化建设起了一定的推动作用。但也存在不少问题,我国幅员辽阔,各地经济发展不平衡,起点各不相同,要求所有的城市按照同一标准、统一参加全国城市卫生检查评比,对一些基础条件较差的城市压力过大。

鉴于全国城市卫生检查评比活动受到大多数城市和群众的欢迎,总的效果是好的。对于城市卫生检查应统一检查标准,要充分发挥各个委员部门、专家的作用,进一步认真修改和完善。大气质量、饮水卫生以及生活污水、垃圾处理状况等指标,应作为城市卫生检查的基本项目。

今后城市卫生检查评比要实行申报制。按照实事求是、分类指导、自愿参加的原则进行,不搞一刀切,不做硬性规定。提倡各地政府将卫生城市目标纳入城市发展规划。每次城市卫生检查结果,由全国爱卫会统一公布,不再评比“全国卫生城市”。

我国目前城市卫生水平和先进国家相比,还存在着相当的差距。对“国家卫生城市”一定要有精品意识,加强管理、完善日常监督机制,要体现有上有下,不搞终身制。在检查方法上,应有所创新,不采用固定模式,明查与暗访相结合,以平时抽查为主。充分体现公平竞争的原则,尽量做到公平、公正和公开,检查结果能真正体现城市卫生水平。

2.坚持把爱国卫生工作的重点放到农村,促进文明村镇的建设

我国12亿人口中,近80%生活在农村,在今后相当一段时间内,爱国卫生工作的重点应放在农村。农村的饮水卫生、粪便管理,是与农民日常生活密切相关的卫生问题。改水、改厕不仅是防病工作的需要,也是农民根本改变传统的理念和落后的生活方式,促进农村精神文明建设,树立文明新风尚,实现从温饱走向小康的必然要求。

农村改水、改厕工作是爱国卫生运动的重要任务之一,在我国国民经济和社会发展的第七、第八、第九个五年计划中都列出了农村改水任务指标;20 世纪 90 年代,中国儿童和妇女两个发展纲要也都列出了农村改水、改厕指标。《关于卫生改革与发展的决定》中明确规定:在农村,继续以改水、改厕为重点,带动环境卫生的整治,预防和减少疾病的发生,促进文明村镇建设。

3.进一步提高除"四害"的科学性

除"四害"作为爱国卫生工作的一项重要内容,对于预防疾病、控制传染病流行具有重要意义,在爱国卫生工作中必须坚持,并加强科研和技术指导,提高科学除害水平。

4.普及和深化健康教育,促进全民族卫生素质的不断提高

健康教育是爱国卫生工作的基础和重要目标。《关于卫生改革与发展的决定》中指出:健康教育是公民素质教育的重要内容,要十分重视健康教育,提高广大人民群众的健康意识和自我保健能力。卫生部门应不断加强健康教育工作的科学研究和人才培养,不断提高专业人员的业务水平。

5.加强立法工作,逐步实现爱国卫生法制管理

加强爱国卫生法制建设和法制管理是爱国卫生工作深入发展的需要,是完善和落实爱国卫生工作任务的根本保障。要抓紧《爱国卫生工作条例》和相应法规的制定工作。

6.进一步抓好国际合作项目,促进对外交流工作

国际合作项目的管理及最终评价结果,关系到我国的对外形象和人民群众的切身利益。全国爱卫办要协调有关部门,认真负责抓好项目的执行管理。

第三节 健康教育

一、健康教育的基本任务

早在20世纪70年代,在全世界卫生保健领域提出了一项新的战略措施——健康教育。它标志着人类保健事业发展到一个新的阶段。随着医学模式的改变,疾病谱与死亡谱的明显变化,慢性非传染性疾病逐步成为威胁人民健康的另一个主要原因,它是通过生活方式或不良行为所引起的疾病。对这种新型的“传染前不见古人”的疾病,如癌症、心脏病、性病及各种心理-社会疾病,不能通过免疫的方法解决,因为它们不是由细菌、病毒引起的,而是涉及个人行为和生活方式,这就需要发动人人主动参与;对于相关的致病因素与社会环境,就必须调动全社会的力量进行干预和治理,因此,健康教育应成为迎接这种新型“传染病”挑战的一项战略手段。

健康教育是一种干预措施,目的是有计划、有组织、有系统的教育活动,促使人们掌握卫生保健知识,自愿采取有利于健康的行为,消除或降低危险因素,从而降低发病率和死亡率,提高生命质量。

健康教育的活动自古已有,但明确提出健康教育却在20世纪,其目的就是要人们具有卫生科学知识,从而破除无知、愚昧和迷信,履行符合健康要求的行为,增进人民身体健康,提高生产能力,使人们享受美满幸福生活。人们掌握必要的卫生科学知识,就会自觉地同不卫生的习惯做斗争,同危害健康的各种因素做斗争。

现代卫生保健事业把健康教育工作放在十分重要地位,著名的《阿拉木图宣言》把健康教育列为初级卫生保健8项任务的第一位;《世纪卫生组织宪章》在绪论中提出:“为了使人类达到最充分的健康状况,就必须向所有的人普及医学的、心理的和其他有关的知识。"我国国务院的有关文件也曾指出:健康教育是"其有根本性的卫生基本建设"。为什么把健康教育放在如此地位呢?因为健康教育有其重要的社会作用。

(一)健康教育是一切卫生工作最基本的工作方法

"面向工农兵,预防为主,团结中西医,卫生工作与群众运动相结合",这是我国既定的卫生工作的四大方针,并把卫生设施、干部培养和提高人民卫生常识问题视为卫生工作的三大重点。

只有人民群众自觉起来参加卫生工作,才能有效达到卫生工作的目的,而要使人民自觉行动起来,就必须教给人民群众懂得卫生道理和斗争的方法,才能有广泛的卫生行动。健康教育在卫生工作中的重要性就在于此。

(二)健康教育是预防工作必不可少的重要前提

推广任何一项预防工作,有三个必不可少的条件:①可行的预防技术;②有效而普遍的推广机构;③广大群众自觉参与。这充分说明了广泛开展健康教育是一切预防工作成功的重要保证。

(三)健康教育是提高人民自我保健水平的途径

自我保健一般意味着自己有知识、有能力,能够按医学科学要求处理好自己或家人的健康生活和一些小伤、小病,这是提高人民的医学水平的结果,也是健康教育最终的目的。积极提倡自我保健,既能预防疾病增进健康,又是消除致病因素的需要。因此,必须坚定地、持之以恒地进行健康教育。

(四)健康教育是强大的治疗因素

在医疗保健、康复机构由医护人员经常开展有针对性的患者教育,不但能早诊断、早治疗疾病,还能使患者对疾病建立起正确的态度、信心，从而积极配合治疗，这样既有利于患者康复治疗，又能防止传播医源性疾病。

（五）健康教育是使人们获得幸福生活的重要方面

幸福生活主要包括两个方面，一方面是指物质生活，另一方面就是指精神生活。从医学观点看，幸福是与健康分不开的，没有健康就没有幸福。一个人既要有理想、有创造、有丰富的精神生活，也应有健全的体魄，满足人的生理需要和精神需要，才可能获得完满的幸福。

二、健康教育的基本原则

健康教育是一项十分复杂的工作，与政治、经济、社会、文化、心理、传播、行为、风俗、传统、伦理道德及人们的生产和生活有着错综复杂的联系。而基本原则就是从这些复杂因素中归纳、提炼出来的指导方针。要推行符合我国国情的人民大众的新文化、新教育，都离不开其思想性、科学性和群众性，而健康教育工作的基本原则也离不开这“三性”。

（一）思想性

思想性就是要检验客观事物和实践行为的理性标尺。衡量它是否符合社会实际和社会要求；凡符合的就是表现着正确的思想，否则就是错误的思想或思想水平不高。总之，衡量的标准是社会效果。

(1)要能鲜明地提倡什么，反对什么，什么是无害的。健康教育的重要任务之一，是建设社会主义精神文明，它既有文化建设，又有思想建设。它作为自然科学的医学，虽然没有阶级性，但它是共产主义教育的组成部分，因而，检验其教育效果，就是要看对健康教育的指导思想掌握得如何。必须教育人们有正确的人生观、世界观，有高尚的医德情操，正确的人群关系和公德观念。

(2)要能体现时代精神。卫生事业和医学科学是社会性的工作，人群的工作，在教育活动中自然地产生人与人之间、人与人群之间的关系问题，就要表现着集体主义、伦理观念，关心他人、热爱集体、热爱国家的思想观念。

(3)要破除迷信思想，进行辩证唯物主义教育。健康教育应用辩证唯物主义的科学真理，去消除那些愚昧、落后的思想残余，帮助群众建立起积极奋发的精神，教育人们去相信科学，运用科学知识去安排健康生活，就会得到可靠的幸福。

(二)科学性

健康教育工作本身是一项严肃的科学工作，关系到许多人的健康和生命，讲求科学性是健康教育工作最根本的要求。

(1)内容必须正确，其教育内容要先进、有效、可行，是健康教育工作者职业道德的重要方面。保证材料翔实、可靠，就一定要有科学的根据，不能道听途说，人云亦云。

(2)宣传要正确，不能歪曲、夸大，要实事求是。它不同于社会新闻，其内容不能猎奇志怪，不能以捕风捉影、夸大争奇、耸人听闻等招徕读者。

(3)对于科技新闻，只要是真实的，可反复宣传，不厌其烦，科技知识只有多看、多学，印象才会越深越透，要精读精研，知识才会巩固。

(4)要积极肯定，不可含含糊糊，犹豫笼统。我们工作关系到千家万户的安危，一人讹传，轻者误人健康，重者危及生命。

(5)讲求教育原则应将科学性与思想性统一，理论联系实际，直观性、启发性、循序渐进、因材施教，都能收到好的教育效果。

(三)群众性

一切从群众利益出发,向群众利益负责,适应群众需要,并在工作方法上采取群众能接受的作法,发动可以发动的群众力量,使他们掌握卫生知识,健康教育也应是群众文化教育的一组成部分。

(1)要为群众所需要的内容。群众即是人群,有不同年龄、性别、职业、民族和文化程度,故不会是单一的、相同的卫生要求,要根据当地的自然特点、时令变化、生活习惯和城乡经济情况,要有针对性、适应性和实用性,为群众所接受。

(2)要用群众喜闻乐见的形式,这就要求健康教育要体现艺术性。艺术性有两重涵义:一是提倡采用艺术形式,二是“寓教于乐”。使卫生宣传的形式优美,清新活泼,引人入胜,富有感染力,为群众喜闻乐见。

(3)要为群众所理解、所掌握,这就是所谓“大众化”、“通俗化”的问题。要做到深入浅出,将医学科学的道理,用群众的语言和为群众能接受的方式表达出来,真正起到了知、信、行的改变,从而达到健康教育的目的。

(4)组织社会力量,依靠广大群众自觉参与。健康教育关系到全民健康,是全社会的责任,必须在党和政府的关怀和支持下,调动一切相关单位和部门分工协作,通力配合,开展全民健康教育。

群众是人群的整体概念,群众的工作就要发动群众来做,就是我们平常所说的“动员起来”。把为什么要那样做的道理告诉群众,群众觉悟了,就会自觉而正确地行动起来,有了广大群众的广泛参与,我们的目的就能达到。

三、中国健康教育的特点

建国以来,在党和政府的关怀、重视以及社会各部门的支持、协助下,我国健康教育有了很大进展,也取得了显著成绩,从健康教育的管理模式到工作方法,已逐步形成符合我国国情,具有中国特色的科学体系。随着国际上健康教育理论的深化和发展以及我国改革开放的深入,我国的健康教育理论也在不断地升华,并通过实践的探索和创新,使我国健康教育工作正向新的高峰攀登。其特点概括如下:

(一)与社会主义精神文明建设相结合

在城乡开展移风易俗活动,提倡文明健康的生活方式,克服社会风俗中还存在着的愚昧落后的东西,这清楚地表明了健康教育是精神文明建设的内容之一,在精神文明建设中肩负着光荣的使命。

一个健康人,应有远大理想和事业心,并有良好的心理素质、科学的生活方式和良好的社会适应力,遵纪守法,维护公德,有利于自身和他人的健康,有利于社会,有利于增强民族的健康素质。

(二)是爱国卫生运动的首要战略任务

为了改善和提高我国城乡的环境质量和生活质量,以及提高人民健康水平,健康教育在爱国卫生运动中则起着尖兵先行和治本的作用。作为国家卫生城市的重要考核指标就是健康教育的效果明显,健康教育已成为爱国卫生运动不可分割的一部分,要把人民群众对卫生保健的需求、政府的关怀和科学技术指导融为一体,并组织和动员最广泛的人民群众自觉投入,而健康教育则在其中发挥着极为重要的作用。这就决定了我国健康教育事业有着坚实的社会基础和广泛的凝聚力。

(三)有政府的直接干预

由于各级政府领导关心、重视健康教育工作,运用各级政府行政上的号召力和影响力,在宏观上积极加以引导,直接组织动员广大人民群众参与健康教育,同时,把健康教育纳入当地卫生事业的发展计划,作为社会发展的重要内容,并从财力上予以扶持,从而保证了我国健康教育工作的顺利发展,形成了具有我国特色的粗具规模的健康教育模式。

(四)坚持群众参与,社会大联合

健康教育的对象是社会各阶层种类人群,教育内容与广大人民群众的生产劳动、工作、学习、生活、社会文化、精神面貌息息相关,是社会医学和预防医学在我国现实情况下的具体实践,也就是医学的社会化。因此,这是一项社会性极强的系统工程,必须动员全社会和广大群众的积极参与,走社会大联合、大协作的道路,这是我国健康教育工作在长期实践中逐步形成的又一特色。

(五)建立了健康教育专业机构和专业队伍

近年来,在各级政府的重视下,全国各地健康教育机构发展很快,专业工作者也逐步增多,其素质也明显提高,并在规划设计和评价监督中,普遍进行了科学研究和理论上的探讨,已形成了一支实力雄厚的健康教育专业力量。我国社会健康教育工作正是以这支力量为基本核心,坚持走专业与业余相结合的道路,面向社会,建立和健全了自上而下的网络,培养和发展了一支群众性的健康教育志愿者队伍。

(六)坚持为改革开放服务

多年来,我们已先后与世界卫生组织、联合国儿童基金会、世界银行、国际健康教育联盟,以及美国、日本、加拿大等国建立了多边工作关系。坚持派出去、请进来等对外交流形式,多次参加国外交流活动,进行多层次的合作;坚持以外促内,以项目带动工作,这对我国健康教育有较大的促进作用,尤其在改变我们有关观念和工作模式以及财力的多渠道投入等方面,其作用更为明显。世界健康教育大会曾指出:"健康教育和有关理论是一种崭新的科学文化,是联结有计划的健康教育和可评价的健康成果之间的纽带,那些成果包括改变初级卫生保健体系,降低行为危险因素,提高健康水平和改善生活质量,以适应健康模式的改变。"近几年来,我国健康教育的工作模式已开始从单纯的宣传-传播模式转变为传播-教育模式,健康教育评价已开始从纯粹工作的评价转到卫生知识水准以及行为改变的评价。

(七)坚持从我国国情出发,正确处理好各种关系

由于我国地域广阔,在城乡之间,东西部之间,山区与平原之间,存在比较明显的经济、文化、风俗、健康水平等各方面的差异,这样的国情,使我国健康教育面临一个多层次、多样化的现状。必须处理好各方面的关系。

如:西方国家已提出第二次卫生革命的口号,而我们有的地区却还没有完成第一次卫生革命的任务,正处在两次卫生革命的交叉点上,因而,必须两次卫生革命一起抓,左手抓传染病、右手抓非传染病;其次,搞好传播与教育的关系,传播可以改变大部分地区人们知识还比较贫乏的现状,而教育手段则可以帮助人们把获得的知识转化为行为。

以上就是我国健康教育的特色,也是多年来我国健康教育工作宝贵的经验和总结。

四、健康、文明、卫生、科学的生活方式

健康是人类生命史上一个令人全神贯注的重要课题。长期以来人们对健康的认识是不准确、不全面的。随着医学科学的发展和医学模式的转变,人们的健康观也在不断发生变化。世界卫生组织提出的健康定义是:"健康不仅是没有疾病和衰弱,而是保持体格方

面、精神方面和社会方面的完善状态。"这不仅阐明了生物学因素与健康的关系,而且强调了心理、社会因素对健康的影响。

怎样衡量一个人是否健康,世界卫生组织定出了健康的10条标准,概括起来是:

①有充沛的精力,能从容不迫地担负起日常工作;②处事乐观,态度积极;③善于休息,睡眠良好;④应变能力强,能适应环境变化;⑤能抵抗一般疾病;⑥体重适当,身体匀称;⑦眼睛明亮,反应敏捷;⑧牙齿清洁,无牙疾;⑨头发光泽;⑩肌肉丰满,皮肤有弹性。以上内容体现了健康所包含的体格方面、心理方面和社会方面的三个内容。

人类不但要生存、繁衍,更要发展,因此人们必须有一个健康的体魄来保证发展过程的进行。提倡有中国特色的社会主义生活方式,引导人们健康地生活,它包括:合理膳食、食物适当搭配、适当劳动和体育锻炼、戒除不良嗜好(限烟、少酒)、注意心理卫生。抛弃那些封建、落后、腐朽、愚昧的东西,保留中华民族的传统美德,提倡现代的生活方式。

人们行为习惯对自己的健康有着不可估量的影响,目前引起人类死亡的主要疾病是心血管病、肿瘤以及吸毒和最近蔓延世界的艾滋病,这些都是与不良的生活习惯或性乱有关,必须加以改变和根除,从人们健康着眼,从健康教育着手,教育人们建立良好的人生观和世界观、养成良好的卫生习惯,在日常生活中养成健康、文明、科学的生活方式,以提高社会群体的健康水平。

第四节　体育保健与卫生

一、体育保健学与卫生的关系及发展

体育保健学是人体保健卫生学的一个分支,它是研究体质与健

康教育及体育运动中的保健规律和措施的一门应用学科。

体育保健学对我国健康事业的发展具有重要的现实意义。从20世纪50年代到70年代中期，体育专业开设的是运动保健学，它是研究“在体育运动过程中，运用医学(知识和技能)保护体育运动参加者的健康和督导其正确地进行锻炼的一门科学。”其内容包括运动卫生、医务监督、运动损伤、按摩和医疗体育五部分。

从20世纪70年代中期到80年代中期，体育专业取消了运动保健学，改设运动医学课程。运动医学“是医学与体育相结合的一门应用科学，主要研究与体育运动有关的医学问题，在运动医学实践中，应用医学知识与技术对体育运动参加者进行医学监督和指导，从而达到预防伤、病，增强体质，提高运动成绩的目的。”运动医学的内容包括体格检查、按摩、运动损伤、运动性疾病、营养卫生、体育卫生、医疗体育几部分。与运动保健学相比，它与运动训练和临床医学结合得更加紧密，且充实了很多新知识和新技术。

现代“体育教育”已逐步向“身体教育”转化。身体教育是“促进身体全面发展、增强体质传授锻炼身体的知识和技能，培养高尚道德品质和坚强意志的教育过程”，其核心思想是体质与健康的教育，从保健角度出发，即为人体保健基本理论和基本知识的教育。人们常把竞技运动和身体锻炼统称为“运动”。“运动”是体育的基本手段，对运动过程中的保健卫生，根据人体在运动过程中自身的形态、功能和心理特征产生的一系列适应性变化的规律，采取相应的保健措施，合理地运用“运动”应激因子的影响，以达到增强体质，增进健康的最佳效果。

二、研究体育保健与卫生的目的

体育是随人类社会发展而发展起来的一种社会现象，是人们锻炼身体、增强体质、延长寿命的重要方法，是与德育、智育相结合的整个教育的组成部分。

任何有生命个体的基本特征是:必须不断与周围环境进行物质交换,物质交换的终止,就意味着死亡的到来。因此,人体必须有一个适宜进行物质交换的环境条件。通常,人们将符合生命活动的环境条件,称为卫生条件。

人体的任何活动,都是一个能量转化过程。在能量转化过程中都要消耗一定的能量,其能源来自营养物质的氧化,因而必须有相应的营养配备。

人体的任何"运动"都是在中枢神经系统的支配下,在各器官、系统的协调配合下,以骨骼为杠杆,以关节为枢纽,以肌肉收缩为动力所进行的各种位移运动。在运动过程中,机体将产生一系列具有"双向效应"的适应性变化,既可以增强体质,也可以危害健康。通过保健措施的制约才能成为增强体质、健康的手段。

从保健学角度说,人体的体质状况和健康水平受先天和后天两大因素的影响。对先天遗传因素来说,是优生问题;对后天因素而言,则是受卫生、营养、运动三大因素的综合影响和年龄阶段的制约。生活方式则是将三大因素进行合理安排的综合体现。中国传统的养生理念与实践,是其综合的具体反映。

研究目的是:根据人体生命活动的基本特征和影响人体生命活动的各种因素之间相互制约的内在联系,掌握人体保健卫生的基本理论和知识,指导人们从事符合生理规律的运动,提供理论依据和有关知识与技能。

三、体育保健与卫生的任务

体育保健是以医学人体解剖学和人体生理学为基础的一门应用学科。主要任务是:运用人体解剖学、生理学、心理学、营养学、卫生学、养生学和有关临床医学的知识和技能,从事以下三方面的研究

工作:

①研究影响体质与健康的各种因素及其内在联系。②研究体育运动参加者在运动过程中机体产生的一系列适应性变化的基本规律,研究在运动过程中影响身心健康的各种因素和运动性伤病发生规律,以及常见运动性伤病的防治措施,并给予保健指导。③研究儿童、少年、妇女的保健特点和要求。

四、体育保健与卫生的内容

主要研究体育保健与卫生的目的、任务、内容,并在学习过程中应注意:人体所需的营养素和能量,以及不同劳动(运动)强度对营养的要求和合理营养对预防疾病、增进健康的作用;卫生条件对人类健康的影响,以及环境污染对人类健康的危害。

主要阐述体质测试与健康检查的目的、要求和内容;体育教学的卫生保健指导;运动训练和比赛进行保健指导的意义、作用和内容;非创伤性运动病症的预防和处理。

研究各种运动损伤产生的原因、预防原则和急救措施,以及常见运动损伤的机理和检查、处理方法;运动康复的原理、特点、生理作用、常用方法及运动处方内容等;按摩的基础理论、应用手法,以及按摩在体育运动、日常保健、伤病治疗实践中的应用。

学习体育保健与卫生学,要求以辩证唯物主义观点,正确处理局部与整体、结构与功能、机体与环境、先天与后天、内治与外治、继承和发展的辩证关系;重视理论知识学习的同时,注重加强实践能力的培养;在接受国内外新知识、新技术的同时,注意继承中国传统的养生理论和方法;贯彻预防为主的方针,为增强学生体质和增进全民族的健康做出贡献。

[案例] 万芳医院的人文关怀

中国台湾的台北市立万芳医院是一所公办民营医院。在万芳医院,所到之处,所见所闻,无不表现出“以人为本”的文化氛围。浓郁的人文景观、温馨整洁的环境、气质文雅的员工、门类繁多的民众讲座,一点一滴都渗透着对病人的关爱,倾注着人文关怀的亲情。

迈入医院大门,宽敞明亮的门诊大厅内,“品质是万芳的尊严”八个大字被醒目地雕刻在迎面上方,它同时也被深深地刻在万芳人的心中。

在医院内,悬挂在墙的《医学伦理》,供员工自学遵循。再仔细看,又分为“对病患”、“对病家”、“对同仁”、“对医院”、“对社群”的不同伦理规范,字里行间,没有“严禁”,没有“不许”;没有生硬的说教,没有强行的规定。把医患关系、同事关系、个人与社会的关系规范得入情入理、淋漓尽致,使人不可不做,不可违反。

进入门诊、病房、候诊区,像置身于宾馆、饭店、度假村。一楼大厅设有为病人服务的咖啡厅、鲜花店;两侧的挂号、收费、药剂部,长长的服务台上无遮无挡,全部是敞开式服务;绿色的植物在白色的柜顶上垂吊着,映衬出温馨;间隔不远,射灯映出一幅幅油画、摄影作品,创造出优质的艺术空间。人们可以选择从梯、厢式电梯、楼梯到达所去的楼层。

专业护理之家为脑中风患者、长期卧床的慢性病人、丧失自我照顾能力的老年病人,以及创伤导致植物人状态的患者提供设施完善、满足人性尊严的护理服务;精神科日间照料护理中心为精神病人进行职能训练,培养其自信心;设在门诊候诊区的画廊,为病人提供艺术享受,降低民众候诊焦急情绪;儿童游戏间设立的卡通欣赏,缓解了病儿病痛的不安;团队活动和家长卫生教育,加强了与医护人员的配合。万芳医院是一所具有人文艺术素养的医院。

在医院二楼走廊，看到万芳医院所在地台北文山区的历史老照片展览，它吸引着社区居民驻足观望，流连忘返，拉近了医院和社区的距离。

民众课堂"妈妈教室"、"产前夫妇保健班"，介绍产兆、生产方式、生产过程，指导无痛分娩；母婴同室提供亲切舒适温馨的照护及中医药膳；团队卫生宣教，让民众正确认识常见病、多发病，指导正确用药、居家伤口照顾，提供均衡饮食及疾病营养治疗知识；假日"社区服务"义诊及健康讲座，搭起医院与社区友谊的桥梁。

在门诊大厅，人们随手可得一份当月的"门诊时间表"。它不仅介绍了医院本月从周一至周日每天上午、下午、晚间各时间段内，各楼层、各科室出诊、值班医生的姓名、工号，还为病人提供了各种服务信息，其中有人工、语音预约电话号码，急诊服务，药物咨询等联络号码及网址；从台北各地区到万芳医院就诊的交通路线，包括汽车线路、倒车方式或乘出租车的大约费用；医院上下停车场进出路线图；无线通讯网络服务及咨询服务内容；电脑语音挂号系统使用说明；挂号时间、电话、主要服务项目收费标准；就诊注意事项及退费注意须知。

为了方便病人选择医生和准确挂号，它还介绍主治医师的资历，包括姓名、照片、出门诊的时间、专长等；介绍牙科医师专长及约诊时间表；介绍门诊各科参考症状一览表，还有医院设施、特点、病人写给院长的表扬信等等。

万芳医院以病人为本的理念，周到入微的人文关怀，使医院组织文化、应变能力、效率以及不断进取的精神，在竞争中发展壮大，取得显著成效。

第十一章　卫生技术评估

第一节　技术评估及其产生和发展

技术评估是一种对科学技术的社会后果进行预测性的评价手段和方法。卫生技术评估是技术评估在医疗卫生领域的扩展和应用。作为卫生工作的管理者和决策者，了解和掌握技术评估，特别是卫生技术评估，对自身管理水平的提高以及推动卫生事业的正确发展都有着重要的意义。本章主要介绍技术评估的产生和发展，卫生技术评估的标准和意义等问题。

一、技术评估产生的社会背景和发展状况

（一）技术评估产生的社会背景

技术评估是在20世纪60年代首先在美国兴起的。技术评估的

产生是人类对技术认识深化的结果。20世纪科学技术的发展,一方面给人类物质文明和精神文明带来了无与伦比的辉煌,人们陶醉和沉浸在科学技术带来的喜悦中;另一方面科学技术的发展及工业的进步带来的环境问题和社会问题却日益严重,技术的负效应不断凸现出来。人们开始对技术的发展产生了担忧和困惑。在喜悦和担忧的矛盾中,人们开始对技术进行反思。人们初步认识到,技术并不是完全给人类带来福音,技术在给人类带来益处的同时,也会给人类带来负面的影响。到20世纪60年代,科技发展和工业进步带来的资源、环境、人口等问题更加突出。许多技术在最初运用时效果很好,但长时期运用后,负面影响显露出来,最突出的事例是大气核试验造成的地球上的放射性尘埃的降落和DDT在生物体内的积累。科技发展带来的大量问题冲击着人们对技术的一些传统观念。技术不仅仅带来新的生产力,还和其他因素相关联,人类需要以新的高度、新的视野来驾驭技术的发展。为了更好地利用技术,防止其对社会、环境可能产生的消极影响,一种新的研究,即技术评估首先在美国兴起。1962年,美国设立"科学、研究和发展分委员会",对全国的科学研究和开发活动进行评价,同时为国会提供在科学技术方面的资料和意见的来源。在以后的几年中,"技术评估"的思想就出现在分委员会的多次工作讨论之中,并明确提出"不仅根据科学将带来的得益,而且还要根据可能的不希望的副产品或负效应来评估有关的发展方向"。1967年以后,"科学、研究和发展分委员会"多次召集技术评估座谈会,分析研究了技术评估的职能、特点、机构等各方面,形成了关于技术评估的几个报告。1972年,美国国会通过《技术评估法》,并设立了美国国会技术评估办公室,开始了技术评估的制度化。

(二)技术评估的发展状况

技术评估在美国兴起后,立刻受到了国际社会的重视。"技术评估国际协会”很快就建立起来，并于1973年5月在荷兰的海牙召开了第一届技术评估国际讨论会，创立了《技术评估》杂志(1975年改名为《Journal of ISTA》)，为技术评估的传播和发展起到了重要的推动作用。随后，欧洲许多国家和日本相继设立了类似机构，许多学者和其他有关人员开始了致力于本国公共政策制定过程的技术评估活动，使技术评估活动作为一种政策研究而在世界范围内广泛地开展起来。

我国是从20世纪80年代中期初步开展了技术评估方面的研究。最初只是对技术评估的产生、技术评估的概念、特点、性质及其方法作了介绍。以后，有学者对技术评估中存在的问题和争议进行了研究。也有学者对建立我国的技术评估机制作了探讨。1994年1月在原上海医科大学(现为复旦大学上海医学院)成立了全国第一家医学技术评估中心。1997年成立了国家科技评估中心。在此期间，对国内一些技术项目进行了技术评估研究，初步取得一些成果。

技术评估从产生到现在发生了较大变化。特别是1995年美国国会技术评估办公室(即OTA)的关闭，引起了国际TA领域各界人士的关注，有人甚至对TA的前景表示怀疑。尽管OTA被取消主要是美国国会财政预算紧缩的结果，但TA本身存在的一些弱点也是一个原因。传统的技术评估在取得许多成果的同时，也逐渐暴露出其局限性。首先是技术发展过程及其社会影响并不都是可以预测的；其次价值判断渗透到评估过程中，从而限制了人们对未来技术的社会后果的预见能力，技术评估难以公平、无偏见地评价技术的影响。因此，传统的预警性技术评估向现在的建构性技术评估转移，即技术评估的重点从对技术后果的预测转移到了技术设计与开发本身。因为技术发展各个阶段的特征都与相关社会因素的参与密切相关。

总之，技术评估的演变是不断完善的过程。人们在不断研究技术评估的矛盾和面临的困境，从而促进技术评估的发展，使之更好地发挥其重要的功能。

二、技术评估的含义和特点

(一)技术评估的含义

关于什么是技术评估,目前国际上尚无统一定论,所以我们在这里主要讨论技术评估的含义。传统的观念认为凡是技术进步都是好事,因而在较长时期内都主要从技术的物理后果方面考虑,评价其先进性的程度,这种评价一般都由技术专家进行。随着技术的发展及其在社会中的广泛运用,人们认识到技术除了积极作用方面外,也可以并已确实带来消极的后果。于是对技术的评价就发展到承认和突出技术正负影响相结合的评价,由此使技术评估应运而生。因此,技术评估不同于传统的技术评价。技术评估不仅仅研究技术内部诸因素的关系,而且更重视探索人与技术之间的相互作用,探索技术与人类社会之间的关系。技术评估的主要内容是由对某项技术采用或限制而引起广泛社会后果的考察和对适合于这些后果的政策的选择所组成。这就是说,技术评估是通过分析技术和人类社会、自然界诸相关因素(社会政治、经济、生态环境、人的价值观念等)的相互影响,来解决技术发展问题的一种方法,是一种与技术后果评估有关的宏观决策分析活动。

(二)技术评估的特点

技术评估作为一门政策科学,是包含对技术的社会后果进行评价的思想、观点和方法的知识体系。它具有以下特点:

整体性　技术评估不限于只对技术的经济效益做可行性分析论证,也还要考虑对技术的其他社会功效(包括社会伦理和法律问题等)和生态功效做定量或定性的全面评估。不仅重视技术开发带来的利益，同时更注意技术带来的潜在的、高次级的、不可逆的消极影响。因此，技术评估是综合地对技术在经济、政治、社会、心理、生态等方面的正负效应做出全面评价，从而追求社会总体利益的最佳化。

多学科性　技术评估既包括了对技术的物理后果的评价，又包括了对技术社会后果的评价，这就使得技术评估超越技术本身的范围，必然涉及社会、经济、政治、文化、心理、伦理、法律及生态等问题。因而技术评估涉及多学科领域，具有跨学科的性质。由于技术评估具有多学科的特点，它不是单靠技术专家能完成的，它必须由技术专家、管理学家、情报专家、统计学家、经济学家、社会科学家、伦理学家、法律专家、心理学家等共同参加进行评估，从而保证评估的全面正确，以取得优化效果。

客观性　技术评估的客观性主要是指参与评估者要摆脱主观因素的影响，做到以科学分析为依据，以总体利益为目标，从而做出客观的公正的结论。要保证评估的客观性，首先不能由它的研制者自行评估；其次就是要求把评估与直接制定政策的权力和职责分开，要求评估人独立于该技术项目的负责人和参与人的利益。

批判性　技术评估具有批判的性质，而不主要是为了辩护。因为技术评估是要找出技术运用后可能出现的问题，是要尽可能地分析预测到技术运用后的消极的、间接的、不为常人所想到的后果，而不主要是描述技术运用的积极效应。技术的积极后果已为技术专家所认识和易被常人所看到。因此，只有从技术评估的批判性特点出发，才能达到技术评估的目的。

三、技术评估的一般程序

技术评估分为不同的类型，对于不同类型的技术评估，评估的程序也各有差异。这里，我们主要对各种不同类型的技术评估都需要遵循的一般程序加以简要介绍。

粗略地说,技术评估的一般程序分为四个阶段:

(一)准备工作阶段

准备工作阶段主要是掌握被评估技术的有关资料,如该技术研究开发的目的、内容、评估的要求、范围和重点等。同时要掌握与该技术对比的技术资料,与该技术发展的相关技术的资料。这个阶段主要是为评估做好必要的准备。准备工作的好坏,决定评估结论可靠性程度的大小。

(二)影响分析阶段

这是评估的关键阶段。在这一阶段中,首先是寻找技术运用可能带来的影响。不仅寻找技术带来的积极影响,更重要的是寻找技术带来的消极影响;不仅要寻找技术的直接影响,而且要寻找间接影响以及多级影响。其次对技术的各种影响进行整理分析。主要包括分析这些影响的性质、内容、程度和规模,分析这些影响与被评估技术的关系及相关程度,分析这些影响面的关联情况。再次对影响做出整体评价。主要是对技术的影响从整体上得出技术运用的利弊情况,以及与其他技术进行对比分析的整体评价。

(三)研究对策阶段

该阶段主要是针对技术运用的社会后果、特别是消极后果,制定相应的对策,以达到避免或减轻消极影响的目的。然而,对于有些技术,消极影响相当严重,即使对该技术原定技术目的加以调整也难以消除,则需对技术目的重新设定。

(四)综合评价阶段

主要是在前三个阶段的基础上,从技术的、经济的、社会各方面的因素,进行系统分析,以权衡利弊。并与其他技术作对比分析。最后得出该技术研究或开发的综合评价。

上述技术评估的程序,可以在技术目的设定后进行,亦可以在技术方案设计后进行。如果在技术方案设计后进行,就转变为技术方案的评价。不过,对技术方案的评价不仅要评价技术应用的后果,而且要评价技术方案本身的合理性、先进性和可行性。还要对各种可能的方案进行选择和优化。

四、技术评估的价值观

价值所反映的是客体的存在及属性同主体的需要之间的关系。它是由主体的内在尺度来衡量的。主体的内在尺度,即价值标准和价值区间,是主体的价值观念的表现。价值观念也应该符合于客体的属性以及客体与主体的关系,并应随着他们的发展而进行相应的调整。在技术评估中,采用的价值观直接影响技术的评估,不同的价值观可能对技术的评估带来不同的结果。要对技术的社会后果的利弊得失进行评估,就要确立某种价值观念或价值标准。这是技术评估中最困难、最棘手的问题之一。因为技术评估不应该只是纯技术标准,它还应该包括社会标准。技术上可行的技术,可能带来许多伦理问题,可能和人的价值产生矛盾。这就是技术的合理性与社会的合意性的冲突。在现代技术发展中,如何解决这种冲突,寻求技术价值和人的价值之间的平衡,是一个十分突出的问题。解决这一个问题的办法:或者是技术发展缩减到现有伦理规范的范围内,或者是制定出反映现代要求的新的伦理规范。无论采取哪种办法,社会的合意性都要求为了有益于人的价值而牺牲技术的价值。

第二节　卫生技术评估的目的和标准

一、卫生技术评估的形成

卫生技术评估,亦称为医学技术评估。它是技术评估在医疗卫生领域的扩展和应用,是一门发展中的新兴学科。卫生技术评估的形成,一是由于技术评估的发展,二是由于医学技术的进步和大量医学技术的广泛应用。20 世纪 40 年代以来,医学技术同其他科学技术一样,对人类的文明和进步起着越来越重要的作用。如同社会生产力的发展离不开科学技术,人类对疾病的防治和健康水平的提高也越来越离不开医学技术。对于医学技术的重要作用可以说是有口皆碑、深入人心。然而人们很少对医学技术带来的消极影响以及技术本身目的以外的社会后果加以认真分析和考虑。事实上,随着医学技术的进步和各种医学的高新技术在社会中的广泛应用,一方面增强了人们防治疾病的能力和提高了人类健康水平,另一方面也带来了一些消极影响和一系列社会伦理问题。例如,医学高技术的盲目引进、发展以及不正确的使用而造成的卫生资源浪费和非道德行为的滋长;医学技术(包括药物)的滥用引起的医源性疾病的增多和医疗费用的上涨;人工授精、胎儿性别鉴别技术的运用又带来人口质量降低、男女性别失调等消极后果;试管婴儿、借腹怀胎、重组 DNA、器官移植、出生缺陷婴儿的处理、安乐死、干细胞研究等方面的技术运用无不引起一系列社会伦理法律问题;此外,大量新的诊疗技术在临床中的运用,使医患关系变得冷漠疏远,同时也使一些医生盲目崇拜检查仪器而轻视临床的观察和思维。总之,医学技术的广泛运用,在获得积极效果的同时确实也带来一些消极影响和引起许多社会后果。这些消极后果涉及医疗、经济、社会、伦理、法律及政治等等相关领域。因此,使人们越来越感到应对医学技术产生的复杂的、广泛的、深刻的影响进行全面评价,对医学技术的社会后果进行认真的研究,并对之制定相应的对策,进行社会控制,从而防止、控制医学技术的消极后果,增强、发扬医学技术的积极后果。正是在这样的背景下以及技术评估在生物医学领域的渗透,卫生技术评估应运而生。1974 年,美国技术评估办公室(OTA)提交了第一份有关药物生物平衡的报告,1976 年 OTA 卫生计划提交了第一份正式的卫生评估报告,这标志卫生技术评估的诞生。随后卫生技术评估得到普遍认可和迅速传播。世界各地相继建立了国际性的卫生技术评估机构。在我国卫生技术评估起步较晚,到 20 世纪 90 年代初,卫生技术评估才日益受到人们的关注,1994 年 1 月在原上海医科大学成立了我国第一家医学技术评估中心。目前我国共有 4 家相关的卫生技术评估机构,即医学技术评估中心(复旦大学上海医学院),生物工程技术评估中心(浙江大学),医学伦理研究中心(北京大学医学部)和中国循证医学中心(四川大学华西医学院)。

二、卫生技术评估的目的

卫生技术评估是一个涉及多种学科的决策分析领域,它评估医学技术在开发、传播和应用过程中所产生的医疗、社会、伦理和经济影响。因此,卫生技术评估最主要的目的是减弱和抑制医学技术在开发、传播和应用过程中的消极影响,增强和发扬医学技术的积极作用,从而促进医学技术的正确发展。具体来分析,主要包括以下几方面:

(1)为协调机构就药物、治疗方案或手术方法及其他技术能否进入市场,提供决策依据,例如为 FDA 提供药品和设备批准进入市场的证据。

(2)帮助医学技术的提供者和支付者,决定纳入卫生福利政策的医学技术，并确定合理的费用报销制度。

(3)协助临床医务工作者、医学技术提供者和消费者，做出卫生保健设施合理选择的决策。

(4)为医院、卫生保健网络和机构的管理人员，获得和管理医学技术提供帮助。

(5)协助政府卫生部门的官员，制定公共卫生计划。

(6)支持卫生保健产品生产者，进行产品的开发和市场营销。

(7)制定医学技术生产、使用、维护和再利用等方面的标准。

(8)为政府官员制定医学技术创新、研究开发、调控、支付和推广等方面的政策提供依据。

总之，通过卫生技术评估，是要系统地确定医学技术在开发、引进、扩散、转移、改造和社会应用等一系列过程中可能对社会的各个方面所产生的影响(特别是那些间接的、非预期的、延迟的高次级影响)，并对这些影响进行客观、公正的评价，为卫生决策部门提供咨询和建议，以便引导医学技术朝着趋利避害的方向发展。

三、卫生技术评估的标准

卫生技术评估主要是对医学技术的技术特性(临床的安全性和有效性)、经济学特性(成本—效果、成本—效益、成本—效用和宏观经济学效应)、社会适应性(社会、法律、伦理、政治方面的影响)进行评估。因此，卫生技术评估的标准主要包括两方面：其一是技术标准，其二是社会标准。

(一)卫生技术评估的技术标准

主要是指技术上的合理性。医学技术的合理性标准一般包括三方面内容。首先是技术运用的安全性和有效性。在医学技术系统中，安全性是首要考虑的问题，应贯穿于整个技术活动的始终。有效性是安全性的客观保证,没有有效性,也谈不上安全性。应该指出,有效性不能代替安全性。有些医学技术从技术角度看具有有效性,构成了技术的进步,但是它可能是以对人体造成严重损害为代价,这种技术应慎用或放弃使用,例如某种药品或医疗器械;其次,是指成本—效果、成本—效益、成本效用和宏观经济学效应。这些方面简要讲,就是看该项技术能否满足以最小的投入获得最大产出的原则。从技术产出的积极方面看,其表征的标志是治疗疾病、预防、康复等方面构成的进步提高了多少,以及是否最经济、最有效地利用了劳动力、材料、能源、信息和资源。这些方面的研究在我国开始不久,是亟待加强和解决的问题;第三,医学技术的合理性标准还要看是否有利于适宜技术的选择。适宜技术的选择是从我国经济发展状况出发所采取的重要政策措施。特别是在引进国外先进技术方面,这是很重要的一条标准。因此,我们引进国外先进医学技术(包括仪器设备)时,应区分是少数教学、科研单位因研究工作需要,还是医疗、保健机构的技术采用。即使用于医疗、保健机构有较大作用的先进技术,也要统筹规划而不能盲目大范围地引进。同时,对国外先进技术引进还要考虑将其转化为适宜技术的问题。我国的医学教学、科研单位也应更多地承担将先进技术转化为适宜技术的任务。

(二)卫生技术评估的社会标准

技术的合理性标准基本上是根据技术活动的近期物理后果来确定的,然而由于技术运用引起的社会后果,使人们深感不安,这就不能不使人们在确定技术合理性标准的同时,还必须考虑技术评估的社会标准。技术评估的社会标准就是指社会的合意性。所谓社会合意性,就是要求技术运用的后果尽可能与社会的政治、经济、文化、伦理道德等方面的发展相符合,而不是和这些方面的发展相悖。为了社会的健康发展,人们需要理智地放弃某些技术上可行的、甚至经济上也是合理的技术变革,而追求社会的总体效益。因此,社会的合意性是技术评估的重要标准。

卫生技术评估的社会标准主要包括以下几方面：首先是社会的伦理标准。因为医学技术，特别是运用在医疗、保健系统的医学技术，所产生的社会后果几乎都涉及社会伦理问题。诸如生命质量控制、体外授精、试管婴儿、重组 DNA、器官移植、干细胞研究、出身缺陷婴儿的处理、脑死亡、安乐死等方面技术的运用都带来许多伦理道德问题。这些医学发展中的客观实际要求我们在卫生技术评估中，对每一医学新技术可能引起的社会伦理后果给予充分的考虑，对该项技术做出这种后果有什么消极影响以及为什么会产生这样一种后果的解释。通过解释，提出防止、控制消极后果，增强、发展积极后果的建议。总之，要追求医学技术的整体社会效益，社会伦理标准在卫生技术评估中是不可缺少的；其次，卫生技术评估的社会标准也包括人的价值标准。医学技术作用的对象是人，这就不能不考虑人的价值问题。例如医学技术的运用要注意对人的尊严和权利是否保护，注意知情同意是否完备等。技术的价值与人的价值之间往往形成十分尖锐的矛盾，要缓解这种矛盾，或者把技术发展缩减到现有伦理规范的范围内，或者制定出反映现代要求的新的伦理规范。无论采取哪种办法，社会合意性的标准都要求为了有益于人的价值而牺牲技术的价值；第三，卫生技术评估的社会标准还包括社会政策、法律的标准。因此，医学技术的运用必须适应政策和法律的要求，而不是相违背。例如生殖技术的运用，就不能违背计划生育政策。安乐死、脑死亡等方面技术的运用也必须符合法律的要求。

最后应指出，医学技术评估强调的综合性的评价。因此，应将医学技术评估的技术标准和社会标准联系起来，从总体上把握，从而使医学技术的评估更准确和更全面。

第三节　卫生技术评估的意义

卫生技术评估作为一种宏观决策分析活动，在实际运用中，有着十分明显的重要意义。

一、卫生技术评估有助于医学技术的社会后果控制

医学技术同其他科学技术的发展和应用一样，具有两重性，表现出正负效应两方面的社会后果。一方面各种医学高新技术的广泛应用，大大增强了人类防治疾病的能力和提高了人们的健康水平；另一方面却又带来了一些消极影响和一系列伦理道德、法律、经济规划、医学取向等方面的问题。例如，医学高新技术的盲目引进发展，以及不正确的使用而造成的卫生资源浪费和非道德行为的滋长；医学技术（包括药物）的滥用引起的医源性疾病的增多和医疗费用的上涨；人工授精、胎儿性别鉴别技术的应用带来的人口质量降低和男女性别比例的失调；安乐死、脑死亡、体外授精、胚胎转移、无性生殖等方面技术的应用又带来大量伦理道德和法律的难题。上述问题的产生，充分表明了医学技术的两重性。但应该肯定上述问题的出现不能归之于医学技术本身。因为这些问题是在社会大系统中表现出来的，是在一定的社会文化环境和价值系统中产生的。这表明了医学技术的社会后果受到技术以外的各种社会条件和社会关系的影响和制约。因此，对医学技术的消极影响必须建立社会控制机制，进行有效的社会控制。而卫生技术评估是对医学技术产生的消极影响进行控制的重要途径和方法。因为通过卫生技术评估，可以对医学技术同社会、政治、经济、文化、个人价值等方面的相互影响进行实事求是的科学考察和分析，以便在利用新技术时，对可能出现的负效应进行有效的控制，从而为社会提供一个早期预警系统，这样就可以做出适

合技术后果的政策选择。例如，胎儿性别鉴别技术在我国的应用就是一个典型的事例，由于我国传统的重男轻女的旧观念的影响以及一些医疗单位片面追求经济效益，使得该项技术在一些地区被滥用，从而使大量女胎流产，造成男女性别比例失调。如果对该项技术在应用前进行评估，就会预测到该项技术可能带来的这种负效应，卫生决策机构就会做出在医疗保健部门严格控制该项技术使用的政策选择，也就不会产生严重的不良后果。总之，开展医学技术评估有助于预测新技术消极的、间接的、出乎常人预料的效应，以便做出正确的政策选择，从而实现对技术消极后果的社会控制。

二、卫生技术评估有助于医学高新技术的正确发展

发展医学高新技术是提高我国医学科技水平的重要措施，对医疗卫生事业的进步具有重要的战略价值。然而如何发展，重点发展哪些技术则是需要认真研究的问题。要使我国医学高新技术得以正确发展，就必须对许多问题进行综合研究与评估。通过卫生技术评估首先可以为各种高新技术的采用、引进、应用和推广提供科学依据。从全局来看，由于我国的经济和技术实力有限，在医学高新技术的发展中，不可能全线出击，只能经过缜密选择、集中投入、取得突破。例如 1986 年我国制定的“高技术研究发展计划纲要”（863 计划）中，就选择了对医药卫生事业发展有重大影响的生物技术。经过几年的努力，取得了令人鼓舞的成果（如利用生物工程技术开发了乙型肝炎疫苗、干扰素、白细胞介素等重要新药）。从具体来看，在最近的 30 年中技术创新层出不穷，生物技术、生物材料、手术技能和计算机技术的突破促进了医学领域的全面进步。据报道，每年就有 50 种新药推出，新的器械、新的医疗方法和新的卫生保健的提供方式每时每刻都在增加。面对这些已经广泛使用的技术和新兴的技术，如何正确选择，才能最大满足各方面的需要，是摆在医学科技工

作者、卫生管理者面前的一个重大问题。而卫生技术评估正是为各种正确选择提供了科学的依据。其次,通过卫生技术评估可以加强技术引进、开发的主动性、计划性和避免盲目性,从而节约卫生资源,抑制卫生费用的过度增长。例如我国在一些医疗高新技术的购置、引进与发展工作中,由于没有进行必要的技术评估,因而对国情估计不足,缺乏总体规划和强有力的控制措施,结果出现了争相购置和重复引进一些高新医疗仪器设备,从而造成了卫生资源的浪费。又例如在西方发达国家,其卫生保健费用的增长速度超过了国民生产总值(GDP)的增长速度,国家卫生总费用已超出了社会经济所能承受的负担。如美、法等发达国家,20 世纪五六十年代国家卫生总费用占 GNP 的 3%~5%,90 年代初增长到 10%~14%。据有关报道,美国每年卫生保健费用增长的 1/2 是用于技术的引入和使用。各国政府都在努力控制卫生保健费用的增长,但是与此同时人们对卫生保健的需求却越来越高,通过对医疗技术进行评估和选择适宜的技术,可较好地解决这种矛盾。总之,在选择适宜卫生技术、合理利用卫生资源和优化资源配置上,卫生技术评估能够起到重要的作用。

三、卫生技术评估有助于卫生管理和决策水平的提高

医学技术的发展在很大程度上依赖于有关政策和规划,而政策和规划的失误,会造成严重的不良后果。要制定正确的政策和规划,就需要提高卫生管理和决策的科学性。实践表明,卫生技术评估对于提高卫生管理和决策的科学性、预见性水平有着十分重要的作用。首先,卫生技术评估能够使卫生管理和决策者全面把握医学技术的发展。医学技术的发展不仅仅是个技术问题,它与社会经济、文化、伦理道德、个人价值观念等方面有极强的相关性,而卫生技术评估的视野超出了一般技术评价、经济评价、环境评价的界限,是全面综合、系统地研究和评价技术与社会相关因素的相互关系,并把这种全面

研究融入到卫生决策活动中,从而使卫生管理和决策者能正确把握医学技术发展。其次,卫生技术评估为卫生管理和决策的科学化提供了重要的客观依据。卫生技术评估是一个客观的科学考察过程,技术评估的客观性要求把评估与直接制定政策的权力和职责分开,要求评估人严格遵守不介入于该技术的负责人和参与人的利益之中,而不是由它的研制者自行评估。这样使技术评估摆脱主观因素的影响,做到以科学分析为依据,以总体利益为目标,从而做出客观公正的结论。所以,卫生技术评估是为卫生管理和决策提供科学依据的重要途径和手段。再次,卫生技术评估为卫生管理和决策的民主化带来了重要保证。卫生技术评估不仅仅从技术和经济领域中考察技术发展,它还考察技术应用后产生的广泛的社会后果,因而卫生技术评估必然涉及社会经济的广泛领域,具有跨学科性质。对一项重大的卫生技术评估,除需要有关的技术专家参加外,还需要包括社会学家、伦理学家、生态学家、法律专家等以及社会公众的参与,集中了各方面的意见做出的全面结论,排除了少数人说了算的弊端,体现了卫生管理和决策民主化的特征。总之,卫生技术评估是卫生决策者恰当、有效、配套政策的有力工具,对卫生管理和决策水平的提高有着重要作用。

第四节　医学技术的社会后果控制

同整个科学技术的发展及其运用一样,各种医学高新技术在社会中的广泛运用,也会表现出正负效应两方面的社会后果。如何看待医学技术产生的社会后果呢?辩证唯物主义的科学技术观认为,技术的社会后果具有积极作用和消极影响的两重性。技术的社会后果是在社会系统中表现出来的,是在一定的社会文化环境和价值系统中产生的。技术的社会后果受到技术以外的诸多社会条件和社会关系的影响和制约,不能把技术的社会后果仅仅归之于技术本身。

因此,我们应从医学技术与社会的关系中,去分析和把握医学技术的社会后果。只有深刻地认识医学技术对社会的作用和社会对医学技术的影响,才能做到趋利避害,使医学技术与社会得以协调发展。从这一认识出发,我们一方面要充分利用医学技术的积极作用,使之更好地为人类医疗保健服务;另一方面要立足于社会,努力限制和克服医学技术的消极影响,把医学技术的消极影响减少到最低程度。为增强医学技术的正效应,减弱其负效应,充分利用它的积极作用,限制和克服其消极影响,我们必须建立社会控制机制,进行有效的社会控制。

首先,应普遍开展卫生技术评估。如前所述,卫生技术评估对于增强技术的正效应,减弱其负效应有重要的作用。为搞好医学技术评估,我国在中央和省市一级都应建立医学技术评估机构和研究机构,在各大医院也应成立相应的机构(如医院伦理委员会),以促进该项工作的正确开展。

其次,要有正确的政策导向。政策导向对于医学技术的社会后果控制有着重要作用。考察某些医学技术负效应的产生,往往同政策导向有较大关系。例如,在我国医学高新技术的不正确使用和药物的滥用而带来的卫生资源浪费问题,原因之一就是缺乏正确的政策导向。当前不少医院为增加经济收入,明里暗里促使一些医生不是根据患者病情需要,而是为了得到高级检查的所谓回扣费和药品出售的奖励费,随意甚至无原则地乱开检查申请单和药物处方,从而造成公费医疗上涨和卫生资源浪费,同时也助长了非道德行为的产生。又例如,在医学技术的引进问题上,由于缺乏总体规划和强有力的控制措施,结果出现了一些仪器设备的争相购置、重复引进。这样既造成卫生资源浪费,又给适宜技术的采用和推广造成阻力。相反,如果我们在医学技术的引进、运用上有正确的政策导向,医学技术运用的许多负效应就可以避免,至少可以大大减少。由此可见,正确的政策导向是抑制医学技术负效应的重要保证。为此,在医学技术的引进、采用、限制问题上，我们应制定相应的政策，不能随心所欲地发展。

第三，要进一步促进社会传统伦理观念的转变。医学技术的运用后果在许多方面都涉及伦理道德问题。例如安乐死被传统的观念认为是违背了医生救死扶伤的神圣责任；人工流产、缺陷新生儿的处理被宗教和传统观念认为是残害了无辜的生命；人工授精、胚胎转移被认为破坏了传统家庭伦理关系，总之，医学技术的运用使如此众多的伦理问题摆在了我们面前。如何对待这些问题呢？是坚持传统的伦理观念和习俗，而拒绝采用这些技术，或者是逐步改变传统伦理观念和旧的习俗，使这些技术的采用为人们接受？我们认为应该是后者，而不是前者。因为医学技术的采用从总体上讲是有助于社会进步和大多数人的利益。对濒于死亡，最终在非常痛苦中死去的晚期癌症病人实行安乐死，既有利于减少病人的痛苦和患者家庭的负担，又有利于卫生人力物力的节约；人工流产、有严重缺陷新生儿的处理有利于控制人口数量和提高人口质量，同时也可以使家庭摆脱严重缺陷新生儿带来的终身痛苦；人工授精、胚胎转移为解决不孕者的生育问题带来了福音。因此，我们应该逐步摈弃传统伦理观念，以适应新的医学技术的采用。当然某些医学技术的采用要在严格的控制条件下进行，不宜随意开展，更不能使之商品化。如人工授精技术运用中精子库的建立，要严格选择精子提供者，要对精子提供者和接受者实行绝对保密。又如国外出现的商品化的借腹怀胎公司这类的东西，在我国不能提倡。

第四，要制定新的法律、法规。在现代社会中，许多医学高新技术的运用，不仅带来伦理道德的问题，同时也对现存的法律提出了挑战。例如发生在我国陕西省汉中市的震惊国内的安乐死诉讼事件，原因之一就是我国没有这方面的法律依据而使案情复杂化，尽管事件最终以执行医生的无罪释放为结果，但给人们在开展类似工作上投下了阴影。在国外安乐死、人工流产、脑死亡、借腹怀胎等方面引起的法律问题也是屡见不鲜。我国也发生过人工授精引起法律纠纷。面对医学技术运用带来的种种法律问题,我们必须制定新的法律、法规来加以解决。而新的法律、法规的制定不能操之过急,要经过慎重周密的调查研究,同时,也要考虑我国的具体国情(如传统的观念和习俗的影响)。这样才能制定出适应社会总体利益的法律、法规,从而更好地实行对医学技术后果的社会控制。

第五,进行正确的舆论宣传。正确的舆论宣传在医学技术后果的社会控制中起到很大作用。如对某项技术使用不当或控制不力引起事故的报道,往往反过来对技术的社会控制起到积极作用。相反,不实事求是的宣传报道,就可能导致技术的负效应的放大。目前我国一些医药企业为推销产品,在广告中对其产品不实事求是地大吹特吹,闭而不谈其产品的禁忌征、适应征以及副作用,从而导致药源性疾病的增大。有些新药没有经过严格的人体试验,就大范围推广起来,而且在广告中大量引用病人和用药医生的夸大宣传,对其他医生造成使用的压力,结果引起病人副作用的加大。对此,国家医药管理部门要严格新药临床应用的推广程序和规则,应对药物和医学技术的商品广告内容进行严格审查。建议有关部门制定药品广告法,例如规定药品广告中应实事求是地指出其禁忌征、适应征及副作用,因为没有任何副作用和适应范围的药物是不存在的。

第六,要引导广大医学科技工作者正确认识医学技术社会后果的两重性,使他们在对医学技术社会后果的控制中发挥积极的作用。为此,广大医学科技工作者应充分意识到医学技术的发展既起到重要作用,但也带来消极影响,从而也加重了自己的责任。因此,广大医学科技工作者要树立高度的社会责任感,积极参与对医学技术社会后果的控制,而不应将其视为与己无关的事,更不能做出与社会控制相悖的事(如为追求经济效益,随意开展胎儿性别鉴定技术)。同时应树立辩证唯物主义的科学技术观,正确认识和把握医学技术与社会的关系,从而促进自身工作的正确开展。如对医学技术认识,不仅仅从技术标准，而且还应从社会伦理标准和人的价值方面来进行考察；又如在临床实践中，要辩证地对待医疗仪器、设备的作用，既要重视仪器设备的作用，又不能将其绝对化。同时也要重视临床的观察与思维以及患者的心理因素，以便更好地密切医患关系。

第十二章　医院管理

第一节　总　论

一、医院

（一）定义

医院是运用医学科学技术和理论，对病人或特定人群进行防病、治病、提供医疗保健服务的场所。构成一所医院的基本条件是：

(1)以住院医疗为主，具备一定数量的病床设施。不仅有能力对住院患者提供医疗、护理、康复等服务，还有能力为其提供基本的生活服务。

(2)配备有相应的经卫生行政部门注册的医务人员，包括卫生技术人员、行政后勤人员等，各类医务人员集体协作，完成医院的整体功能。

(3)拥有基本的、必要的与医院功能相适应的医疗器械设备及设施。至少应设立药剂、检验、放射、手术、消毒、供应等部门。

(4)有较完善的规章制度。能对住院、门诊患者实施科学、正确的诊疗、护理等服务,能保证医疗质量及患者的安全。

(二)医院的类型

1. 按任务和功能分类

根据国家卫生部1989年颁发的《综合医院分级管理标准》,按医院的任务和功能,把医院分为一、二、三级;并根据各级医院的技术、质量和管理水平,并参照必要的设施条件,每级还划分甲、乙、丙三个等级,三级医院增设特等,共3个级别,10个等次。各级医院之间建立双向转诊或逐级技术指导关系,逐步形成布局、层次、结构合理的城乡医疗卫生网络。

(1)一级医院。主要是农村乡、镇卫生院,城市街道医院,地市级的区医院和相当规模的工矿、企事业单位的职工医院。它们是直接为人口≤10万的社区提供医疗、预防、保健、康复综合服务的基层医院,是我国实施初级卫生保健,实现“人人享有卫生保健”全球战略目标的基层医疗机构。

(2)二级医院。主要是各地一般市及县医院以及省、直辖市的区级医院,是向多个社区(半径人口>10万)提供医疗卫生服务的地区性医院和地区性医疗预防技术的中心。它是三级医疗卫生体系的主要层次。

(3)三级医院。主要指中央、省、市直属的城市大医院及医学院校的附属医院,它们是向几个地区提供高水平专科性医疗卫生服务和执行高等教学、科研任务的区域以上的医院,是省(自治区、直辖市)或全国医疗、教学、科研的技术中心,是三级医疗卫生体系的顶部。

2. 按新的医疗机构分类管理制度分类

(1)营利性医院。追求利益最大化为其医院运行的目标,税后利润可以分红形式用于投资者回报。一般的私立医院、股份制医院、中外合资医院属于营利性医院。

(2)非营利性医院。以追求社会目标为其医院运行的目标,医院的盈利只能用于自身的扩大再生产,不能用于出资者的回报。非营利性医院在终止业务活动后,剩余资产由社会管理部门处置,出资者无权自行处置。一般的政府医院、企业医院、社区医院、民办医院为非营利性医院。

3. 按收治范围分类

(1)综合医院。是对所有疾病进行诊疗的医疗机构,是医院的主体,分科较细,检查治疗手段比较齐全,有一定数量的病床。多在综合的基础上设有重点专科。中医医院、儿童医院实际上就是中医综合医院和儿童综合医院。

(2)专科医院。是随着医学科学的专业化及医疗工作的专科分工的发展而逐步发展起来的,是为了防治某些特定的疾病而设立的医院。如传染病院、骨科医院、眼科医院、口腔医院、肛肠医院、肿瘤医院、结核病医院、精神病医院、产科医院等。

4. 按层次分类

省医院、市(地)医院、县(区)医院、乡镇(街道)卫生院等。

5. 按任务分类

军队医院、厂矿医院、教学医院、科研医院等。

6. 按所有制分类

全民所有制医院、集体所有制医院、个体所有制医院、股份制医院、中外合资医院等。

(三)医院的功能

1. 医疗

医疗是医院的主要功能和中心任务,分为诊疗、护理两大主体,并与医院的医技科室协作配合形成医疗整体。内容包括:早期发现病人,早期准确诊断,及时合理治疗,不断提高确诊率、治愈率、重危病人抢救成功率,降低死亡率,防止医疗事故的发生,全心全意为患者服务。医院的医疗工作分为门诊医疗、住院医疗、急诊医疗、康复医疗。

2. 预防、保健和社区卫生服务

随着医学模式的转变,预防、保健和社区卫生服务在提高人群的健康状况水平中已起着越来越重要的作用。医院在以医疗为主的同时,应扩大预防、指导基层、开展计划生育技术指导、参与初级卫生保健、开展门诊健康咨询、住院体检、疾病普查、妇幼保健指导、家庭病床服务、卫生宣传教育等。

3. 科研

鉴于医院工作中不断出现的新问题、新困难,使得医学科研工作不仅是医院提高业务水平的需要,而且也是发展医学科学责无旁贷的职责。许多的课题,在临床中提出,又在临床实践中得以解决和完成,并在此过程中实现了医疗质量的提高和医疗技术水平的发展。医院的科研以结合临床为主,还可开展实验研究、基础理论研究、医技研究、护理研究、医学工程研究、医院管理研究等,进行新技术、新业务、新方法的开发,开展学术活动和学术交流。

4. 教学

临床医学是实践医学,医院在完成医疗任务的同时,还承担着一定的教学任务,包括:医学院校学生的见习及实习、基层及下级医务人员的进修培训、本院职工的继续教育等。

(四)医院工作的特点

1. 以医疗工作为中心

医院的一切工作都要以医疗为中心,保证医疗安全和医疗效果,病人至上,全心全意为病人服务。医院的政治思想、后勤、行政等工作都必须围绕医疗这个中心开展,为临床服务,保证医疗工作的正常、有序进行。

2. 医院工作整体性、协作性强

医院是知识密集、技术密集的地方,医疗工作必须依赖于精细分工下的多专业技术人员的紧密配合才能得以完成,所以,医院工作中非常强调医护之间、临床医技之间、医疗后勤之间的多方协调和紧密配合。

3. 医院工作的随机性与规范性

患者来自四面八方,疾病种类繁多,病情千变万化,个体差异巨大,尤其是突发性的抢救和难以预料的灾害等使医院工作的随机性很大。为了保证医疗质量,医院除强调随机应变的观念外,还必须强调医疗工作程序、技术操作规范,明确岗位责任制,制定各项规章制度,以保障医院各项任务及时、顺利、准确地完成。

4. 医院工作的时间性强

“时间就是生命”,医疗工作必须争分夺秒,赢得了时间就赢得了生命和质量。

5. 生活服务服从于医学服务

患者在医院就医期间,医院不仅要为其提供医疗服务,同时还要为其提供生活服务,生活服务必须服从于医学服务,并满足医学服务的要求。

(五)医院的工作方针

(1)坚持全心全意为人民服务的办院宗旨。

（2）以医疗为中心，实施全面质量管理，不断提高医疗技术水平和医疗质量，逐步实现医院现代化。

（3）团结广大职工，依靠科技与教育，加强技术建设和人才建设，充分发挥卫生技术人员的主导作用。

（4）加强医德医风建设，培养医务人员高尚的职业道德。

（5）扩大预防、指导基层、中西医并重。

（6）完善管理机制，加强经营管理，勤俭办院。

（六）医院服务的要求

卫生部提出了医院服务“以病人为中心，优质服务，树医疗行业新风”的10条要求：

（1）一切工作要以病人为中心，为患者提供优质服务；医务人员语言文明，服务热情，有良好的医德医风。

（2）合理检查，合理用药，努力减轻患者的负担。

（3）采取有效措施，基本消除门诊服务中的“三长一短”现象（即：患者挂号、候诊、划价取药的排队时间过长，医师为患者诊查的时间过短）。

（4）认真搞好门急诊的分诊、导诊服务，并配备适量的便民设施。

（5）急诊抢救病人到院后，必须在5 min内开始处置。

（6）三级医院急诊科室，必须配备至少一名副主任医师或以上职称的医师；二级医院急诊科，必须配备至少一名主治医师；一级医院必须安排本院作风好、技术过硬的技术骨干负责急诊工作。

（7）院内急会诊，要在20 min内到位。

（8）不发生乱收费现象。

（9）不购进和使用伪劣、过期药品。根据患者需要，不断改进服务。

（10）群众对医院服务的满意率，要达到95%以上。

二、医院的组织体系

(一)医院的部门划分

(1)诊疗部门。

诊疗部门是医院为人群服务的第一线,是医院的主要业务部门。一般分为门诊诊疗部、急诊诊疗部、住院诊疗部。

(2)辅助诊疗部门。

(3)护理部门。

(4)机关职能部门。

(5)后勤保障部门。

(二)医院的组织机构模式

(1)现代医院管理的"一长三部制"(见图 12.1)。

(2)我国综合性医院的一般模式(见图 12.2)。

(3)职能机构的设置模式(见图 12.3)。

第二节 医疗管理

一、医疗管理概述

(一)医疗管理的定义

医疗管理是指对医院医疗活动全过程进行计划、组织、协调及控制,使之经常处于应有的状态,并对变化了的客观环境有较强的适应性,达到最佳医疗效率和医疗效果。医院医疗管理水平常用医疗工

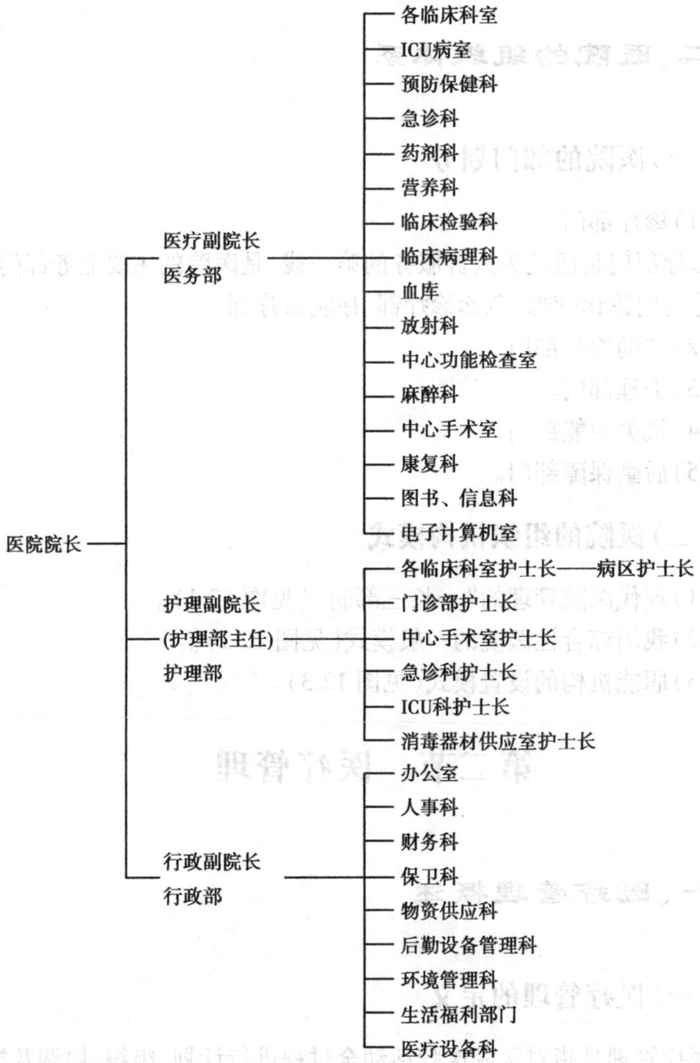

图 12.1　医院“一长三部制”的组织结构

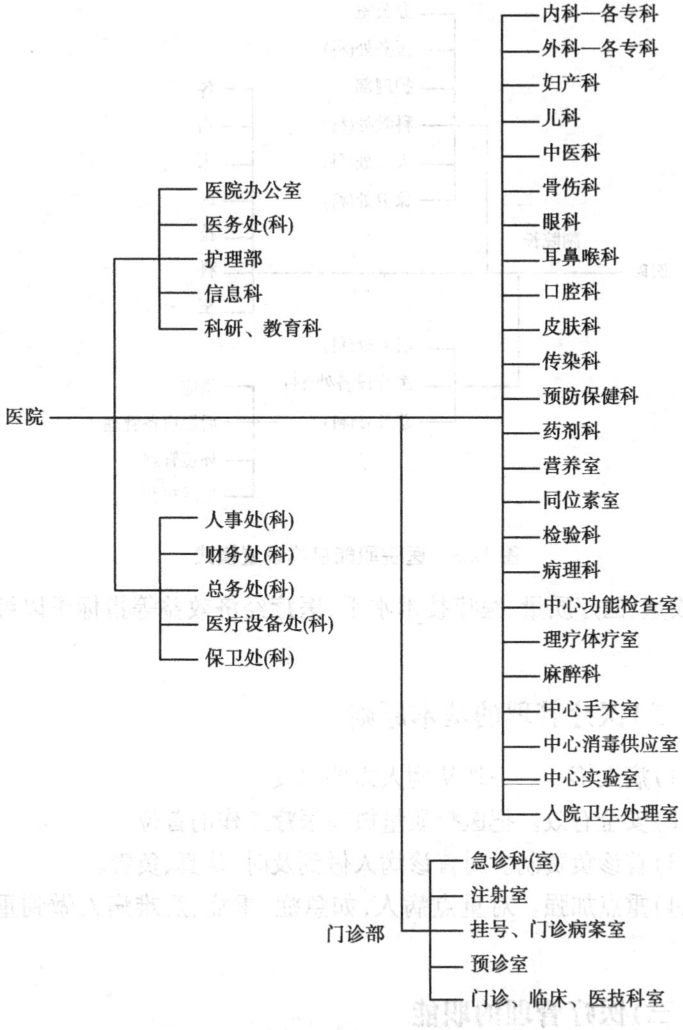

图 12.2　我国综合性医院一般机构模式

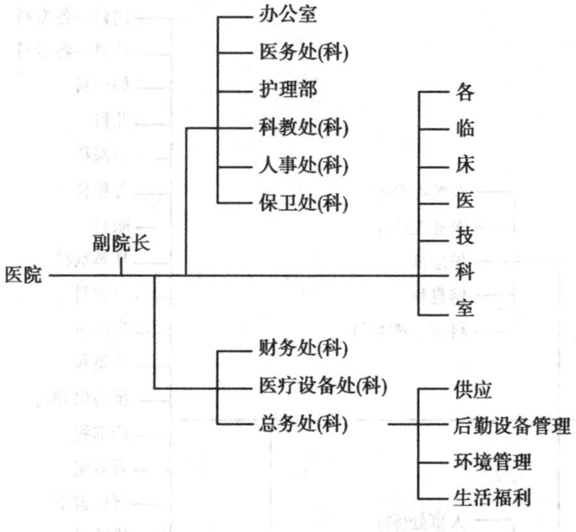

图 12.3　医院职能机构设置模式

作完成量、医疗质量、医疗技术水平、医疗经济效益等指标予以综合反映。

(二)医疗管理的基本原则

(1)病人第一。一切从病人需要出发。

(2)安全有效。把医疗质量放在医疗工作的首位。

(3)首诊负责制。对首诊病人做到及时、认真、负责。

(4)重点加强。对重点病人,如急症、重症、疑难病人做到重点保证。

(三)医疗管理的职能

1. 制定医疗管理计划

医疗管理计划是实施医疗管理和评价医疗管理效果的依据,是对宏观、微观环境充分认识、分析基础上制定出的计划，一般先制定任务目标，测算需要，核定现有条件，对需要和可能提供的条件加以平衡，最后才确定医疗管理计划目标。

2. 合理组织医疗技术力量

合理组织、调配医疗技术力量是医疗管理的主要职能，也是实现医疗计划目标的有力保证。其主要内容包括：医疗组织机构的设置，医疗技术人员的配备、组合、调整，医疗指挥系统的健全等。

3. 制定各项医疗规章制度

医疗规章制度是各项医疗工作得以正常运行的基本保障，是医疗管理的基本手段之一，是从事医疗工作的人员都必须遵守的规范。一般包括：医院及科室管理制度、各级各类人员的职责、各种诊疗护理常规、技术操作规范等。

4. 做好医疗活动中的协调

保障医疗活动随时能适应外界环境的不断变化。

5. 检查评定医疗效果

医疗效果的检查评定是医疗管理的终末步骤，可以检验医疗管理职能状态，医疗系统功能发挥水平，预定指标的完成情况，分析存在的问题与不足，找出医疗管理的薄弱环节，为下一个医疗管理计划的制定提供依据。

二、门诊管理

（一）门诊流程

分诊、挂号、候诊、就诊、医技科室检查和治疗、取药、离院/留察/住院。

(二)门诊工作特点

1. 病人多、流量大、就诊高峰集中

门诊每天要接待大量来自社会的患者。大量的病人、病人陪伴、医院工作人员聚集、流动在门诊进行检查和治疗,形成了病人与病人、病人与健康人相混杂的流动人群,具有公共场所人群聚集的特点,容易造成交叉感染。据统计大约有2/3的门诊人次集中在上午时间,形成了门诊的就诊高峰。为保证患者得到及时、有效、优质的诊疗服务,医院应合理安排门诊工作人员、改善门诊条件、做好门诊高峰的分流,保证良好的就医秩序。

2. 诊疗时间短暂

门诊医生对每一病人的诊疗时间有限。通过病人或陪伴的叙述及自己的简短观察,医生就要迅速做出正确的诊断或处理。因此,要求门诊医生具有高度的责任心、丰富的临床经验、熟练的业务技能。保证诊断质量的关键在于加强对医务人员科学的组织管理,这样才能在短暂的时间内高质量完成门诊任务。

3. 就诊环节复杂,涉及部门繁多

门诊就医流程包括了分诊、挂号、候诊、就诊、医技科室检查和治疗、取药、离院/留察/住院等诸多环节;随着医学科学的发展,科室设置也越来越细、越来越多。医院要设置醒目的标志,做好导医工作,并根据门诊各环节的特点,简化就诊手续,加强科室间、医务人员间的协调配合,创造良好的就诊环境和就诊秩序。

4. 门诊的“三早”是保证医疗质量的关键环节

门诊是医院工作的第一线,门诊医疗服务中的“三早”(即:早期发现、早期诊断、早期治疗)是保证医疗质量的关键环节,任何的误诊、漏诊、延迟治疗等都会影响医疗效果,对患者造成危害。

5. 门诊是经济而且方便的医疗方式

患者到门诊就医,基本上无需脱离原来的生活、工作环境,花费的时间也较少,是比较方便的就医方式;门诊与住院相比,患者的经济负担明显减轻;由于门诊经济而方便,以及我国医疗保障制度的改革,使医疗费用不合理过快增长得到遏制,医院门诊量有逐年上升的趋势。

(三)门诊管理的要点

(1)合理组织医疗力量;

(2)普通门诊与专科门诊相结合;

(3)合理设置门诊流程,提高工作效率;

(4)防止交叉感染;

(5)保证医疗质量。

三、住院管理

(一)定义

住院诊疗管理是指对入院接受治疗的患者提供良好的医疗服务,所实行的以病房管理为中心的全过程管理活动。包括对住院诊疗组织的设计、医疗质量的监控、医务人员实施诊疗活动的行为规范、诊疗技术的应用管理、规划提高住院整体医疗水平的目标管理等。

(二)住院诊疗管理的特点

1. 以病房管理为中心涉及多学科、多部门的协作

住院诊疗管理是在医院内特定的环境条件下,为达到最佳医疗服务效果和效率所实行的组织管理行为。整个过程涉及患者、陪伴、家属、医务人员、后勤保障等的参与,所以住院诊疗管理是以病房管理为中心的系统工程。

2. **以三级医师结构为核心、医疗业务活动为重点的管理体系**

住院诊疗中的医师相对固定,一般由三级医师构成,即主任医师(副主任医师)、主治医师、住院医师。各级医师各施其责、相互配合协调,共同实现调控目标、运作管理功能。

3. **医疗功能的连续性、协同性、系统性、综合性**

病人从入院到出院的整个诊疗过程中,各个环节紧密相连不可分割。无论是诊疗服务,还是生活服务,都必须加强纵向及横向的协调,进行系统管理才能保证患者得到综合的、全面的优质医疗服务。

4. **信息量大、内容丰富、反馈调节作用明显**

住院诊疗中有大量的医疗方案、数据、措施、效果等信息资料,管理者通过随时收集反馈信息资料,调控和指导纠正行为偏离。

(三)住院诊疗组织

(1)住院诊疗程序。入院、出院、转院、死亡病例处理、出具医疗文书证明。

(2)病房诊疗单元。是诊疗组织的基层单位,处于运行系统的中心地位,直接接受科主任与科护士长的领导。一个单元内设病床30~40张,并分成若干诊疗小组,每名住院医师负责一定床位病人。诊疗单元中由住院医师、主治医师、主任医师按比例组成三级结构,实施负责制,并配置相应的护理人员成为组织的核心。

(四)住院诊疗工作

1. **检诊**

检诊是病房医护人员对新入院病人进行的初步诊查工作,医护人员通过检诊,了解病情、明确诊断、提出有效的治疗方案。检诊是医疗决策的首要环节,要求及时、认真、准确。

2. **查房**

查房是病房最基本的医疗活动,可及时了解病人的病情、思想、生活情况，进一步明确诊断，制定合理治疗方案和观察治疗效果，是提高医疗质量的重要环节，也是培养下级医护人员的重要手段。分为晨间查房、午后查房、夜间查房、急重危病人查房和教学查房等。

3. 会诊与病例讨论

会诊与病例讨论是解决复杂病症的经常性的医疗活动，通过会诊与病例讨论能集思广益、及时确诊并制定有效的治疗方案。会诊分为科内会诊、科间会诊、全院会诊、院外会诊、急诊会诊等。病例讨论分为疑难病例讨论、术前术后病例讨论、出院病例讨论、死亡病例讨论、临床病理讨论等。

4. 治疗

治疗的范围很广，包括药物治疗、注射治疗、手术治疗、放射治疗、物理治疗、穿刺、护理、营养等。治疗是以医嘱为指令而组织实施的医疗行为。医嘱分为长期医嘱、临时医嘱、备用医嘱等。

5. 病历书写

病历是病人在医院进行诊断、治疗经过情况的详细记录。病历书写要求及时、准确、清晰、完整，诊断治疗有据。病历质量评审实行三级监督检查制度，一级自我监督，以诊疗小组为单位，主治医师通过查房对病案及时修正并按标准评估，出院时做出总评分；二级评审由诊疗单元主任医师全面评价；三级评审由医院制定病案管理专家专审。

6. 计划诊疗

计划诊疗就是医师根据病人入院后的初步诊断及所能预测到的病情变化而设计的一套诊治实施方案，该方案在实施中会依据病人的病情变化、有关文献资料、临床实践经验等进行修正和补充，力求不断完善。计划诊疗能克服诊治过程中的盲目性，加强病人诊疗的计划性和目的性，提高医疗质量。

7. 早会(晨会)与值班制度

早会(晨会)与值班制度的目的都是为了保持医疗工作的连续

性。早会(晨会)也称交接班,医护人员在此会上交流信息,由病房负责人主持,全体人员参加,值班人员汇报病人流动情况和新入院、重危病人情况,以及手术、特殊检查前后病人的病情变化,时间一般不超过15分钟。各科室都应建立健全值班制度,实行昼夜连续值班制度,值班人员必须坚守岗位,履行职责,经常巡视病房,不得擅离职守。值班室设在病房内的固定地点。

8. 病人出、转院工作,死亡病人处理工作

病人出院由主管住院医师提出,主治医师或主任医师同意,即可办理出院手续。病人转院诊治,需按上级卫生行政机构有关规定,逐级办理审批手续,并征得转入医院同意后再进行转院。病人经全力抢救无效死亡后,负责抢救医师应认真检查其心音、呼吸、瞳孔和角膜反射等生命体征,确认死亡者,由值班护士进行尸体处理后,送太平间。凡死亡病例,均应召开死亡病例讨论会。

9. 随访

随访是住院诊疗工作的延续,是开展家庭医学,进行全面综合性医疗服务的途径。随访工作实际是病人住院诊疗效果的信息反馈,对疗效的观察和医学科学研究都有意义,特别对观察病人远期疗效和转归意义更大,随访中还可对病人进行必要的保健指导。

(五)病房标准化建设

病房标准化建设就是实现病房管理制度化、医疗护理规范化、技术操作常规化、病房设置规格化的过程。

(六)重症监护病房

1. 定义

重症监护病房(intensive care unit 简称 ICU)或称为加强医疗病房、加强监护病房,是把需要特别诊疗和护理的急危重病人,集中在一个专门的病区或病室,采用先进的诊疗技术和仪器设备,加强医疗、护理力量，实施加强诊疗护理和监测的一种过渡性诊疗组织形式。

2. 类型

ICU：重症监护病房(intensive care unit)；

CCU：冠心病监护病房(coronary care unit)；

NICU：新生儿监护病房(neuratal care unit)；

RCU：呼吸内科监护病房(respirotary care unit)；

RR：麻醉恢复室(recovery room)等等。

3. 意义

(1)建立重症监护病房是提高重危病例抢救质量的先进组织形式。

(2)集中使用各种监护仪器、复苏装置等现代化仪器设备，有利于提高使用效益，便于维修保管，积累生物医学工程经验，推动医学发展。

(3)开设重症监护病房标志着危重病医学的建立和发展，是培养危重病专业医师、护理技术人员的阵地，是提供高质量医疗服务的场所之一。

四、急诊管理

(一)急诊科的工作特点

(1)急诊病人多属急症，因此，急诊工作必须高速度、高效率。

(2)急诊医护人员应有熟练的诊疗技术和一定的临床经验，工作主动、热情、机敏、果断，具有高度的责任感和为人民服务的思想。

(3)急诊诊疗工作应规范化、制度化、程序化，井然有序、忙而不乱。

(4)建立健全行之有效的呼叫及应召急救组织系统。

(5)急救设备及药品完好、齐全。

(6)急危重症病人多有家属或陪伴,需维持良好的诊疗秩序。

(7)急救病人常涉及交通、治安等法律事宜,应及时与保卫、公安部门取得联系,对无亲属或单位人员护送者,应及时向院医务部门报告,并尽快设法通知病人单位及家属。

(二)急诊科布局

(1)设置白天和黑夜都看得清楚的醒目标志,方便患者就医。

(2)设置独立入口,运送病人的车辆可直接开到入口处。

(3)急诊科大门宽敞、走廊宽大,便于轮椅和手推车的进出,并有轮椅和急救车供急诊病人随时使用。

(4)合理布局,减少交叉穿行和往返。

(5)保持通风和采光,预防交叉感染。

(6)入口处设置预检室,由专门护士昼夜值班,接待病人。

(三)急诊科人员编制

表 12.1 急诊科人员编制表

急诊量(日平均人数)	抢救量(日平均人数)	观察床位数	观察人数	监护床位数	监护人数	医生/人	护士长/人	护士/人	卫生员/人	总人数
150~	1.0	4~6	10	2	1~2	14~15	1	14~16	2	31~33
200~	1.0~1.5	6~10	15	4	2~4	15~16	2	16~18	3	36~39
250~	1.5~2.0	10~15	20	6	5	16~18	2	18~21	3	39~44
300~	2.0~2.5	15~20	25	6	5	18~20	3	21~24	4	46~51
350~	2.5~2.5	20~30	30	6	5	20~22	3	24~26	4	51~55
>400	>3.0	>30	>30	>6	>5	>22	>3	>26	>4	>55

（四）EMSS（emergency medical service system）急救医疗服务体系

是为遭到意外损伤及危重的病人，在病发之初或损伤之际，即在现场进行初步的、有效的医疗处理和抢救，以得到基本生命支持，防止病情加剧，避免可能发生的死亡或残疾，并安全地将病人送到有相应治疗能力的急诊专科医院或重症监护病房，进行进一步的救治及康复。EMSS 由院前急救、医院急救、灾害急救三部分组成。

第三节　医院感染管理

一、医院感染的定义

医院感染（hospital infection，HI）又称医院内获得性感染（hospital acquired infection，HAI）。凡住院病人、陪护人员或医院工作人员因医疗、护理工作而被感染所引起的任何临床显示症状的微生物性疾病，不管受害对象在医院期间是否出现症状，均视为医院感染。

二、属于医院感染的情况

（1）对于有明显潜伏期的疾病，自病人入院第 1 天算起，超过平均潜伏期后所发生的感染即为医院感染。

（2）对于无明显潜伏期的疾病，发生在入院 48 小时后的感染即为医院感染。

（3）若病人发生的感染直接与上次住院有关，亦为医院感染。

（4）在原有医院感染的基础上，出现新的不同部位的感染，或在原有感染部位已知病原体的基础上,又培养出新的病原体,这些均视为医院感染。

(5)新生儿在经产道时发生的感染亦为医院感染。

三、不属于医院感染的情况

(1)在皮肤粘膜开放性伤口或分泌物中只有细菌的定植,而没有临床症状和体征者。

(2)由损伤产生的炎症,或由非生物性(如化学、物理)的刺激而产生的炎症等。

(3)婴儿经胎盘而导致的感染,如单纯疱疹、弓形体、水痘或巨细胞病毒等,而且在出生后48小时内出现感染指征。

四、医院感染的分类

(1)内源性医院感染(endogenous infection):又称为自身感染(autogenous infection),是指病人自身抵抗力降低,对本身现有的细菌感受性增加而发病。

其特点是:

①感染源或感染对象即为病人自己;

②病原体可为自身菌群,或身体其他部位发生感染的微生物;

③细菌定植是其感染发生的前提条件。

(2)外源性医院感染:又称为交叉感染(exgenous infection),是指从病人到病人、从病人到医院职工、从医院职工到病人等的直接感染,或通过空气、物品间接感染人体。

其常见的传播途径是:

①空气飞沫传播;

②直接传播:病人到病人、病人到医院职工、病人到陪伴等的接

触性传播；

③间接接触传播：病原体经污染物品、器械、水源、餐具等传播给他人；

④动物媒介传播：通过老鼠、蚊蝇、蚂蚁、蟑螂等传播病原体，感染他人。

五、医院感染的原因

(1)管理制度不全与观念淡漠。

(2)感染链存在与“感染圈”形成。

(3)隔离设施不全与消毒灭菌操作不当。

(4)危险因素的存在。常见的主要危险因素有：

①各种侵入性(包括介入性)诊治疗法的广泛应用，如：动静脉插管、器官插管、引流术、导管术、监控仪器探头和各种内窥镜等，形成感染传播直接途径；

②免疫制剂，尤其是细胞毒性药物，免疫抑制剂，以及放疗、化疗方法的广泛采用，降低了病人或宿主的自身免疫力，增强了易感性；

③大剂量抗生素的滥用，导致宿主正常菌群失调，构成内源性医院感染的直接外因；

④医院内病原微生物定植，特别是流行株多呈高度耐药性，如多抗性沙雷氏菌、克雷伯氏菌和假单胞杆菌等，给感染预防性治疗带来困难；

⑤医学技术的进步挽救或延长了生命，如人工器官或生物器官移植术，但结果对感染的抵抗力降低，常引起感染的急性期或慢性过程；

⑥某些特殊病种，如乙型肝炎、丙型肝炎、丁型肝炎、ADIS、糖尿病、肝硬化等，常导致机体多机能衰退，称为感染发生的始动因子。

六、医院感染管理组织机构

1. 医院感染管理组织机构设置

1988年11月,我国卫生部颁发的卫医字第39号文件《关于建立健全医院感染管理组织的暂行办法》中规定:300张病床以上的医院设医院感染管理委员会,300张病床以下的医院设医院感染管理领导小组。

2. 医院感染管理委员会(领导小组)

是医院感染管理的咨询、检查、监督机构,由院长或主管业务的副院长任主任。其工作职责是:

(1)制定全院医院感染控制长期规划和近期计划,结合本院实际制定各项卫生学标准及管理制度。

(2)组建本院有关临床科室及其他部门的感染管理监测网,搞好医院感染监测,及时分析现状,发现问题,考评效果,提出对策。

(3)对医院感染进行管理和监督,检查制度落实情况。

(4)负责医院感染管理有关人员的业务培训,特别是每年新进入医院工作的医生、护士、工人等进行严格的岗前培训,并对各科室提出的医院感染相关问题提供技术咨询。

(5)定期召开医院感染管理委员会会议,对医院有关感染问题进行讨论,提出对策。

(6)发生医院感染重大事件时,立即逐级上报,并采取果断措施。

(7)组织落实和评价全院医院感染管理知识和技术的普及教育。

3. 医院感染管理科

医院感染管理科是医院感染管理委员会(领导小组)的办事机构(没有感染管理科的医院,感染管理委员会的办事机构可设在预防保健科或护理部)，一般设专职工作人员3~10人。

其主要职责是：

(1)定期对医院环境污染情况、消毒药械使用情况进行监测，并提出考评意见。

(2)调查、收集、整理、分析有关医院感染的各种监测资料，并按要求上报。

(3)制定、组织实施医院感染管理计划，监督检查全院有关医院感染管理规章制度的执行情况。

(4)协调各科间医院感染管理的各项工作。

(5)对发生医院感染爆发流行或重大事件，应进行流行病学调查分析，提出控制措施，及时上报医院感染管理委员会。

(6)定期汇总医院各种临床标本的细菌培养及药敏试验结果，并向临床科室反馈，供临床选用抗生素参考。

(7)医院感染的在职教育。

(8)开展医院感染专题研究。

(9)监督进行医院的一次性卫生用品、消毒药械的购置，查验卫生许可证，并定期监测消毒效果和用后的处理。

4. 临床科室医院感染管理小组

临床科室医院感染管理小组由科室主任、监控医生、监控护士(或护士长)组成。

其主要职责是：

(1)制订本科室医院感染管理规章制度。

(2)监督检查本科室有关医院感染管理的各项工作，对医院感染可疑病例、可能存在感染的环节进行监测，并采取有效防止措施。

(3)对医院感染散发病例按要求登记报告；对爆发、流行病例应立即向当地卫生防疫机构报告；对法定传染病要按我国《传染病防治法》的要求报告。

(4)按要求对疑似或确诊医院感染病例留取临床标本，进行细菌学检查和药敏试验。

(5)监督检查本科室抗生素使用情况。

(6)组织和参加有关医院感染的学习培训。

(7)加强医德、医风教育，严格监督执行无菌技术操作，切实做好对卫生员、配膳员、陪住者、探视者卫生学管理教育。

(8)有针对性进行目标监测，采取有效措施，降低本科医院感染发病率。

七、抗感染药物的合理使用

1. 严格掌握抗生素的使用指征指针

(1)病毒感染者，一般不使用抗生素。

(2)发热原因不明，且无可疑细菌感染征象者，不宜使用抗生素。

(3)病情严重或细菌感染不能排除者，针对性使用抗生素，密切观察病情变化，一旦确认为非细菌性感染，立即停用抗生素。

2. 使用过程中监测抗生素的使用情况

(1)怀疑细菌感染者，使用抗生素前采集标本，进行细菌培养和药敏试验，选用敏感的抗生素，同时注意药品的来源及价格。

(2)抗生素的外用要严格掌握指针，避免滥用。

(3)细菌性感染所致的发热，经抗生素治疗，体温正常、主要症状消失后，及时停用抗生素；某些重症感染需视情况而定。

3. 预防用药及联合用药需慎重

第四节　医疗安全管理

一、医疗安全

（一）定义

医疗安全是指病人在医院医疗过程中不发生允许范围以外的心理、机能结构或功能上的障碍、缺陷或死亡。

（二）影响医疗安全的因素

（1）医源性因素。主要是医务人员的言语和行为不当或过失而对病人造成的不安全感和不安全结果（医源性因素广义上也包括医疗技术因素）。

（2）医疗技术因素。主要指医务人员医疗技术水平低下、经验不足或协作技术能力不高而对病人安全构成威胁。

（3）药源性因素。主要指用药不当、药物配伍不当或无效用药对病人造成的不安全后果。

（4）医院卫生学因素。包括院内感染、环境污染、食品污染、射线损伤等。

（5）组织管理因素。思想政治工作薄弱、各项医疗管理制度不健全、业务技术培训抓得不紧、设备物资管理不善、防治环境污染措施不力等，都是影响医疗安全的组织管理因素。

（6）社会因素。

二、医疗纠纷

(一)定义

医疗事故是指医疗纠纷,是指在诊断、治疗、护理工作中,医患双方对诊疗护理后果及其原因的认定上有分歧,当事人提出追究责任或赔偿经济损失,必须经过行政的或法律的调解或裁决才可了结的医患纠葛。广义而言,凡病人或家属对诊疗护理工作不满,认为医务人员在诊疗护理过程中有失误,对病人出现的伤残、死亡、诊疗延期或痛苦增多等情况,要求卫生行政部门或司法机关追究责任或赔偿损失的事件,在未查明事实真相前,统称为医疗纠纷。

(二)构成要素

医疗纠纷的本质就是医患双方对医疗后果的认定有分歧。其构成要素为:

(1)医疗纠纷的主体是医患双方;

(2)医疗纠纷的客体是患者的生命权或健康权;

(3)医疗纠纷必须产生于诊疗护理过程中。

(三)新形势下医疗纠纷的特点

医疗纠纷的数量逐渐增多;以诉讼方式解决医疗纠纷的数量也逐渐增多;患方要求赔偿的数额越来越高;新闻媒体过度的渲染报道也起到了推波助澜的作用。

三、医疗事故

(一)定义

医疗事故是指医疗机构及其医护人员在医疗活动过程中,违反医疗卫生管理法规、行政法规、部门规章和诊疗护理规范、常规,过失造成患者人身损害的事故。

(二)构成要素

1.主体是医疗机构及其医务人员

医疗机构是指按照国务院1994年2月发布的《医疗机构管理条例》取得《医疗机构执业许可证》的机构;医务人员是指依法取得执业资格的医疗卫生事业技术人员,如医师和护士等,他们必须在医疗机构执业。医疗事故是依法取得执业许可或者执业资格的医疗机构和医务人员在其合法的医疗活动中发生的事故。

2.行为的违法性

医疗事故是医疗机构及其医务人员因违反医疗卫生管理法律、行政法规、部门规章和诊疗护理规范、常规而发生的,是导致发生医疗事故的直接原因。目前,我国已经颁布的医疗卫生管理方面的法律、行政法规主要有:《执业医师法》、《传染病防治法及其实施办法》、《母婴保健法及其实施办法》、《献血法》、《职业病防治法》、《药品管理法》、《精神药品管理办法》、《麻醉药品管理办法》、《血液制品管理条例》、《医疗机构管理条例》等,卫生部门以及相关部门还制定了一大批部门规章和诊疗护理规范、常规,这些法律、法规、规章、规范是医疗机构和医务人员的工作依据和指南,医疗机构和医务人员在自己的有关业务活动中应当掌握相应的规定,并遵守规定,以确保其行为的合法。从医疗实践看,最常用、最直接的是卫生部门关于医疗机构、医疗行为管理的规章、诊疗护理规范、常规；它们是指导具体操作的，凡是违反了，必定要出现问题；在确定是否是医疗事故时，是最好的判断标准。

3.过失造成患者人身损害

过失造成患者人身损害的事故是指违法行为的后果。医疗机构及其医务人员因违反医疗卫生管理法律、行政法规、部门规章和诊疗护理规范、常规，过失造成患者人身损害的事故才是医疗事故。这里有两点应当注意：一是“过失”造成的，即是医务人员的过失行为，而不是有伤害患者的主观故意；二是对患者要有“人身损害”后果。这对于判断是否是医疗事故至关重要。

4.过失行为和后果之间存在因果关系

这是判定是否属于医疗事故的一个重要方面。虽然存在过失行为，但是并没有给患者造成损害后果，这种情况不应该被视为医疗事故；虽然存在损害后果，但是医疗机构和医务人员并没有过失行为，也不能判定为医疗事故。这种因果关系的判定，还关系到追究医疗机构和医务人员的责任，确定对患者的具体赔偿数额等。

（三）分级

根据对患者人身造成的损害程度，医疗事故分为四级：

一级医疗事故。造成患者死亡、重度残疾的。

二级医疗事故。造成患者中度残疾、器官组织损伤导致严重功能障碍的。

三级医疗事故。造成患者轻度残疾、器官组织损伤导致一般功能障碍的。

四级医疗事故。造成患者明显人身损害的其他后果的。

（四）预防

（1）医疗机构应当对其医务人员进行医疗卫生管理法律、行政法规、部门规章和诊疗护理规范、常规的培训和医疗服务职业道德教育。医疗机构对其医务人员负有监督管理的职责,其内容之一就是要为医务人员提供培训和教育、促进综合素质全面提高、保证自身发展的条件和空间。因此,医疗机构不仅要对其医务人员进行旨在提高业务能力方面的培训,还要对医务人员进行职业道德方面的教育和培训,只有人员的综合素质提高了,医疗机构的整体技术力量、服务水平和市场竞争力才能提高。

1)关于医疗卫生管理法律、法规和规章的培训。加强法制宣传教育,提高医疗机构及其医务人员的法律意识,是法制建设的重要环节和基础工程。对医务人员的法制宣传教育和培训,要坚持法制宣传教育与实际工作相结合的原则,根据不同的对象和内容,不断探索新的宣传教育和培训方式方法,使之规范化、制度化,在宣传教育和培训的深度和广度上有新的突破。医疗机构开展卫生法制宣传教育可分以下几个方面:

开展普法宣传教育　目前,国家正在实施第四次全国普法教育规划,医疗机构要按照国家普法教育的重点内容和问题,结合本单位实际,制定普法宣传计划,组织对医务人员进行《宪法》、《刑法》、《民法通则》等国家法律的宣传教育,提高医务人员学法、懂法、守法的法律意识。

开展医疗卫生管理法律法规宣传教育工作　医疗机构要组织医务人员认真学习《执业医师法》、《献血法》、《药品管理法》、《医疗机构管理条例及其实施细则》等法律、行政法规,严格依法执业,在保证患者合法权益的同时,也依法保护自身的合法权益。

为了防范医疗事故的发生,妥善处理医疗事故争议,医疗机构还要加强对医务人员进行《医疗事故处理条例》及其相关配套文件的培训,做到学法知法、防患于未然。

2)诊疗护理规范、常规的培训是对医务人员进行旨在提高业务技术能力的各种教育和训练活动。诊疗护理规范、常规是医学实践长期经验的科学总结,是医疗护理技术科学化、标准化、规范化的典范、是确保医疗质量的重要措施。医学是一门实践性、应用性很强的科学,随着医学科学的发展和医学实践的丰富,新项目、新技术不断涌现,新的仪器设备和药品不断被研制、开发出来,诊疗护理规范、常规也在不断地被修订、完善。因此,医务人员必须通过不断的培训和继续教育,才能紧跟医学科学的发展,不断充实、提高医疗技术水平和业务能力。

教育和培训包括岗位培训、提高学历教育和继续教育等。岗位培训是指为适应岗位医疗活动的需要而进行的专业培训,包括岗前培训、在岗培训和转岗培训;1993 年卫生部颁发的《临床住院医师规范化培训试行办法》和《临床住院医师规范化培训大纲》,对医师的岗位培训做出了具体的规定。提高学历教育是指在职卫生技术人员为了提高学历层次和专业技术水平而接受的国家正规学历教育;如执业助理医师通过参加医学学历教育后,可以按照国家有关规定报考执业医师,提高专业技术任职资格。继续教育是以学习新理论、新知识、新技术、新方法为目的的医学教育,促进医务人员技术水平和专业知识的不断更新和提高;卫生部发布的《继续医学教育暂行规定》、《继续医学教育学分授予试行办法》、《继续医学教育"九五"计划》等都对医务人员的继续教育问题做了规定。教育和培训的形式可以包括学术会议、学术讲座、专题讨论会、专题讲习班、专题调研和考察、案例分析讨论会、临床病例讨论会、技术操作示教、短期或长期培训、自学等,内容要结合医疗卫生工作实际,满足各类医务人员的实际需要,有针对性和实用性。

3)关于医疗服务职业道德教育　医疗机构对医务人员进行职业道德教育是卫生系统加强精神文明建设的一项重要工作,是促进卫生改革与发展的重要保障,是贯彻"三个代表"重要思想的具体体现。医疗机构要教育医务人员树立全心全意为人民服务的思想和"以人为本"的服务理念,学习先进人物的无私奉献精神,增强服务意识，改善服务态度，提高服务质量，深入开展“以病人为中心”的优质服务活动，不断改进工作流程，提高工作绩效，以质量为核心，以适宜技术为手段，通过优质的服务传递为患者提供医疗服务。医疗机构要创造良好的文化环境，不断加强医院文化建设，帮助医务人员树立高尚的道德品质和良好的医德、医风，使医疗卫生工作更好地为患者服务，为社会主义现代化建设服务。要按照《公民道德建设实施纲要》的要求进行道德教育，普及道德知识和道德规范，帮助医务人员加强道德修养。建立职业道德教育制度，坚持理论联系实际，注重实效，做到经常化、制度化。建立职业道德考核与评价制度。制定职业道德考核评价标准及考核评价办法，定期或不定期对医务人员职业道德状况进行考核评价，并将其作为一个重要指标纳入岗位目标管理。医疗机构应当设置医疗服务质量监控部门或者配备专（兼）职人员，具体负责监督本医疗机构的医务人员的医疗服务工作，检查医务人员执业情况，接受患者对医疗服务的投诉，向其提供咨询服务。

（2）医疗质量事关患者生命安全和身体健康，提高医疗质量、保证医疗安全是医疗机构各项工作的立足点和出发点，也是医疗机构提高竞争力、实现可持续发展的根本保证。

为保障医疗安全，有效地防范医疗事故的发生，医疗机构在提高诊疗技术水平的同时，应加强对本医疗机构医务人员的医疗服务工作的日常监督管理，本着“预防为主”的原则，做到防患于未然。

（3）根据不同的规模和等级，医疗机构可设置单独的医疗服务质量监控部门，如医务部（处、科）或质控部（处、科）等；不能设置单独的医疗服务质量监控部门的，医疗机构应当配备专职或兼职人员负责医疗服务质量监控工作，保证责任落实到部门，责任落实到人，确保医疗工作正常运转和医疗安全。医疗服务质量监控部门或人员的主要职责有：制定医疗机构医疗质量监控工作计划和工作制度；建立医疗质量监控指标体系和科学的评价方法；研究提高医疗服务质量、加强日常监控的工作方法;加强医疗服务质量日常监控,定期或不定期组织检查考核和评价,判定指标完成情况,提出改进措施。监督医疗机构和医务人员各项医疗卫生法律、法规、规章、诊疗护理规范、常规的执行情况,对医疗机构负责人和各科室提出合理化建议,促进医疗质量的提高;接待患者来访或对医疗服务的投诉,提供有关医疗及医疗事故处理程序等有关知识的咨询服务;负责医疗事故或者医疗事故争议的处理工作等。

目前,多数医疗机构由医务部(处、科)承担了医疗服务质量监控工作,同时还负责其他与医疗质量控制相关的管理工作,包括:制定医疗机构医疗工作计划;制定院内医疗服务标准,提出质控方案,实行医疗工作的全面管理,定期进行医疗质量的检查、分析和评价;协调各临床、医技科室之间的关系,组织急救、重大抢救和院内外会诊工作;负责医疗工作的内外联系,处理日常医疗事务;制定医务人员的培训计划,组织医务人员的业务学习、考核;接受患者投诉,处理医疗事故争议等。

医疗服务质量监督的重点应当放在具体的医疗工作环节上,注重工作流程过程中的质量监督。监督和教育医务人员认真履行工作职责,严格执行各项医疗卫生管理法律、行政法规、部门规章和诊疗护理规范、常规,严格遵守职业道德。医疗机构在监督过程中应当对医务人员的违纪行为及时纠正和处理。

接受患者对医疗服务的投诉并及时受理投诉是医疗服务质量监控部门或人员的一项主要职责。发生医疗事故争议后,医疗机构要为患者提供投诉的条件,认真倾听患者的意见,使患者有陈述自己观点的机会;如果患者投诉无门,可能会采取过激行为,只会使矛盾激化,不利于医疗事故争议的妥善处理,同时也破坏了医疗机构正常工作秩序,影响其他患者就医安全。在接待患者投诉时,要做到耐心细致,认真做好解释说明工作,避免引发新的医患冲突。对于患者投诉的问题,要做必要的核实,问题重大、矛盾突出时,还要做好调查工作;确实由于医方原因引发的患者投诉事件,医疗机构要立即采取措施,告知临床、医技或保障等相关部门和有关工作人员,妥善处理,消除医疗事故隐患和减轻伤害后果,并将结果及时反馈给患者。接受患者对医疗服务的投诉,有利于医疗服务质量监控部门或人员掌握医疗服务质量方面存在的问题,根据这些薄弱环节,有针对性地采取措施,加强监控和管理。

医疗服务质量监控部门或人员还要向患者提供咨询服务。咨询不仅包括医疗事故争议处理的有关问题,还应包括医疗服务等有关方面的问题。如介绍本机构专科特点,解答患者关于医疗、收费等方面的问题。发生医疗事故争议时,要告知处理程序和解决途径、患者应当享有的权利和承担的义务等。提供咨询服务除采取专人接待的方式以外,医疗机构也可以充分利用现代科技手段,通过设立告示牌、电子显示屏、电子触摸屏等方式,为患者提供多层次、全方位的咨询服务,提高工作效率。医疗机构设立医疗服务质量监控部门或配备专(兼)职人员负责医疗服务质量监控工作,并不意味着其他部门(科室)、人员就不负有医疗服务质量管理的相关责任,指定专门机构或专门人员负责这项工作,是为了明确职责。医疗机构负责人对医疗质量的监督管理仍然负有不可推卸的责任,仍然要为加强医疗服务质量监管工作提供有利的工作条件。医务人员在保证医疗质量和医疗安全工作中的主体地位也不应该因此而放弃。

(五)医疗事故的技术鉴定

(1)程序。卫生行政部门接到医疗机构关于重大医疗过失行为的报告或者医疗事故争议当事人要求处理医疗事故争议的申请后,对需要进行医疗事故技术鉴定的,应当交由负责医疗事故技术鉴定工作的医学会组织鉴定;医患双方协商解决医疗事故争议,需要进行医疗事故技术鉴定的,由双方当事人共同委托负责医疗事故技术鉴定工作的医学会组织鉴定。

(2)专家库的组成。负责组织医疗事故技术鉴定工作的医学会应当建立专家库。专家库由具备良好的业务素质和执业品德受聘于医疗卫生机构或者医学教学科研机构并担任相应专业高级技术职务3年以上的医疗卫生专业技术人员组成(符合该规定条件并具备高级技术任职资格的法医可以受聘)、负责组织医疗事故技术鉴定工作的医学会依照有关条例规定聘请医疗卫生专业技术人员和法医进入专家库,可以不受行政区域的限制。符合条件的医疗卫生专业技术人员和法医有义务受聘进入专家库,并承担医疗事故技术鉴定工作。

(3)专家鉴定组的组成。医疗事故技术鉴定,由负责组织医疗事故技术鉴定工作的医学会组织专家鉴定组进行。参加医疗事故技术鉴定的相关专业的专家,由医患双方在医学会主持下从专家库中随机抽取。在特殊情况下,医学会根据医疗事故技术鉴定工作的需要,可以组织医患双方在其他医学会建立的专家库中随机抽取相关专业的专家参加鉴定或者函件咨询。

(4)医疗事故技术鉴定工作特点。

①医疗事故技术鉴定必须以专家鉴定组的方式进行鉴定;

②专家鉴定组是医疗事故技术鉴定工作的主体,而鉴定专家库不是鉴定工作的主体,医学会也不是鉴定主体,专家库成员在未获准进入专门的专家鉴定组时不具有独立进行鉴定的资格;

③专家鉴定组在负责组织医疗事故技术鉴定工作的医学会组织下进行鉴定。

(六)不属于医疗事故的情况

现代医学科学虽然有了很大的发展,但是,由于人体的特异性和复杂性是难以完全预测的,人们对许多疾病的发生原理尚未认识,因而现代医学科学的诊疗技术不可能包治百病。有时尽管医护人员在诊疗护理过程中忠于职守,竭尽全力,但由于其他原因仍然使病员遭受了比较严重的不良后果，这也是医护人员本身不愿意看到的结果，而这些情况的出现纯属于现代医学科学技术不能够预见却又不能完全避免和克服的意外情况。

(1)在紧急情况下为抢救垂危患者生命而采取紧急医学措施造成不良后果的。

在紧急情况下为抢救病人的生命，医护人员按照医疗操作规范所采取的紧急救治措施造成不良后果的。

(2)在医疗活动中由于患者病情异常或者患者体质特殊而发生医疗意外的。

所谓医疗意外，是指由于病情或病员体质特殊而发生难以预料和防范的不良后果的。

医疗意外具有两个基本特征：其一，病员死亡、残疾或功能障碍的不良后果发生在诊疗护理工作中；其二，不良后果的发生，是医护人员难以预料和防范的，或者说是他们不能抗拒或者不能预见的原因所引起的。医疗意外的发生，医护人员主观上不存在过失，而是由于病员自身体质变化和特殊病种结合在一起突然发生的，也不是医护人员本身和现代医学科学技术所能预见、防范和避免的。

医疗意外中的难以预料，是指医护人员根据当时的情况，对可能会产生的病员死亡、残疾或功能障碍的不良后果无法预见。

医疗意外常见的表现形式是：医护人员抢救及时，措施得力或手术操作无误，但患者仍死亡或遗留严重后遗症；病员为特异性体质，在治疗前知道或治疗后发现，但目前医学科学技术难以解决而出现不良后果；在基础麻醉或推管阻滞麻醉时，使用规定的剂量麻药，仍导致呼吸抑制，血压下降或麻醉平面过高，虽经积极抢救，依然未能防止不良后果者；诊断及手术适应征明确，操作无误，而在术中或术后发生意外，呼吸、循环骤停及其他重要器官的功能衰竭等不良后果的。

(3)在现有医学科学技术条件下，发生无法预料或者不能防范的不良后果的。

(4)无过错输血感染造成不良后果的。

医护人员在给病人提供血源时,按照供血的有关规定进行查验,输血操作无误,而输血后病人仍出现了不良后果,此种情况医护人员不承担医疗事故责任。

(5)因患方原因延误诊疗导致不良后果的。

由于病人对医疗行为不理解,不按医嘱服药或私自服药,个别患者出于某种动机和目的,不真实反映病状,不接受医护人员的合理治疗措施,过早地增加活动,术后过早进餐,私自外出,拖欠医药费等,由于患方的这些原因而导致不良后果的,医护人员不承担责任,不能认定为医疗事故。

(6)因不可抗力造成不良后果的。

医护人员对于危重病症和疑难病症的病员,出于救死扶伤和人道主义精神,利用各种现代化医疗手段,采取各种治疗方案去救治病人,争取把百分之一的希望变成现实,但绝大多数情况下不可抗力的死亡等不良后果在所难免,这主要是疾病的自然转归所致。其次,病员发生了现代医学科学技术能够预见,但却不能避免和防范的不良后果的并发症,这种不良后果的发生与医护人员是否存在医疗过失无直接的因果关系。并发症具有两个基本特征:其一,并发症是发生在原有疾病之上;其二,并发症能够预见但难以避免和防范。一般情况下事前医护人员会对病人及其家属说明,使其心理上有一定准备,当发生并发症时,病员及其家属也应主动配合医护人员采取有力措施,尽最大努力减少病人的不良后果。

(7)经患者同意,对患者实施实验性诊疗发生不良后果的。

在许多科研、教学医院,经常有经过国家有关部门批准用于临床试验的药物、试剂、治疗仪器等在病人身上试用,但试用必须按试验性的有关规定进行,必须说明使用的目的及可能会产生的不良后果或副作用,必须征得患者本人同意,并签订协议书。患者签字同意进行实验诊疗的,若发生不良后果,医护人员不承担医疗事故责任。

(七)医疗事故的赔偿

1. 途径

发生医疗事故的赔偿等民事责任争议,医患双方可以协商解决;不愿意协商或者协商不成的,当事人可以向卫生行政部门提出调解申请;也可以直接向人民法院提起民事诉讼。

(1)医疗事故的赔偿协商

1)协商原则:

①双方自愿原则。任何一方不能强迫或勉强另一方进行协商;任何一方不能采取欺骗、胁迫、乘人之危等方式,使另一方对协商的内容发生误解。

②平等、公平的原则。在协商过程中,双方地位平等,享有平等的权利。承担的民事责任应当合理,应当考虑实际履行能力,不能显失公平。

③合法原则。双方协商解决医疗事故争议,必须符合法律、法规的规定,不能因双方协商而违反法律规定,也不能因协商而损害国家和社会的公共利益,侵犯他人的合法权益。

2)协商内容:

①是否属于医疗事故。对于医疗事故的认定,双方认为需要的,可以共同委托负责医疗事故技术鉴定工作的医学会组织鉴定;如果双方认为事实清楚,也可以自行认定。

②民事责任承担的方式和赔偿的具体数额,给付方式和时限等。

③与医疗事故的赔偿等民事责任争议有关的其他事项,如病人的善后处理、尸体的处理以及协议后将对双方权利义务产生的影响等。

3)医患双方达成一致解决方案的,以制作协议书的形式表现出来。协议书内容包括:

①医疗机构、患者的基本情况。如医疗机构的名称、法定代表人(负责人);患者的姓名、年龄、性别、籍贯、住址、职业、所患疾病等。

②医疗事故的原因、医患双方共同认定的医疗事故的等级。需要说明的是,双方共同认定的医疗事故的等级,是指双方对医疗事故等级没有争议。这个结论可以是经过医疗事故技术鉴定的,也可以是由双方共同判定而没有经过医疗事故技术鉴定的。

③确定的具体赔偿数额,给付的时间和方式等。

④协议生效后,对双方涉及该医疗事故有关权利、义务的影响或履行责任。

⑤医疗机构盖章,法定代表人(负责人)、患者或者其监护人签字。如果患者死亡或无意识不能签字的,可以由患者的配偶、直系亲属等签字。

⑥协议签订的日期、协议生效的日期等。

(2)医疗事故赔偿调解

已确定为医疗事故后,卫生行政部门应医疗事故争议双方当事人请求,可进行医疗事故赔偿调解。调解时,应当遵循当事人双方自愿原则,并应当依据有关条例的规定计算赔偿数额。经调解双方当事人就赔偿数额达成协议的,制作调解书,双方当事人应当履行;调解不成或者经调解达成协议后一方反悔的,卫生行政部门不再调解。

1)医疗事故赔偿行政调解的特点:

医疗事故赔偿行政调解是医疗事故争议发生后,对已经确定为医疗事故的,医患双方申请卫生行政部门就医疗事故赔偿进行调解。在卫生行政部门的主持下,根据自愿和合法的原则,促使医患双方当事人友好协商、互谅互让而达成协议,解决其医疗事故赔偿争议的一种诉讼外活动。

①医疗事故赔偿行政调解是对已经确定为医疗事故的争议进行调解。调解是在医患双方当事人对是否为医疗事故、医疗事故的等级没有异议的情况下进行的。如果医患双方对医疗事故技术鉴定结

论持有异议或者经过卫生行政部门审核,发现医疗事故技术鉴定不符合条例规定的,医疗事故技术鉴定结论不能强制作为医疗事故行政调解的依据。

②医患双方共同申请卫生行政部门进行调解。卫生行政部门只能被动地接受当事人的请求,不能主动进行调解。如果一方不愿意行政部门调解,卫生行政部门则不能强制进行调解。

③医患双方申请卫生行政部门调解的内容是医疗事故赔偿,而不是所有的医疗事故争议。

④医疗事故赔偿行政调解行为是不可诉的行为。医患双方当事人不能因对卫生行政部门行政调解的行为不服而进行行政诉讼。

⑤经调解后所达成的调解协议只能由当事人双方自觉履行,没有强制执行的法律效力

2)医疗事故赔偿行政调解的原则:

①自愿原则。医疗事故赔偿调解是解决医疗事故民事责任争议的一种重要途径,是医疗事故争议解决程序的重要组成部分。卫生行政部门是否进行调解,调解能否达成协议,都取决于医患双方当事人自愿同意,卫生行政部门不能强迫医患双方当事人进行调解。自愿原则体现在:第一,医患双方当事人是否有选择调解的自愿。选择行政调解是医患双方当事人的一种权利,不是必须履行的义务。卫生行政部门是否进行调解要尊重当事人的选择,而且这种选择必须是医患双方共同自愿的意思表示,一方不自愿也不能进行调解。在调解过程中,一方表示不愿意继续进行调解,卫生行政部门应当停止调解。第二,医患双方当事人有是否接受调解结果的自愿。医疗事故赔偿调解涉及对民事权利的处分,应当由当事人自行决定,任何单位都无权干涉。卫生行政部门不能强迫任何一方当事人接受赔偿数额的建议。

②合法原则。卫生行政部门的调解活动和调解协议的内容必须符合法律、法规的规定。调解过程中,医患双方在卫生行政部门的主

持下,可以互谅互让,可以妥协和让步,但是对于赔偿数额的确定,应当按照条例规定的标准和项目计算,应当公平合理,不能超过法律规定的限度。调解协议的内容不得损害国家和公共利益。

3)调解书及其效力。

经过调解,医患双方就医疗事故赔偿达成协议的,卫生行政部门制作调解书。调解协议书是医患双方在卫生行政部门主持下进行协商达成的协议,是解决医疗事故赔偿的法律文书。调解书包括以下内容:

①主持行政调解的卫生行政部门名称。

②医患双方当事人的一般情况。医疗机构的名称、地址、法定代表人(负责人)的姓名、职务等;患者姓名、性别、年龄、职业、住址,疾病情况等,如果参加调解的不是患者本人,还应注明与患者的关系,如患者的监护人、近亲属等。

③医患双方当事人争议的主要事实、双方提供的材料,如医疗事故技术鉴定书等。

④经过协商达成的一致协议,主要为医疗事故赔偿的具体数额、履行方式、生效时间、对双方今后与该争议有关权利、义务的影响等。

⑤医患双方签字,主持调解的卫生行政部门盖章。调解书对医患双方当事人产生效力,医患双方当事人应当自觉履行。

如果达成协议后,一方当事人不履行协议,另一方可以通过民事诉讼解决;卫生行政部门调解不成或者经过调解达成协议后,一方反悔,卫生行政部门不再进行调解,医患双方可以通过民事诉讼方式解决。

4)卫生行政部门进行调解的程序。

①申请调解。医患双方当事人在收到医疗事故技术鉴定书后,如果对医疗事故技术鉴定没有异议,但对赔偿数额有分歧时,医患双方当事人可以向医疗机构所在地的县级卫生行政部门申请医疗事故赔偿的调解。医疗机构所在地是直辖市的,向医疗机构所在地的区、

县人民政府卫生行政部门申请调解。如果患者死亡或者可能涉及的赔偿数额较大,当事人也可以向市级卫生行政部门申请调解。

②受理调解。卫生行政部门接到要求进行行政调解的申请后,应当进行审查,如果当事人已就医疗事故赔偿纠纷向人民法院起诉或者一方要求调解,另一方不愿意调解的,应当告知申请调解的当事人不予受理。如果当事人申请调解的事项不是医疗事故赔偿争议,卫生行政部门应当及时告知当事人其他有关解决途径。

③调解。卫生行政部门受理调解申请后,应当认真审查有关材料,及时指定1~2名工作人员进行调解。调解时,应认真听取医患双方当事人的依据,做好调解笔录,积极促使双方当事人互相谅解,达成调解协议。如果一方当事人不愿意继续调解的,应当终止调解。卫生行政部门进行调解时,除双方当事人要求外,一般不公开进行。

④调解成立的,医患双方当事人应当签署调解书。调解书一式三份,医患双方当事人各一份,卫生行政部门存档一份。

2. 确定医疗事故具体赔偿数额的基本原则

医疗事故的损害后果是对自然人生命健康权的侵害。生命健康权是公民的一项基本权利,是享有其他一切权利的基础,而对公民生命健康权的损害赔偿,是针对损伤公民生命健康权所造成的财产损失的赔偿。自然人的生命健康是一种复杂的自然生物现象和生理心理状态,生命健康权具有复杂的内涵和外延。医疗行为又是一种复杂的特殊的活动过程,医疗行为对患者生命健康的损害受到患者自身疾病、药物、医疗器械质量、医务人员技术水平、地域特点等多种自然的、社会的因素影响。这就要求在具体处理医疗事故赔偿案件的过程中,必须合理地综合分析考虑相关的差异问题和各种不可避免的影响因素。医疗事故赔偿具体数额确定也应当相应考虑到相关因素:

(1)医疗事故等级。医疗事故的等级是以医疗过失行为对患者人身造成的直接损害程度来进行合理划分的。因此,医疗事故的等级体现了患者人身遭到损害的实际程度,是对受害者人身致伤、致残及其轻重程度的客观评价。医疗事故具体赔偿数额与医疗事故等级相适应,体现了我国民法在民事赔偿上的实际赔偿原则。

确定医疗事故赔偿的具体数额不仅要考虑医疗事故属于哪一级别,还是考虑到属于某一级别的哪一个等级。不同级别的医疗事故的赔偿数额不能一样,同一级别中不同等级的医疗事故,其赔偿的具体数额也不能一样,否则就失去了赔偿的公平性和合理性。

(2)医疗过失行为在医疗事故损害后果中的责任程度。医疗事故与医疗过失责任程度相适应的原则,是指在医疗方所承担的赔偿份额,应当与其过错行为对损害后果的作用相一致,体现了医疗事故赔偿适用的"过错原则"和"责任程度原则"。

过错原则是医疗事故赔偿的一个基本原则,即要确定医疗事故的赔偿责任,首先必须确定医疗行为本身是否有过错,有过错才可能承担责任,没有过错则不承担赔偿责任;有过错也不意味着承担全部责任,还要看过错行为对损害方损害结果所占的责任程度大小,有多大的责任就承担多大的赔偿责任。

责任程度原则,使医疗事故直接损害的基本原则更加科学化、规范化,既符合法律的基本原则,也符合医学科学的原则,有利于医患双方的合法权益;一方面避免在确定为医疗事故后就判定医疗主体承担全部损失的责任,使医疗主体承受起超过其实际致害行为责任程度的赔偿义务,合法权益受到损害;另一方面,也避免对医疗过失责任程度小的损害后果,在鉴定中不能确定为医疗事故,使患方应当得到的补偿不能得到。因此,责任程度原则是一个较合理的赔偿适用规则。

医疗事故是一种特殊的损害后果,医疗行为是一种高风险的特殊技术行为,行为本身蕴含着对人体可能的致害因素。但任何一个来自医生、患者和环境等方面的因素,都可能加重这种损害的发生。这就使医疗行为具有获益与致害同时存在、同时发展的双向性行为特征。任何一个医疗事故的致害结果，都很难说是单一因素引起，绝大多数都是复合性因素的致害；因此确定医疗事故赔偿数额，必然先由医疗事故鉴定组织在该医疗争议问题的鉴定中，科学合理地剔除医疗行为风险、患者自身疾病发展、医学科学和技术手段局限性、相关条件影响等有关因素对损害后果发生的影响，科学合理地确定医疗过失行为在医疗事故损害后果中所占的损害作用比例，也就是“责任程度”。医疗主体应当根据这个比例承担相应份额的对患者人身损害后果实际损失的经济赔偿，如果计算的具体赔偿数超出或者低于这个份额就是不合理的。

(3)医疗事故损害后果与患者原有疾病状况之间的关系。在确定医疗事故赔偿时，应当实事求是、客观地分析患者原有疾病状况对医疗事故损害后果的影响因素以及其与损害结果之间的关系，免除医疗主体不应承担的赔偿成分。这一原则体现了法律的公平性，也体现了责任方应承担责任份额时“以事实为根据，以法律为准绳”的法治原则。考虑患者原有疾病因素时，主要应当注意以下几个方面：

①患者原有疾病在发生发展过程中的必然趋势与医疗事故损害后果的关系。

②患者原有疾病状况发展对现存损害后果的直接作用程度及与过失行为之间的关系。

③患者原有疾病状况的基础条件在静止状态与其现有损害的关系，如果都是一个相当于×级的残疾者，而医疗事故导致其残疾程度的进一步严重，在确定具体赔偿数额时应当减除原有残疾损失的份额。

④患者原有疾病状况的危险性及其与医疗主体实施医疗行为的必然联系和客观需求、患者因医疗行为的获益结果与损害结果的关系等。

(4)不属于医疗事故的，医疗机构不承担赔偿责任。医疗事故是医疗机构对患者承担赔偿责任的惟一“归责标准”。医疗机构的非医疗事故责任不承担患者在接受治疗过程中，因医疗措施而导致的其他损害后果的赔偿责任。这是一个严格的"过错"赔偿原则，医疗主体只对其因自己过错直接造成的患者人身损害承担赔偿责任。不能以无过错行为的公平分担原则，确定医疗机构对患者的某一特定损害后果承担赔偿责任，无论选择哪一种途径解决医疗争议问题，都不可以由医疗机构对不存在医疗行为过错行为的患者人身损害损失承担赔偿责任。

3. 医疗事故的赔偿金额

医疗事故赔偿，按照下列项目和标准计算：

(1)医疗费。医疗费是医疗事故对患者造成的人身损害后，患者进行治疗所发生的医疗费用，按照医疗事故对患者造成的人身损害进行治疗所发生的医疗费用计算，凭据支付，但不包括原发病医疗费用。

医疗费可以包括住院费、检查费、治疗费、(中西)药费、医疗机构的护理费等。结案后确实需要继续治疗的，按照基本医疗费用支付。

医疗事故赔偿中的医疗费不包括患者发生原发病的医疗费用，也就是不包括患者发生医疗事故以前支付的医疗费用。由于医疗事故对患者造成的人身损害不可能在医疗事故解决阶段全部治愈，对于医疗事故处理后患者需要继续治疗所发生的预期医疗费用，也可以计算在内。

(2)误工费。误工费是患者因医疗事故就医而造成耽误工作而丧失的工资、奖金等合法收入。

具体计算方法按照患者有无固定收入分为两种，患者有固定收入的，按照本人因误工减少的固定收入计算，对收入高于医疗事故发生地上一年度职工年平均工资 3 倍以上的，按照 3 倍计算；无固定收入的，按照医疗事故发生地上一年度职工年平均工资计算。例如：患者甲的月平均收入为 1 200 元，当地上一年度职工年平均工资为

15 000元,每个月为1 250元,那么可以按照患者甲的实际月平均工资计算;患者乙的月平均工资为5 000元,年工资为60 000元,超过职工年平均工资的3倍(15 000元×3=45 000元),那么以45 000元作为患者乙固定收入计算。医疗事故发生地一般指患者就医的医疗机构所在地。如果患者因医疗事故造成残疾,并被鉴定为×级残疾,以后的误工损失按照条例所规定的残疾生活补助费进行补偿。

(3)住院伙食补助费。住院伙食补助费是患者因发生医疗事故而在医疗机构住院时,对其膳食的一定补助费用。

按照医疗事故发生地国家机关一般工作人员的出差伙食补助标准计算。

(4)陪护费。是患者因医疗事故在住院治疗中,因缺乏生活自理能力而需要雇佣专人进行生活护理的费用。

按照医疗事故发生地上一年度职工年平均工资计算。此护理费用不包括医疗机构因医疗需要进行护理的费用。

(5)残疾生活补助费。残疾生活补助费是因医疗事故造成患者残疾,使其生活受到一定影响,而给予一定的生活补助费用。

残疾生活补助费以伤残等级为基础,只有被鉴定为残疾等级的,才能享有残疾生活补助费。根据伤残等级,按照医疗事故发生地居民年平均生活费计算,自定残之月起最长赔偿30年。但60周岁以上的,不超过15年;70周岁以上的,不超过5年。

(6)残疾用具费。残疾用具费是患者因医疗事故造成残疾,因残疾需要配置补偿功能器具而发生的费用,如假肢、义眼、助听器等辅助工具费用。

配置残疾用具,凭医疗机构证明,即证明该患者需要某种辅助残疾器具。残疾用具费用计算按照市场上普及型器具的价格计算,也可以参照城镇职工医疗保险报销范围的规定。

(7)丧葬费。丧葬费指因医疗事故死亡者的存尸费、尸体运转费、尸体整容费、火化费、寿衣费等费用。

按照医疗事故发生地规定的丧葬费补助标准计算。

(8)被扶养人生活费。被扶养人生活费是患者在发生医疗事故前,对未成年子女或者没有经济来源的配偶提供的必要的生活费用,由于患者死亡或者残疾丧失劳动能力,无法扶养他人,需要对其进行补偿。扶养是夫妻之间、父母对子女在物质和生活上的互相扶助和供养。

扶养的范围为没有经济来源的配偶、未成年子女。以死者生前或者残疾者丧失劳动能力前实际扶养且没有劳动能力的人为限,按照其户籍所在地或者居所地居民最低生活保障标准计算。对不满16周岁的,扶养到16周岁;年满16周岁但无劳动能力的,扶养20年;60周岁以上的,不超过15年;70周岁以上的,不超过5年。

(9)交通费。交通费是患者因发生医疗事故而实际必需的交通费,例如患者就医时需要的乘车的费用等。

按照患者实际必需的交通费用计算,凭据支付。

(10)住宿费。住宿费是患者因发生医疗事故而发生的必需的住宿费用。

按照医疗事故发生地国家机关一般工作人员(国家机关一般工作人员指处级以下工作人员)的出差住宿补助标准计算,凭据支付。

(11)精神损害抚慰金。精神损害抚慰金是患者及其近亲属因医疗事故受到精神损害而给予的抚慰。《最高人民法院关于确定民事侵权精神损害赔偿责任若干问题的解释》规定,自然人的生命权、健康权、身体权、姓名权、肖像权、名誉权、荣誉权、人格尊严权、人身自由权等人格权利,遭受非法侵害时,可以依法请求赔偿精神损害。精神损害赔偿是当事人承担民事责任的一种方式。《国家赔偿法》规定的残疾赔偿金和死亡赔偿金与条例中的精神损害抚慰金有相似之处。

精神损害抚慰金的计算方法按照医疗事故发生地居民年平均生活费计算。造成患者死亡的,赔偿年限最长不超过6年;造成患者残疾的，赔偿年限最长不超过3年，具体年限的计算应当按照《医疗事故处理条例》规定的原则确定，并不是对每一例都计算为6年、3年。

[案例] 以创新意识“领跑”

——北京大学深圳医院“一体两翼”经营模式的构思与实践

北京大学深圳医院（原名深圳市中心医院）坐落在深圳市中心区，是投资近6亿元人民币的国有大型现代化综合性医院。医院设施先进、环境优雅，已成为深圳市向外推介的一个重要的景点，同时也是深圳市优良投资环境的重要组成部分。国内医学权威盛赞该院是21世纪中国高科技现代化综合性医院的缩影。

医院于1993年立项，1995年底动工，1999年底开业。医院占地面积5.6万 m^2，建筑面积7.8万 m^2，设计床位800张，编制1 360人。至2002年8月，医院现有员工1 200名。开设临床、医技科室51个，开放病床800张，日均门诊量3 100人次，最高日门诊量达3 800人次，病床使用率95%以上。

深圳市政府以公开招聘的形式产生医院首届领导班子。院长蔡志明是医学博士、外科主任医师，具有较丰富的现代化医院管理经验。按照市政府要求，医院突破传统办医模式，用创新理念构建现代化新型医院，创新性地提出并实践了“一体两翼”的经营模式：“一体”即以医、教、研为主体；“两翼”则分别是指大力发展健康产业和推行全方位的后勤服务社会化。这种创新经营模式的推行，使医院在开业不到3年的时间内取得了跨越式、超常规发展。2000年医院的业务总收入为1.05亿元，2001年则为2.25亿元，2002年上半年业务总收入已达1.5亿元，预计全年业务总收入可达3.2亿元。

深圳市政府、北京大学、香港科技大学建立新型合作关系，将医院纳入北京大学附属医院管理体系。2001年9月26日，医院正式更名为“北京大学深圳医院”和“北京大学深圳临床医学院”，充分借助北京大学的品牌和雄厚的专业技术力量以及香港科技大学广泛的对外交流渠道，为医院的快速发展注入了更强劲的动力。

1. 夯实主体，医、教、研全面发展

目前医院已经拥有5个市级重点学科，包括：生殖医学中心、腔镜外科中心、医学影像中心、骨关节科和胸外科。深圳医学会生殖医学学会、腔镜外科学会等4个专业学会“落户”医院。此外，由北京大学重点扶持的血液科（造血干细胞移植中心）、心血管中心、激光医学中心也正处于快速发展阶段。医院开展了心脏搭桥、拇指再造、胰十二指肠切除、肿瘤核介入治疗、骨髓移植、“试管婴儿”、保留感觉和功能的生殖器官再造手术、变性手术等一批代表医学技术水平的项目。2002年6月，医院遗传实验室发现1例世界首报染色体异常核型。医院先后获得国家自然科学基金项目2项，国家重大攻关项目3项，省、市级课题69项。医院住院医师规范化培训和科室主要技术骨干（副高级职称以上）的管理技能培训已全面纳入北京大学的统一管理轨道。医院医学影像中心、泌尿外科、血液科、普通外科经北京大学医学部评审，批准设立硕士研究生培养点，蔡志明等18名专家被正式聘为北京大学硕士研究生导师。

2.“以人为中心”，大力发展健康产业

医院将“以病人为中心”的传统理念延伸至以“以人为中心”，将医疗保健服务的“触角”深入到占社会群体绝大多数的“健康人群”及“亚健康人群”中。2000年4月，医院成立以体检、特诊和医学高新技术为主要内容的健康产业，以舒适优雅的环境、人性化的服务、先进的诊疗设备以及经验丰富的医护人员，共同打造了一个个“精品工程”。“走出去办医”的经营战略是医院健康产业的又一重要举措，医院提供高水平、高档次的医疗服务与大型高科技企业所提倡的“让员工享受一流的医疗服务”的理念不谋而合。医院拟将统一品牌、统一管理、统一质量的连锁社区健康中心渗透到深圳市高新技术开发区、免税区、高档住宅区等。

3.“敢为天下先”,推行全方位的后勤服务社会化

后勤服务社会化管理是医院鲜明的管理特色。医院对政府下达的245个后勤编制不进人,而是通过社会公开招标,选取了一家理念新、服务质量好的专业后勤服务公司,并由其承揽包括物业管理、专业陪护、仓储管理、餐饮服务等5大项目及26个子项目的后勤工作。医院充分利用企业优势,解决了医院后勤队伍中人事、分配、效率、效益等深层次矛盾,避免了传统医院后勤无法克服的机构臃肿、人员过剩、效率低下等“顽疾”。目前医院正在酝酿物资采购和设备维护社会化等项目的实施,将后勤管理改革推向更深、更广的层面。

注:资料来源于《中国医院管理》2002年10期

第十三章 预防保健管理

第一节 卫生防疫事业的发展及改革

一、卫生防疫事业的发展

我国卫生防疫事业的发展是与党和国家对人民群众健康的关心以及对卫生工作的高度重视分不开的。解放前，我国没有设立像卫生防疫站这样的专业卫生防疫机构，只有少量卫生专业人员从事卫生防疫工作。各医学院校也没有开设公共卫生专业。各种急性传染病、地方病经常流行，严重威胁人民健康。新中国成立后，为了迅速控制严重危害人民健康的急性传染病和地方病，在党的"预防为主"的卫生工作方针指引下，迅速组建了卫生防疫专业机构，中央设立了卫生防疫总队；各省成立了防疫大队；港口设立了检疫机构；还设立了各种疾病的专业防治所（站）等。1953 年，由国务院批准，在全国各地普遍成立省、地(市)、县各级卫生防疫站。1954年,卫生部颁布了《卫生防疫站暂行办法》,并确定了各级卫生防疫站人员编制。这个重要文件规定了卫生防疫站的工作任务和职责,即传染病防治管理和经常性卫生监督工作。1979年,卫生部组织力量再次制定颁发了《全国卫生防疫站工作条例》。1980年,由国家编委、卫生部颁发了《各级卫生防疫站编制的规定》,进一步明确了卫生防疫站的工作性质和任务,对充实卫生防疫站专业人员和提高卫生防疫人员的素质起到十分重要的作用。

近半个世纪以来,我国卫生防疫事业已经成为卫生事业的重要组成部分。各级卫生防疫站和广大卫生防疫工作者在各级卫生行政部门的领导下,根据党的预防为主的方针,运用预防医学多学科理论和方法以及相关技术,研究疾病发生发展的规律,制定有效的防治措施,为控制和消灭疾病,改善人民生活及工作环境卫生,保障人民健康,发展社会主义经济建设发挥了十分重要的作用。

到20世纪末,我国卫生防疫事业从国家到地方已经形成一个完整的工作体系。作为卫生防疫行政管理部门,在中央,是国家卫生部下设的卫生防疫司(后分为疾病控制司和卫生监督司),在地方,则是各省,市,自治区及地区、县卫生厅(局)所设的卫生防疫处(科)或疾病控制处(科)和卫生监督处(科)。作为卫生防疫专业机构,在中央有中国预防医学科学院,在各省、地、县各级设立有卫生防疫站,此外,铁路、交通和大型工矿企业也建立了卫生防疫站。其组织结构如图13.1所示。

根据我国国情,由县(区、县级市)卫生防疫站,乡(镇、街道)卫生防疫组织(如乡镇卫生院或街道卫生院防疫保健科)和基层卫生防疫组织(如村卫生室或居委会、厂矿企业、机关、学校医务室等)组成了三级基层卫生防疫网。这种有效的基层防疫网络组织为防病灭病,提高人民健康水平发挥了巨大的作用。这种组织又是保证卫生防疫工作全面落实的关键。对基层卫生防疫工作的管理主要包括组

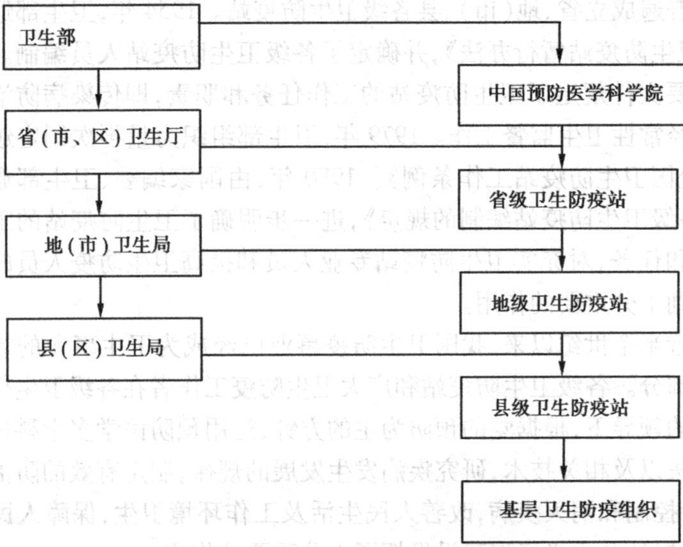

图 13.1　我国卫生防疫组织结构图

织机构和人力资源管理、工作常规管理、工作目标管理与工作考评等。其重点是将基层卫生防疫工作纳入当地各级政府的议事日程,加强三级卫生防疫网建设,特别是乡镇、街道及村基层卫生组织建设,通过实施工作目标责任制和工作效果考评加强质量控制。

卫生防疫站的工作任务是由其性质决定的。一方面,它属于卫生事业单位,是一个运用预防医学理论及相关技术研究疾病发生发展的规律,制定防治措施,并指导当地开展卫生防疫业务技术工作的指导中心,因此,它是一个专业技术部门;另一方面,由于它又根据国家有关卫生防疫法规、规范和技术标准,承担了大量预防性和经常性卫生监督任务,因而它实际上又承担了卫生行政的工作。归纳起来,卫生防疫站的工作任务可用十六个字来概括:“疾病控制,监督监测,卫生宣教,科研培训。”将其具体化,主要包括以下几方面工作:

(1)急性传染病、寄生虫病及地方病控制。根据《中华人民共和国传染病防治法》及国家有关法规，开展各种法定传染病监测，收集、上报疫情等管理工作。分析当地急性传染病、寄生虫病及地方病流行因素，掌握流行规律，制定重点疾病的控制规划及措施并组织实施。定期发布疫情通报，监督卫生医疗机构及有关单位对传染病的报告及管理情况。

(2)消毒、杀虫及灭鼠。对本地区主要病媒昆虫、病原动物的区系分布，生态习性和消长等进行监测，制定消毒、杀虫及灭鼠计划并对消毒、杀虫及灭鼠工作进行技术指导。根据国家有关法规、标准，对医疗机构等的消毒、杀虫及灭鼠工作实施监督监测。制定免疫计划，订购、保管、分配生物制品和预防接种器材。组织和指导各项预防接种的实施。进行免疫效果评价。对异常反应进行调查处理。

(3)根据国家卫生法规、条例、卫生标准对辖区有关部门、行业、场所实施经常性和预防性卫生监督监测。卫生监督监测主要包括以下五个方面(人们常称为"五大卫生监督")：

1)劳动卫生。调查掌握本地区厂矿企业的分布和危害职工健康的因素，制定劳动卫生和职业病防治规划，做好劳动卫生和职业病预防工作。通过经常性和预防性卫生监督对有关厂矿企业及农业生产的劳动条件及对人体可能造成的影响以及各种职业危害进行监督监测。掌握从事有害作业职工的健康状况，组织参加职业病诊断及劳动能力鉴定。根据《工业企业设计卫生标准》和有关卫生法规会同有关部门对新建、扩建、改建工业企业进行预防性卫生监督并针对劳动环境存在的具体问题提出预防措施。

2)环境卫生。对居民的生活环境进行监督监测。研究有害环境因素对居民健康的影响并提出防治措施。根据国家《生活饮用水卫生标准》等卫生法规标准，对生活饮用水的卫生质量进行长期监督监测。根据国家《公共场所卫生标准》、《公共场所卫生管理条例》等卫生法规标准，对公共场所(如宾馆、饭店，影剧院，游泳池，理发店等)的环境卫生状况进行经常性卫生监督。根据国家《化妆品卫生标准》、《化妆品卫生监督条例》等卫生法规标准，对化妆品生产和经营进行卫生监督、监测等。对农村改水，改厕进行技术指导，进行卫生评价。

3）食品卫生。根据《中华人民共和国食品卫生法》等国家法律、法规以及卫生标准对食品企业、饮食行业、集体食堂等各种食品行业的食品原料、加工、包装、运输、储存、销售的卫生进行经常性和预防性卫生监督、监测。组织制定防治食物中毒的规划并组织实施，建立健全报告制度，做好调查分析。组织、参与食物中毒的抢救。对人群营养状况以及膳食开展调查研究，提出合理营养建议。

4）学校卫生。对本地区大、中、小学学生生长发育和健康状况进行监督、监测，掌握学生中常见病、多发病的发病情况并提出防治措施。对学校环境卫生进行经常性和预防性卫生监督、监测。与教育部门合作，指导学校卫生工作的全面改善。

5）放射卫生。调查掌握本地区环境中放射本底及其污染与卫生防护情况。根据国家有关法规对生产、应用放射性元素的厂矿企业和单位进行经常性和预防性卫生监督、监测，对各种防护措施及效果进行鉴定。对放射性同位素及放射线使用安全进行监督管理，对从事放射性工作的有关人员进行健康检查及管理。

（4）卫生宣传教育。根据卫生防疫工作需要，制定卫生宣传教育工作规划并组织实施。运用多种手段和措施组织开展各种卫生知识普及活动，特别是通过动员，社区的广泛参与，提高人民群众的自我保健意识和能力。

（5）科研培训。根据卫生防病工作需要，开展有关调查研究及科学实验工作。参与卫生标准的研究工作。有计划地对本单位及下级单位的在职卫生防疫人员开展业务培训并承担专业院校学生的生产实习任务。

二、卫生防疫体制改革

虽然在过去50多年的卫生防疫事业得到很大发展,各级卫生防疫站在疾病预防控制、公共卫生监督管理方面做出了不可磨灭的巨大贡献,但在新形势下仍然面临改革的任务。

首先,卫生监督是国家管理卫生事务的重要形式,是社会主义法制建设的主要组成部分。经过新中国建立以来、特别是改革开放20多年来的发展,我国已经初步形成了以社会公共卫生、与健康相关产品、卫生机构和专业人员监督管理为主要内容的卫生法律法规体系。各级卫生防疫机构和其他卫生机构实际上已经承担了大量的卫生监督工作。但是,由于现行的卫生监督体制是在计划经济体制下逐步形成的,在防疫站同时承担卫生监督和疾病预防控制双重任务时,就存在卫生监督与有偿技术服务行为不分的情况。同时,由于卫生监督队伍分散,难以形成监管合力,行政效率低下。随着社会主义市场经济的建立和依法治国方略的确立,原有的卫生监督体制已经不适应形势的要求,迫切要求进行改革。卫生监督体制改革的原则有以下三点,即依法行政,政事分开和综合管理。

“依法行政”是指要实现卫生监督工作的法制化管理,必须强化政府卫生行政机构的执法功能,加强和充实卫生监督力量,为卫生监督执法提供组织保证。而以前主要由属于卫生事业单位的卫生防疫机构承担卫生监督执法的情况就必须改变;“政事分开”是指明确划分卫生监督与卫生技术服务职责,理顺完善卫生监督体制。这是保证卫生监督公正性、严肃性的必要措施。因此卫生监督执法的实施和为卫生监督执法提供技术依据的两项任务必须由两个独立的部门分别承担,而不能由以前的卫生防疫站一家承担这双重任务;“综合管理”是指随着卫生法制的健全和执法归政的实现,以及国家机关精兵简政的趋势,卫生监督也将实行综合执法。要组建统一的卫生监督机构,对包括卫生许可管理、对各类卫生机构、个体诊所和采血机构的监督管理以及对卫生专业人员的执业许可和健康许可管理等。把过去分散的、多头的监督管理变为统一高效的机制。

另一方面,由于社会经济发展,医学模式的转变,人群疾病谱和死亡谱发生了很大改变。原有的疾病预防控制机构已经出现设置分散、功能重复交叉、效率不高等新问题。因此形势的发展也要求对原有的卫生防疫站体制进行改革,使疾病预防控制机构从单病种防治向综合防治转变,建立一个新的疾病预防控制体系。这个新的体制是有效利用卫生资源,将有关卫生事业单位中的疾病预防控制和公共卫生技术管理和服务职能集中,组建职能分工明确、规模适当、精干高效,集疾病预防与控制、监测检验与评价、健康教育与促进、应用研究与指导、技术管理与服务为一体的疾病预防控制体系。

因此,为贯彻《中共中央、国务院关于卫生改革与发展的决定》中所提出的"到本纪末初步建立起具有中国特色的卫生监督执法体系"的目标,经国务院同意,卫生部主持起草并经中编办、财政部、国务院法制办同意,于2000年初下发了《关于卫生监督体制改革的意见》。2001年4月,卫生部又制定下发了《关于卫生监督体制改革实施的若干意见》和《关于疾病预防控制体制改革的指导意见》。在这几个重要文件指导下,全国卫生防疫体制开始进入全面改革的新阶段。根据国家卫生部要求,在2001年和2002年这两年内要完成全国卫生监督体制改革的任务,使卫生监督和疾病预防控制两大工作任务不再由以前的卫生防疫站一家承担,而分别由在同级卫生行政部门领导下的两个独立的事业单位,即卫生监督所(局)及疾病预防控制中心承担。

第二节 疾病预防控制管理

一、概 述

疾病预防控制机构是政府举办的实施疾病预防控制与公共卫生技术管理和服务的公益事业单位。它集疾病预防控制、监测检验与评价、健康教育与健康促进、应用研究与指导、技术管理与服务为一体,适应社会经济发展要求和医学模式转变,为保障人民健康和社会主义建设服务。

疾病预防控制机构的主要任务有:

①对影响人群生存环境卫生质量及生命质量的危险因素进行卫生学监测(包括生活环境、职业环境、食品、放射、学校等卫生监测);对传染病、地方病、寄生虫病、慢性非传染性疾病、职业病、公害病、学生常见病、意外伤害及中毒等进行流行病学监测,并制定预防控制策略。

②为拟定与疾病预防控制和公共卫生相关的法律、法规、政策标准等提供科学依据,为卫生行政部门提供决策咨询。

③拟定并实施疾病预防控制工作方案,对方案实施进行质量控制和效果评估。

④对传染病流行和中毒、污染事件进行调查处理,为救灾防病和解决重大公共卫生问题提供技术支持。

⑤实施预防接种,负责预防用生物制品的使用及管理。

⑥开展健康教育与健康促进,参与社区卫生服务,促进社会健康环境的建立和人群健康行为的形成。

⑦承担疾病预防控制有关公共卫生信息的报告、管理和预测、预报,为疾病预防控制决策提供科学依据。

⑧开展卫生防病检验和实验室质量控制。受卫生行政部门认定，承担卫生监督监测检验、预防性健康检查、健康相关产品的技术审核和卫生质量检验、鉴定；对新建、改建、扩建建设项目的选址、设计和竣工验收进行卫生学评价。

⑨负责人员培训，指导技术规范和技术措施的实施；承担爱国卫生运动中与疾病预防控制有关的技术指导。

⑩进行应用性科学研究，开发和推广先进技术。开展对外交流与合作，引进和推广应用新技术、新方法。

⑪向社会提供相关的预防保健信息、健康咨询和预防医学诊疗等技术服务。

二、疾病预防控制的组织机构

我国的疾病预防控制机构按行政区划分级设置。县及以上每个行政区划内只设一个疾病预防机构。即国家一级设中国疾病预防控制中心；省级设省（自治区、直辖市）疾病预防控制中心；地市级设市（地、自治州、盟等）疾病预防控制中心；县级设县（市、旗、区等）疾病预防控制中心（或预防保健中心、卫生防疫站）。

疾病预防控制机构的内部科室设置主要根据任务功能定位，按分级管理原则规划。国家疾病预防控制中心的内部设置如图 13.2 所示。

根据分级管理原则确定的各级疾病预防控制机构的主要职责如下：

国家级和省级疾病预防控制中心主要以宏观管理、业务指导、科研培训和质量控制为主；地市级疾病预防控制中心在上级疾病预防控制机构的指导下承担较大公共卫生突发事件和救灾防病等问题的调查处理和技术支持，承担一定的科研培训工作，协助和配合上级开展相关工作；县级疾病预防控制机构在上级疾病预防控制机构的指

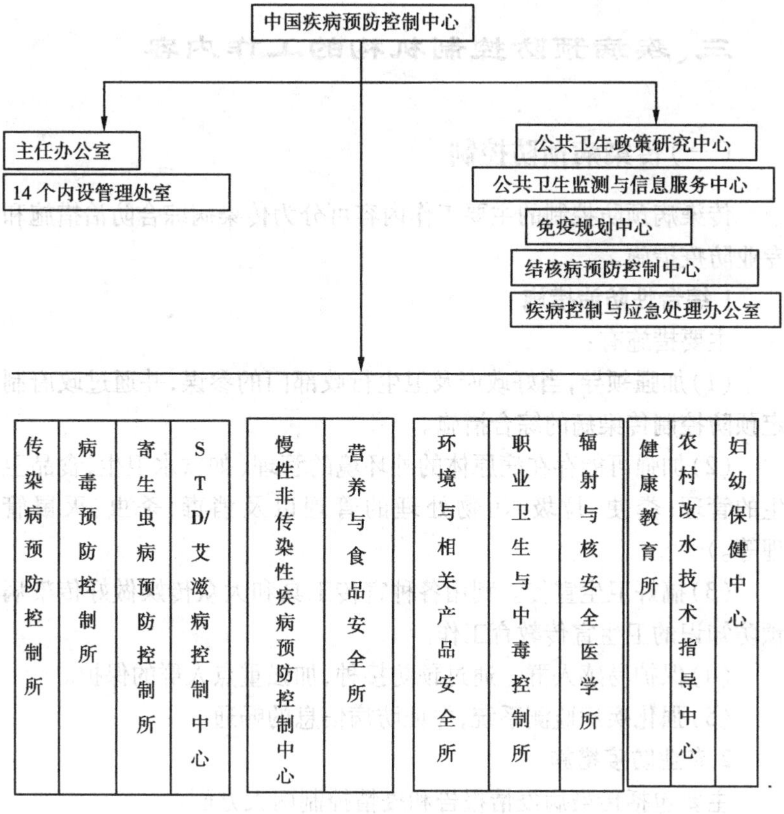

图 13.2　国家疾病预防控制中心的内部机构设置

导下,负责辖区内疾病预防控制具体工作的管理与组织落实。组织指导社区卫生服务和医院防保组织开展卫生防病工作,负责培训初级专业技术人员。

三、疾病预防控制机构的工作内容

（一）传染病预防控制

传染病预防控制的主要工作内容可分为传染病综合防治措施和专业防疫措施。

1.综合性防治措施

主要措施有：

（1）加强领导，当好政府及卫生行政部门的参谋，并通过政府制定预防控制传染病的综合措施。

（2）加强可能存在病原体的外环境的管理（如饮水卫生，食品卫生的管理；粪便、垃圾、污物处理的管理以及消毒、杀虫、灭鼠管理等。）

（3）搞好卫生宣传。利用各种宣传工具和大众传媒做好传染病预防知识的卫生宣传教育工作。

（4）保护易感人群。通过预防接种，加强重点人群的保护。

（5）强化疾病监测系统，保证防病信息的畅通。

2.专业防疫措施

主要包括传染病疫情报告和疫情控制两大方面。

（1）传染病报告是我国传染病防治法规定的重要制度，是传染病预防控制的重要措施之一，也是每个卫生工作者的重要职责。

传染病报告的有关要求如下：

①报告病种。根据《中华人民共和国传染病防治法》规定的传染病报告病种分为甲、乙、丙三类，共35种。甲类传染病有鼠疫、霍乱；乙类传染病有病毒性肝炎、细菌性和阿米巴痢疾、伤寒和副伤寒等等；丙类传染病有血吸虫、丝虫病等等。需要指出的是，根据卫生部1995年及1996年两个补充文件，已经将新生儿破伤风及肺结核

病由丙类传染病调整为乙类传染病管理。

②报告人。执行职务的医疗保健人员(含个体开业医生)、卫生防疫人员是法定报告人,其他行业的职工、居民等各类人员也都有报告的义务。

③报告时限。发现甲类传染病人或者疑似病人,在城镇应于6个小时内、农村应于12小时内报至县级卫生防疫机构;发现乙类传染病或疑似病人,应在12小时内报告。发现传染病爆发时,应以最快方式报告。

(2)疫情控制

当发生传染病流行或爆发时,应当采取以下控制处理措施:

①控制传染源。对传染病人,疑似病人应当做到“四早”,即早发现、早诊断、早报告和早隔离治疗。因为病原携带者也常常是重要的传染源,应当尽早发现并采取相应措施,使之无害化。由于各种传染病的携带者对于传播疾病的重要性不一样,处理措施也不完全相同。对密切接触者,因为他们是最可能受到感染的对象,应当采取应急预防接种或药物预防、医学观察、隔离或留验等措施,以防止发病而成为新传染源。

②切断传播途径。对许多传染病来说,切断传播途径常常是起主导作用的预防措施。因传播途径不同,对不同传染病采取的措施也不相同。例如对肠道传染病,重点在于搞好粪便等污染物的处理及环境消毒;而对呼吸道传染病,重点是空气消毒、通风换气、个人防护(如戴口罩等);对虫媒传染病,应当以杀虫、防虫为主;而对某些传染病(如血吸虫病),由于传播因素复杂,应当采取综合性措施才能切断其传播途径。

③保护易感人群。保护易感人群的主要措施是预防接种,提高人群的免疫力以及给予高危人群预防性服药。此时各有关部门要积极配合卫生部门保证预防及治疗药品以及生物制品和器械的供应。

④除采取以上措施外,一旦发生甲类或乙类传染病暴发流行,县

级以上地方政府报经上级上一级政府决定，可以宣布疫区，并在疫区内实行紧急措施（如限制或者停止集会、集市或人群聚集的活动；停工、停业、停课；封闭被污染的公共饮水源等。），并可对出入疫区的人员物资和交通工具实行卫生检疫。经省、自治区、直辖市政府决定，可以对甲类传染病疫区实施封锁。但要封锁大、中城市或跨省的疫区以及封锁疫区造成交通干线中断或封锁国境的要由国务院决定。

我国艾滋病疫情近年来迅速蔓延，已经成为急性传染病的防治重点之一。下面就其流行情况作简要介绍。自从1985年在我国发现第一例艾滋病以来，到2001年底全国31个省、市、自治区、直辖市报告HIV感染者28 133例，其中艾滋病人1 208例，死亡641例。据专家估计，我国实际感染者人数已超过60万。HIV和艾滋病呈现快速增长趋势。从地区分布看，我国西部地区HIV感染者主要为吸毒人群，中部地区以原来有偿献血员和流动人口为主，东南沿海和大城市以性病和暗娼为主。

为加强艾滋病防治，国务院下发了《中国预防与控制艾滋病中长期规划（1998—2010年）》以及《中国遏制艾滋病行动计划（2001—2005年）》。

对艾滋病及性传播性疾病的综合预防控制措施主要包括监测及预防控制两大方面：

1.监测

建立艾滋病与性病监测结合、生物学监测与行为学监测相结合的监测系统，并按疾病的流行强度和不同危险因素实行分类指导，分级监测，准确分析疫情，预测发展趋势，为制定防治对策提供科学依据。监测工作的开展在《全国艾滋病、性病综合监测指南及方案》、《全国艾滋病检测规范》、《全国性病艾滋病防治管理规范》中有具体规定。

对艾滋病病例的报告时限，卫生部规定要按甲类传染病的报告时限执行，即各级医疗保健机构发现艾滋病病人、病原携带者及疑似病人时，城镇于6小时内，农村于12小时内向当地县级疾病预防控制机构报告。

2.预防与控制

艾滋病的预防控制措施又可分为以下几方面：

(1)健康教育与咨询服务。通过健康教育与咨询服务活动，提高全民，尤其是青少年自我防护意识和能力，促进健康的生活方式，改变不良行为，达到控制疾病的目的。

(2)医疗卫生人员全员培训。通过各类人员的培训，为病人提供规范的诊断、治疗、预防、咨询等医疗保健服务。

(3)危险因素的调查和干预。在行为监测的基础上，制定有针对性的干预方案，落实干预措施，有效控制疾病传播。

(4)艾滋病人和感染者的管理。对病人和感染者提供及时关怀、咨询和医疗保健服务，减少对个人、家庭和社会的伤害，控制疾病传播。

(5)戒毒所、收容、劳教和监狱的防治工作管理。对吸毒人员和被拘留、收容、劳教的服刑人员中艾滋病、性病加强防治，以减少对社会的危害、控制疾病传播。

(6)积极开展预防控制的试点工作。通过试点，探索防治艾滋病、性病的有效措施，总结推广成功经验，促进防治工作深入开展。

除急性传染病的预防控制外，慢性传染病的预防工作也是疾病预防控制机构的一项重要任务。当前我国防治慢性传染病的重点主要是结核病和麻风病。

结核病的预防控制措施主要包括监测和病人的发现、治疗及管理三个方面。监测工作主要有疫情报告、结核病人登记和流行病学调查等。结核病人的发现是结核病管理的一个十分重要的措施，以发现涂阳肺结核病人为重点，通过筛查发现活动性肺结核病人。结核病人的治疗和管理强调建立严格的管理网络组织(如县、乡、村三级预防保健网)和各项治疗规程、督导以及考核评估制度。

(二)免疫预防

免疫预防工作主要包括以下几方面:

(1)实施预防接种的管理。即制定免疫计划;订购、保管、储存、分发和运输疫苗及生物制品;组织和指导各项预防接种的实施。

(2)对接种副反应和事故的处理。

(3)免疫针对疾病的流行病学调查及疫情控制。这里主要包括对那些免疫针对疾病(如麻疹、百日咳、新生儿破伤风、脊灰炎、白喉等)的疫情报告和疫情分析,以及这些疾病的个案调查及暴发流行的调查和处理等。

(4)免疫预防的监测。包括疫苗质量监测;冷链系统温度监测;接种率监测;免疫成功率监测;人群抗体监测及预防接种副反应监测等。

(5)免疫预防工作效果的综合考核和评价。这项工作是全面了解各级疾病预防控制机构免疫预防工作的成效以及规划目标完成情况的重要措施,考核和评价的内容主要有:

1)儿童四种疫苗接种率完成情况以及未能完成的原因;

2)该项工作的组织领导及社会动员、资源投入情况;

3)专业机构建设及人员培训情况;

4)冷链管理及运转和疫苗供应情况;

5)实施免疫接种的科学管理;

6)免疫针对疾病的监测及控制等。

根据卫生部要求,国家对省一级的综合考核和评价,每4年要进行一次。抽查省内20%的地级和10%的县级疾病预防控制机构;省对地、县级的考核和评价,每2年要进行一次。抽查全部地级和10%的县级疾病预防控制机构;地对县级的考核和评价,每年都要进行一次。抽查一个县级疾病预防控制机构。

(三)消毒与病媒生物控制

消毒与病媒生物控制工作主要包括对主要病媒昆虫、病原动物的区系分布,生态习性和消长等进行监测,制定消毒、杀虫及灭鼠计划,并对消毒、杀虫及灭鼠工作进行技术指导。根据国家有关法规、标准对消毒、杀虫、灭鼠的相关产品效果及其健康影响进行监测。具体有以下几方面:

(1)监测。包括有关基本资料(辖区内医疗卫生机构设置;消毒、杀虫、灭鼠相关产品生产企业基本情况;气象、水文资料等。)的收集、分析和利用;病媒生物种群密度与消长调查;病媒生物侵害状况以及对杀虫剂的抗性监测;医疗机构消毒质量与感染因素监测;疫源地消毒质量以及感染控制重点行业预防性消毒质量监测。

(2)组织实施消毒、杀虫、灭鼠措施。包括医源性感染预防与控制;疫源地以及灾区的消毒与病媒生物控制;感染控制重点行业预防性消毒与感染控制;消毒与病媒生物防治技术指导与效果评价,对专业人员的培训等。

(3)消毒、杀虫、灭鼠相关产品效果及其健康影响监测。该项工作通过卫生学监测,掌握各类消毒、杀虫、灭鼠及相关产品效果的动态变化,影响产品效果的危险因素并提出相应控制措施。卫生部根据各级疾病预防控制机构的功能划分了各级机构相应的职责。如省级机构主要承担消毒药品、器械、灭菌设备的监测并对下级进行指导,进行质量控制。地级承担省级机构所监测项目以外的有关监测任务和对下级进行指导;县级主要配合上级机构的监测和评价工作。

(四)寄生虫病与地方病预防控制

虽然在过去几十年里,我国的寄生虫病与地方病防治工作已经取得了巨大的成绩,但在我国很大部分地区,特别是一些老少边贫地区,地方病、寄生虫病仍然是严重威胁人民健康的主要疾病。一些局部地区还时有暴发流行。消灭或基本消灭这些疾病的任务仍然还十分艰巨。

寄生虫病与地方病预防控制工作主要包括流行病区的确定与分类，流行情况调查和专题调查以及实施专项防治措施等方面。

我国目前寄生虫病防治的重点疾病主要有血吸虫病、疟疾、丝虫病、黑热病、包虫病和华支睾虫病等。当前重点防治的地方病主要有碘缺乏病、氟中毒病、大骨节病、克山病和砷中毒病等。

(五)慢性非传染性疾病预防控制

人类社会经济的迅速发展，引起了人们生活和工作环境的巨大变化，同时也使人们的行为发生相应变化，这些变化又导致了人类健康模式的两个重要改变，即人口学模式的变化和流行病学模式的变化。人口学模式的转变即生育率和死亡率下降引起的人口期望寿命的增加，人口老龄化。而流行病学模式的变化即感染性疾病和非感染性疾病的相对重要性的改变。以中国为例，近几十年来，中国的传染病发病率和死亡率下降非常明显。很多严重危害人群健康的传染病发病率及死亡率大幅度下降。从全国实施计划免疫以来，脊髓灰质炎、麻疹、百日咳、白喉等疾病的发病率和死亡率也有明显下降。而一些退行性病、老年病、功能障碍性疾病等慢性非传染性疾病在疾病谱中的构成比例显著地上升了。至20世纪90年代，慢性非传染性病所导致的死亡数在总死亡人口数中的比例已经上升到80%。随着社会发展、城市化、工业化进程的加快，环境、生态等很多新的公共卫生问题出现，由生活环境、生活方式及精神因素、职业危害引起的疾病和健康问题已经逐步占据突出位置，其防治任务也日益加重。

对慢性非传染性疾病的预防和控制已经成为我国疾病预防工作的一项新的重点任务。当前我国重点防治的慢性非传染性疾病主要有恶性肿瘤、心脑血管疾病（如急性心肌梗死和心性猝死、脑卒中）、慢性阻塞性肺部疾患及糖尿病等。经卫生部同意，各省疾病预防控制机构还可以根据当地慢性病流行情况，决定需要纳入预防控制重点的病种。这些病种的决定应当考虑以下因素：具有较高的发病率或死亡率；是当地的主要死亡原因；对当地人群健康构成威胁，影响社会经济发展；其医疗费用已经成为社会负担；已经具有可行而有效的防治措施等。

慢性非传染性疾病的预防控制措施主要有：

1.监测与调查

为了了解居民的病伤死亡水平，确定主要死因以及慢性病患病的分布及变化趋势，各疾病预防控制机构要通过抽样建点的方式，建立至上而下的监测系统，开展居民死因监测和慢性病患病监测。由于慢性非传染性疾病多与一些不健康的生活方式和危险行为（如吸烟、酗酒、肥胖、不健康的饮食习惯，缺乏体力活动和运动以及缺乏自我保护的健康意识等等）有关，所以与慢性非传染性疾病有关的行为危险因素监测也是各级疾病预防控制机构的基本任务之一。根据预防慢性病的需要和特定的目的，各级疾病预防控制机构可以开展专项调查。

2.综合防治与干预

综合防治以及干预措施主要包括以下几方面：

进行社区诊断，确定本地区的主要健康问题；针对全人群的健康倡导；对高危人群的健康筛查、干预和管理；对现患病人的管理和指导；建立综合防治示范点；根据不同人群的需求，提供保健咨询服务等。

（六）开展五大卫生监测，预防控制有关疾病

一方面，各级疾病预防控制机构要对人群生活、学习、工作环境卫生状况（包括劳动卫生、放射卫生、环境卫生、食品卫生及学校卫生这五大卫生）开展卫生学监测，收集公共卫生信息，对影响人群健康的各种危险因素进行分析研究并提出有效的预防控制措施；另一

方面，经各级政府卫生行政部门认定，相应级别的疾病预防控制机构还要利用自己的卫生防病检验手段和实验室条件，承担五大卫生方面的监督监测检验、预防性健康体检，健康相关产品的技术审核和质量检验以及预防性卫生监督的卫生学评价，为卫生监督机构的监督执法提供科学证据，起到卫生监督部门的技术支持作用。在五大卫生监测中的主要任务有：

1.劳动卫生与职业病预防

收集有关职业卫生信息和资料；开展工作场所、意外伤害及职业相关疾病等方面的职业危害监测；组织实施职业健康监护（包括职业健康检查、职业病诊断管理、职业病统计报告以及工伤和职业病患者致残程度鉴定及劳动能力评定等）；组织实施急性职业病和中毒预防控制；职业卫生评价（包括建设项目职业病危害评价、化学品毒性鉴定及安全性评价、卫生防护用品及防护工程技术效果评价等）。

2.放射卫生与放射病预防

收集有关基础资料，建立放射卫生档案；开展放射卫生监测并进行卫生评价；对放射工作人员进行个人剂量监测，进行健康体检，实施卫生监护；对放射事故进行调查处理并对放射病进行诊断管理等。

3.营养与食品卫生及食源性疾病预防

组织实施人群膳食状况调查，开展人群营养状况监测，对与公共营养有关疾病进行研究并为提出预防措施提供科学依据；收集食品卫生信息，开展食品卫生监测，对食品中危害健康的因素进行预防控制（包括食品污染事故的调查处理、食品健康危害因素的环节控制、指导食品生产企业建立保证食品安全的管理体系、开展食品卫生知识宣传教育等）；食品安全卫生评价（包括食品卫生学评价、保健食品技术评价、食品生产企业建设项目的预防性卫生学评价等）。

4.环境卫生及环境因素所致疾病预防

收集环境卫生基础资料并进行档案化管理；组织实施环境中各种危害人群健康因素监测（包括生活饮用水、医院污水、垃圾粪便无害化处理监测；化妆品、公共场所卫生监测；居室环境及其他环境监测等）；组织实施环境健康影响调查及防治措施效果评价（包括影响健康的环境因素基础调查和动态观察、人体内有害物质蓄积水平监测和环境卫生措施的效果评价等）；组织实施对环境卫生有关疾病的预防控制（包括建设项目的预防性卫生评价；环境污染事故的调查处理；公害病的调查、诊断及预防；灾区环境卫生工作等）。

5.学校卫生与学生常见病预防

收集有关学校卫生资料进行档案化管理；组织实施学校卫生监测（包括学生预防保健监测，学生健康状况监测，学校环境卫生监测以及学生文具、用具、眼镜、保健用品监测）；对学生常见病的防治和管理；组织学校开展创建健康促进活动。

（七）健康教育与健康促进

健康教育是通过信息传播和行为干预，帮助个人和群体掌握卫生保健知识，树立健康观念，采纳有利于健康行为和生活方式的教育活动与过程。健康教育的目的是消除或减轻影响健康的危险因素，预防疾病，促进健康和提高生活质量。健康教育不同于传统意义上的卫生宣传。卫生宣传是指卫生知识的单向传播，不注重信息反馈和效果。而根据 1988 年第 13 届世界健康大会提出的新概念，健康教育是一门研究以传播保健知识和技术，影响个体和群体行为，消除危险因素，预防疾病，促进健康的科学。它重点研究知识传播和行为改变的理论、规律和方法，以及社区教育的组织、规划和评价的理论和实践。

关于健康促进，更是近年来才频频出现的新概念。其实这个概念的来源可以追溯到 1977 年在日内瓦召开的世界卫生大会。这次会上，制定了在未来几十年里，各国政府和世界卫生组织的总目标——“2000 年人人享有健康保健”。1978 年 9 月，世界卫生组织和联合国儿童基金会又在前苏联阿拉木图召集了有 143 个国家参加的国际初级卫生保健大会。国际初级卫生保健大会号召国家和国际间采取迅速而有效的行动，在世界范围内特别在发展中国家中，按国际新经济秩序并本着技术合作精神开展和贯彻执行初级卫生保健。它敦请各国政府、世界卫生组织和联合国儿童基金会、其他国际组织以及多边的和双边的机构、非政府组织、资助机构以及所有卫生工作者和整个世界大家庭支持各国及国际间对初级卫生保健所承担的义务，并对其沟通，特别是对发展中国家提供更多的技术与财务支持的渠道。会上发表了被称为全球人人健康运动中一个重要里程碑的"阿拉木图宣言"。"宣言"提出初级卫生保健是在保证社会公正的前提下，在不远的将来实现人人享有健康的关键策略和基本途径。

在阿拉木图宣言中，实际上已经提到了近年来在全世界广泛开展的健康促进中推荐的一些重要策略，如：

(1)政府和社会承诺以及使人人享有健康的决策是主要的社会目标；

(2)社区参与。为了促进健康必须有个人的主动参与和社会各界力量的动员；

(3)多部门的协作。卫生部门必须与其他部门，如农业、教育、传播、工业、能源、交通等多部门间进行通力协作；

(4)系统的支持以确保对所有人提供基本的卫生服务，这种服务应当是建立在科学的基础上，其费用又是民众可以承担的。

可以说，人人享有健康目标的提出和阿拉木图宣言的发表已经拉开了全球健康促进运动的序幕。

20 世纪 80 年代以来，为了实现人人享有健康的目标，世界卫生组织专门召开了多次国际会议，对实现人类共同目标的策略进行了认真探讨。这些会议中最著名的是 1986 年在加拿大渥太华召开的世界第一届健康促进大会。早在 1984 年 Battes 和 Winder 就提出了有关健康促进的定义，即"健康促进就是把健康教育和有关组织、政治和经济干预结合起来，促使行为和环境改变来改善和保护人们的健康的一种综合策略。"在渥太华会议通过的渥太华宪章中正式对健康促进给出了明确的定义：健康促进是一个增强个人和社区控制影响健康的危险因素的控制能力，从而改善个人和社区人群健康的过程。世界卫生组织指出：健康促进是一个综合的社会及政治活动过程，它不仅包括一些直接增强个体技能的活动，更包括那些直接改变社会、经济和环境条件的活动，以减少它们对个体和大众健康的不利影响。人们的积极参与是使健康促进活动得以持续开展的基本条件。渥太华宪章进一步提出了健康促进的五大行动领域，即建立促进健康的公共政策；创造健康支持环境；增强社区的能力；发展个人技能；调整卫生服务方向。

1997 年 7 月世界卫生组织发布的雅加达宣言中确认这些基本策略和重点行动领域适用于世界各国，并指出已有明确证据表明：实施综合性措施对于健康促进才是最有效的，五项策略的联合运用比单独运用某一项更为有效。雅加达宣言中还提出了 21 世纪健康促进的五项重点任务，即强调健康的社会责任；增加发展健康的投资；扩大健康促进的多方面合作；增强社区能力以及向个体授权；保证健康促进的基本设施。

有学者提出，在医学发展史上，健康促进可以称为第四医学（前三大医学为临床医学、预防医学及康复医学）。它应当包括四大要素：第一要素为居民参与意识和自我保健意识，强调社区参与；第二要素为环境要素，包括自然和社会环境对人群健康的影响；第三要素为政府行为，强调政府行为应当在健康促进中发挥重要作用；第四要素为健康教育，强调运用健康教育这一重要手段。

当前各级疾病预防控制机构承担的健康教育和健康促进工作主要有以下几方面：

（1）与社会各有关部门（如大众传媒、教育文化、工、青、妇等组织）建立良好的合作关系，促进全社会共同开展健康教育与健康促进活动。

(2)有关健康教育与健康促进的信息资料的收集、管理。

(3)开展经常性和应急性健康教育(如自然灾害及疾病暴发流行时,配合救灾防病工作开展的健康教育活动)。

(4)组织实施针对不同人群的健康教育活动(包括对城市社区的健康教育、农村社区的健康教育、医院的健康教育及学校健康教育等)。

(5)组织实施戒除成瘾行为的健康教育与健康促进活动(包括针对吸烟、酗酒、吸毒行为的健康教育及健康促进活动)。

(6)制作多种形式的健康教育资料,开展业务培训和技术指导。

(7)开展与健康教育与健康促进有关的调查研究。

(八)突发公共卫生事件应急管理

各级疾病预防控制机构承担的另一项重要任务是对突发公共卫生事件的应急处理和管理。

突发公共卫生事件是指那些突然发生的直接关系到公众健康和社会安全的公共卫生事件,包括重大传染病疫情、危害严重的中毒事件(包括职业中毒、农药、鼠药或其他有毒化学品引起的中毒)、影响公共安全的水源污染及放射性物质泄漏事件、自然灾害引发的疫情和中毒事件、群体性不明原因疾病,以及其他严重影响公众健康的事件等。

突发公共卫生事件的应急管理主要有以下几方面:

(1)应急组织的管理。有一个组织健全、反应灵敏的组织体系和运行机制。在各级疾病预防控制机构内要明确分管突发公共卫生事件处理的有关领导和职能科室负责统一组织和协调应急处理,并有由疾病预防控制机构领导直接负责、相关人员参加的应急队伍。应急人员的专业要求应当包括流行病、消毒杀虫、食品卫生、环境卫生、职业卫生、放射卫生等有关专业及理化检验、微生物检验人员等。

(2)应急技术、信息和物资管理。在国家及省级疾病控制中心协助下，由卫生行政部门制定突发公共卫生事件的应急预案、技术规范等；建立全国统一的突发公共卫生事件报告及应急处理计算机网络系统和有关信息数据库；配备及管理好必需的交通、通讯和检测设备、药品等。

(3)根据有关规定，建立健全突发公共卫生事件报告系统和报告规范，保证及时准确地对突发事件做出迅速反应和及时处理。卫生部规定了公共卫生突发事件的报告工作流程，如图 13.3 所示。

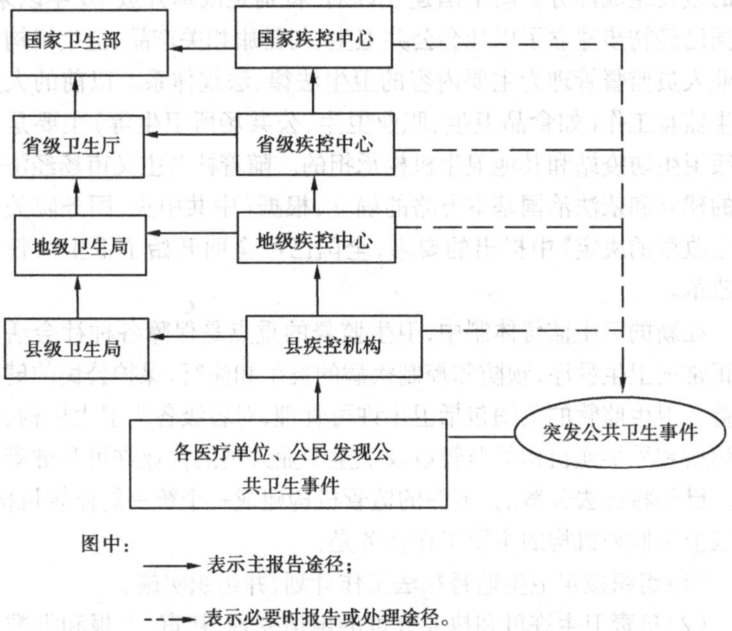

图 13.3　公共卫生突发事件的报告工作流程

第三节　卫生监督管理

一、概　述

卫生监督是国家管理卫生事务的重要形式，是社会主义法制建设的重要组成部分。新中国建立以后、特别是改革开放20年以来，我国已经初步建立了以社会公共卫生、与健康相关产品、卫生机构和专业人员监督管理为主要内容的卫生法律、法规体系。以前的大量卫生监督工作（如食品卫生、职业卫生、公共场所卫生等）主要是由各级卫生防疫站和其他卫生机构承担的。随着社会主义市场经济体制的建立和依法治国基本方略的确立，根据《中共中央、国务院关于卫生改革的决定》中提出的要求，全国已经全面开始了卫生监督体制改革。

在新的卫生监督体制中，卫生监督的重点是保障各种社会活动中正常的卫生秩序，预防和控制疾病的发生和流行，保护公民的健康权益。卫生监管的范围包括卫生许可管理，对各级各类卫生机构、个体诊所和采供血机构的监管以及卫生专业人员的执业许可和健康许可。已经将过去分散的、多头的监管机构建成一个统一的监管机构。各级卫生监督机构的主要工作任务是：

（1）组织拟定卫生监督执法工作计划，并组织实施；

（2）负责卫生许可和执业许可的申请受理、初审、上报和批准后证书的发放；

（3）组织卫生监督执法检查，定期上报抽查结果；

（4）协助卫生行政部门定期向社会通报卫生监督结果；

（5）对卫生污染、中毒等重大、突发事件进行调查取证，采取必要的控制措施；

(6)组织现场监督检测,采样工作;

(7)负责卫生监督信息的收集、整理、分析和报告;

(8)负责对卫生监督员法律、法规知识和业务培训;

(9)负责对卫生监督执法的投诉、举报的受理和查处工作;

(10)开展卫生法律、法规知识的宣传教育和咨询;

(11)对新建、扩建、改建工程的选址、设计进行卫生审查和竣工验收。

二、卫生监督组织机构

根据卫生监督体制改革的要求,新成立的卫生监督机构不同于原来的卫生防疫站,它是一个卫生行政部门行使卫生监督执法职能的执行机构。在中央已经成立了中国卫生监督中心,省、地级成立卫生监督所(局),县级也相继成立了类似的卫生监督机构。各级卫生监督机构的内部科室设置一般包括综合管理、许可审查、监督执法、稽查等。各级卫生监督机构的主要职责根据分级管理的原则确定。省级卫生监督机构原则上以宏观管理和工作指导为主;县级卫生监督机构按照属地管辖的原则具体执行第一级卫生监督执法任务。各级卫生行政部门按照法律、法规和卫生部有关规定承担卫生监督执法任务。

三、卫生监督工作内容

(一)食品卫生监督

根据《中华人民共和国食品卫生法》和有关食品卫生法规、标准,对食品卫生实施以下监督工作:

(1)食品卫生许可。包括对食品生产经营单位实施预防性卫生监督和核发《卫生许可证》，并建立卫生许可档案。

（2）食品卫生监督。包括组织实施对食品生产经营单位的卫生监督；对食品添加剂、包装材料的生产、经营、使用实施卫生监督；对违反《食品卫生法》及有关法律、法规的案件进行调查并提出行政处罚意见；建立食品生产经营等单位的卫生档案。

（3）组织食品卫生监督抽检采样。组织完成食品卫生监督抽检工作，建立抽检档案，对抽检结果进行统计、分析并上报。

（4）对食品从业人员的卫生管理。对食品从业人员进行健康体检的执行情况和健康体检不合格者的调离情况实施监督管理；组织对从业人员的卫生知识培训和考核；组织建立从业人员的健康档案并统计上报。

（5）组织对食物中毒、食源性疾病进行调查处理以及对重大活动的食品卫生实施监督等。

（二）传染病卫生监督

根据《中华人民共和国传染病防治法》和有关传染病管理法规，对传染病防治实施以下监督工作：

（1）传染病疫情报告。主要是对有关医疗机构和责任报告人在传染病报告工作中的时限和程序的监督，以避免漏报、谎报、迟报和瞒报。传染病报告的监督又分为日常传染病报告的监督和传染病暴发、流行时疫情报告的监督两大方面。另外，当自然灾害发生时，还要对传染病应急专报的执行情况进行监督。

（2）传染病预防工作。组织实施对本辖区内传染病预防工作和各级医疗机构传染病预防工作（包括预防接种、采供血单位等）的监督检查，并对管理相对人的违法行为调查取证，提出处理意见。

（3）传染病控制工作。主要指对隔离治疗传染病病人、病原携带者以及有关接触人员、物品、场所的卫生处理和预防控制措施进行监督；以及在传染病暴发流行的情况下采取紧急控制措施的监督。

(4)对交通卫生检疫的监督。根据《传染病防治法》和《国内交通检疫条例》以及有关法律、法规对辖区内交通工具及其人员、物资实施交通卫生检疫的执行情况进行监督检查。

(三)职业卫生监督

根据《中华人民共和国职业病防治法》、《中华人民共和国尘肺病防治条例》和有关职业病管理法规、标准,对职业卫生实施以下监督工作:

(1)建设项目职业卫生监督。即采取资料审核与现场审核相结合的方式,对可能造成职业危害的新建、扩建、改建建设项目进行预防性卫生监督。

(2)经常性卫生监督。主要包括对辖区的职业卫生监督;对违反职业卫生法规的案件进行调查处理;建立职业卫生档案等。

(3)职业病危害事故处理。对职业病危害事故组织调查,包括进入现场,采取必要的控制措施;查明事故原因,完成调查报告,并提出处理意见。

(4)职业病报告。监督职业病报告情况,建立职业病档案并按要求上报。

(5)职业病危害因素现场监督检测、采样。组织协调并实施职业病危害因素监督检测采样工作。

(四)放射卫生监督

根据《中华人民共和国职业病防治法》,国务院《放射性同位素和射线装置放射防护条例》和有关放射卫生管理法规、标准,对放射卫生实施以下监督工作:

(1)放射工作单位的预防性卫生监督。

(2)放射工作单位的经常性卫生监督。包括对放射工作单位卫生许可的管理;现场监督检测采样;放射工作人员的卫生监督等。

(3)放射疾病的管理。主要包括提供受照射人员受照剂量的情况,协助卫生行政部门对诊断机构的资质认可,并受卫生行政部门的指派参与放射病的日常管理。

(4)放射事故的调查处理。负责辖区内放射事故的调查并提出处理意见。

(5)放射工作档案管理。

(五)公共场所卫生监督

根据国务院《公共场所卫生管理条例》和有关卫生法规、标准,对公共场所卫生实施以下监督工作:

(1)公共场所卫生许可。根据我国目前公共场所卫生管理法规,对以下各类公共场所进行卫生许可管理:①宾馆、旅店、酒吧、茶座等;②公共浴室、理发店、美容店等;③影剧院、录像厅、游艺室、舞厅、音乐厅等;④展览馆、博物馆、美术馆、图书馆等;⑤商场、书店等;⑥候诊室、候车(机、船)室、公共交通工具等。

(2)公共场所卫生监督。对辖区各类公共场所实施预防性及经常性卫生监督,并对违反法规的案件进行调查取证,提出处理意见。

(3)公共场所现场监督检测。负责辖区内公共场所卫生的现场监督检测、采样工作,对抽检不合格的场所进行调查取证并提出处理意见。

(六)学校卫生监督

根据我国《学校卫生工作条例》、《中华人民共和国食品卫生法》、《中华人民共和国传染病防治法》以及有关卫生法规、标准,对学校卫生实施以下监督:

(1)对学生学习、生活环境的卫生监督。即对学校卫生状况,包括学习时间、学习环境、饮水卫生、食品卫生、传染病防治工作情况等进行经常性卫生监督管理。

(2)学校预防性卫生监督。对辖区内各类学校的新建、扩建、改建校舍的选址、设计进行卫生监督。

(3)学生用品的卫生监督。对学生用品(包括文具、娱乐器具、保健用品等)生产经营单位实施卫生监督,对生产经营不符合卫生标准的学生用品的单位进行查处。

(4)学校卫生监督档案管理。

(七)化妆品卫生监督

根据我国《化妆品卫生监督条例》、《化妆品生产企业卫生规范》等法规、标准对化妆品卫生实施以下卫生监督:

(1)化妆品卫生许可。负责辖区内化妆品生产企业卫生许可证发放管理的具体工作。

(2)化妆品卫生监督。对化妆品生产企业、批发单位和零售机构进行卫生监督检查;对因化妆品引起不良反应的投诉以及违反化妆品卫生法规的案件进行调查处理。

(3)化妆品卫生现场监督检测、采样。按照风险管理原则对化妆品生产企业和经营单位进行现场卫生监督检测、采样,并协助卫生行政部门公布抽检结果。

(4)化妆品卫生监督档案管理。

(八)生活饮用水卫生监督

根据我国《中华人民共和国传染病防治法》、《生活饮用水卫生监督管理办法》、《二次供水设施卫生规范》等卫生法规,对生活饮用水卫生实施以下监督:

(1)饮用水卫生许可。

(2)饮用水卫生监督。

(3)饮用水卫生现场监督检测、采样。

(4)饮用水卫生档案管理。

(九)消毒卫生监督

根据我国《中华人民共和国传染病防治法》、《医疗机构管理条例》、《消毒管理办法》等卫生法规，对消毒卫生实施以下监督：

(1)消毒卫生许可。

(2)消毒的经常性卫生监督。

(3)消毒产品的现场监督检测、采样。

(4)消毒卫生监督档案管理。

第四节　妇幼保健管理

一、概述

妇幼保健事业是卫生事业的重要组成部分。"母亲安全"，"儿童优先"已经成为国际社会公认的新道德观和维护人类健康与发展的行动准则。妇幼保健工作的重要性可以从两个方面来看，首先从数量上看，妇女、儿童人口数占了全国人口总数的2/3，是我们卫生服务工作的主要对象。妇女是人类的母亲，儿童是人类的未来，保护妇女、儿童的健康关系到保护妇女劳动力和提高未来劳动力素质的双重史命，关系到社会、经济的可持续发展。其次，妇女和儿童是两个特殊人群，由于他们的解剖、生理、心理特点，是一个需要给予特殊保护的弱势群体。他们的患病率较其他人群高，卫生服务的需要量也高于全人口的平均水平。因此，国际社会认为，改善妇幼保健服务，保障妇女、儿童健康是实现社会公平和保护基本人权的重大问题。多年来，孕产妇死亡率和婴儿死亡率也被作为评价一个国家或地区社会经济发展的重要指标。

我国政府一贯高度重视妇幼保健工作，自新中国建立以来，专业妇幼保健机构不断发展壮大,已经建立起一个在全国城乡能够覆盖县、乡、村三级的妇幼保健网络。到2000年,全国妇幼保健专业机构已经达到3 200所,相当于1949年的35倍。妇幼保健专业人员达到50多万人。几十年来,我国的妇幼保健工作一直以广大农村为重点,通过大力推广新法接生,实施孕产妇系统管理和儿童系统管理,高危孕产妇的重点保健等措施,取得了巨大的成绩。同建国初期相比,孕产妇死亡率已经从1 500/10万下降到2000年的53.0/10万;婴儿死亡率从200/1 000下降到2000年的32.2/1 000。

20世纪90年代以来,我国政府向国际社会做出了加强妇幼保健工作的庄严承诺。即实现《儿童生存、保护和发展世界宣言》及《执行90年代儿童生存,保护和发展世界宣言行动计划》。根据这两个重要文件,我国承诺要实现以下目标:以1990年为底数,到2000年将孕产妇死亡率降低50%;婴儿死亡率降低1/3;5岁以下儿童死亡率降低1/3;儿童中重度营养不良降低1/2,并对处于特殊困难中的儿童给予特别关注,以及特殊关注女孩的保健与营养及妊娠和哺乳妇女等。1993年,我国政府又对本地区的中期目标,即到1995年要实现关于儿童计划免疫和控制碘缺乏病、维生素A缺乏、创建爱婴医院等12项区域目标也做出了承诺。为了保证承诺目标的实现,在我国妇幼保健工作中最重要的法律、法规"一法两纲"(即《中华人民共和国母婴保健法》、《中国妇女发展纲要》和《90年代中国儿童发展规划纲要》)的指引下,针对影响目标实现的西部贫困地区,我国政府于2000年和2001年投资2个亿,用于西部12个省378个贫困县实施"降低孕产妇死亡率和消除新生儿破伤风"项目。这个项目实施以来已经取得了显著成绩,扭转了我国孕产妇死亡率和婴儿死亡率下降幅度不大甚至于出现反复或持续平台徘徊的被动局面。

2001年6月,我国国务院总理签署308号国务院令,公布了《中华人民共和国母婴保健法实施办法》。这个重要法规对我国母婴保健工作具有非常重要的意义。这个办法从法律高度规定了新形势下的母婴保健工作方针，即“以保健为中心，以保障生殖健康为目的，实现保健和临床相结合，面向群体、面向基层和预防为主。”近十年来，我国母婴保健工作方针已经作了几次修改。如1986年提出“预防为主，指导基层为重点，保健与临床相结合。”1990年提出“坚持以保健为中心，指导基层为重点，保健与临床相结合。”1995年提出“以保健为中心，保健与临床相结合，面向基层，面向群体。”与前几次工作方针的提法相比较，《中华人民共和国母婴保健法实施办法》提出的工作方针不仅仅是从法律高度明确了母婴保健工作方针，而且突出地表达了母婴保健工作的特点，使这项工作既不同于一般的临床医疗服务，也不同于卫生防疫工作。它虽然也有医疗工作的内容，但仍属于预防保健和公共卫生范畴，它的服务对象主要是妇女、儿童这两个特殊群体，致力于农村基层和城市社区、家庭的健康服务。特别是这个法规首次在工作方针中提出了要以保障生殖健康为目的，这就明确了母婴保健工作的核心，也拓宽了母婴保健工作的领域，将多年来国际社会大力倡导的有关生殖健康的新理念融入我国的母婴保健事业之中，并赋予新的内涵和思路。通过对这一新工作方针的学习和理解，妇幼保健工作者明确了新形势下自己的工作方向、工作目标、工作内容和工作方法。

二、妇幼保健组织机构

在国家卫生部设有基层卫生与妇幼保健司，在卫生部领导下主管全国妇幼保健工作。在省、地县等各级卫生行政部门都设有相应的妇幼保健处（科、股），在相应的卫生厅、局领导下负责本地区妇幼保健工作的组织领导和协调工作。各级妇幼保健专业机构（妇幼保健院、所、站等）与同级医疗机构、卫生防疫机构一样，是在卫生行政部门领导下，承担妇幼保健任务的独立的卫生事业单位。在国家疾病预防控制中心则设有妇幼保健中心。妇幼保健院(所、站)等各级妇幼保健专业机构在接受同级卫生行政部门领导的同时,还接受上一级妇幼保健专业机构的业务指导。县、乡、村三级妇幼保健网是保证我国妇幼保健工作成功实施的重要组织体系,它由县妇幼保健院(所、站)、乡卫生院的妇幼保健组(或防保组)、村卫生室三级组成。三级保健网的关系是,村为基础,乡为关键,县为中心,分级指导,各负其责。因为妇幼保健工作不同于一般临床治疗工作,它具有很强的技术性,同时又具有很强的社会性和群众性,为了完成妇幼保健任务,除了加强自身的网络建设,妇幼保健机构还必须强调与其他一些相关部门的大力协作。例如与卫生防疫部门积极配合做好儿童计划免疫工作;与计划生育部门积极配合做好计划生育技术指导和培训工作;与妇联、教育、民政等多部门的合作等。

三、妇幼保健工作内容

各级妇幼保健院(所、站)在同级卫生行政部门领导下,受上一级妇幼保健专业机构的业务指导,以保健为中心,保健与临床相结合,以指导基层为重点,承担妇幼保健、医疗、科研、培训、健康教育等各项工作。如掌握本地区的妇幼保健工作情况,对危害妇女儿童健康的主要卫生问题提出防治计划和方案;组织指导基层提供各项妇幼保健服务,对服务质量进行督促检查,不断提高服务质量;培训基层妇幼保健专业人员,提高业务水平;组织实施妇幼保健教育活动并进行效果评价;收集整理并向有关部门提供妇幼保健信息等等。

(一)妇女保健工作的基本内容

(1)普及新法接生,推广科学接生,做好孕产妇系统保健管理和围产期保健;建立健全产科诊疗规范,加强产科质量管理,提高产科质量;做好高危妊娠管理,推广高危妊娠管理法,降低孕产妇和新生儿死亡率。

(2)全面加强妇女保健系统管理,包括经、孕、产、哺乳、更年等五期的健康保健。积极防治妇女常见病、多发病。研究发病因素,制定防治措施,降低发病率,提高治愈率。

(3)开展优生优育工作,做好婚前检查、围产保健、产前诊断、优生和遗传性疾病咨询以出生缺陷监测等。

(4)与计划生育部门密切合作,提供计划生育服务。

(二)儿童保健工作的基本内容

(1)加强儿童保健系统管理,包括新生儿、婴幼儿、学龄前儿童的保健系统管理。采取有效措施,增强儿童体质,降低新生儿、婴幼儿死亡率。

(2)积极防治儿童常见病、多发病,根据发病因素采取有效措施,降低发病率,提高治愈率;配合卫生防疫部门做好计划免疫,提高覆盖率,预防有关传染病发生。

(3)通过对幼儿园、托儿所儿童提供保健服务,加强对集体儿童的保健管理;通过三级妇幼保健网,对散居儿童提供保健服务,加强保健管理。

(4)加强对体弱儿童及伤残儿童的保健管理。

(5)对儿童生长发育及营养状况开展监测和评价。

自从1994年《中华人民共和国母婴保健法》(下称《母婴保健法》)颁布以后,特别是2001年《中华人民共和国母婴保健法实施办法》(下称《实施办法》)颁布以后,我国妇幼保健工作在卫生改革的大形势下也面临改革和发展的新任务,主要表现在以下两方面:

首先是妇幼保健工作的法制化管理。根据《母婴保健法》和《实施办法》,妇幼保健工作必须实行全行业管理。卫生行政部门要转变职能,实行政事分开、依法行政。要合理划分妇幼保健监督和妇幼保健服务的职责,理顺和完善卫生监督体制,依法行使卫生行政部门的监督职责。要把执行《母婴保健法》和《实施办法》纳入卫生监督执法工作之中。在依法规范妇幼保健服务方面,要严格依据《母婴保健法》、《实施办法》以及《执业医师法》以及有关法律法规取缔非法接生和非法行医。对擅自扩大服务范围,出卖或私自转让妇幼保健执业许可等违法行为要依法查处。对未能取得妇幼保健技术许可而擅自从事婚检、遗传病诊断、产前诊断、终止妊娠手术(非医学需要)或出具有关医学证明以及妇幼保健技术人员出具虚假医学证明或违反规定进行胎儿性别鉴定的都要依法处理。

其次是《实施办法》中关于"以保障生殖健康为目的"的妇幼保健工作方针明确了妇幼保健工作的方向,拓宽了妇幼保健工作的服务领域。"生殖健康"是近年来国际社会提出的一个新概念,在1994年的国际人口与发展大会上被列为重要议题。它的定义主要包括:生殖健康不仅仅指生殖过程没有疾病或不适,而应当是在一种身体、精神和社会适应良好的完美状态下完成生殖过程。生殖健康涉及生命的所有阶段的生殖过程、功能和系统。因此,生殖健康指人们能够有负责的、满意的和安全的性生活,有能力生殖并能自由地决定是否、何时生育和生育多少。生殖健康的基本要素是:负责的生殖行为及性行为;可以广泛地获得计划生育服务;有效的母亲保健和安全地做母亲;有效地控制生殖道感染(包括性传播疾病及艾滋病);不育症的预防与管理;消除不安全流产;生殖器官恶性肿瘤的预防及治疗等。

根据《母婴保健法》以及"以保障生殖健康为目的"的妇幼保健工作方针,生殖健康的概念外延已经覆盖到妇女生命周期的各个阶段,生殖保健贯穿于妇幼保健工作的所有过程。因此,妇幼保健专业机构可以根据《母婴保健法》及《实施办法》以及生殖健康的概念扩大自己的工作内涵和扩展服务项目。如推广妇女病防治的新技术、防治性传播疾病及艾滋病的新方法;针对不育症的辅助生殖技术及男性保健等。

[案例] 对一起食物中毒案的思考

一、基本案情

某事业单位职工食堂发生一起细菌性食物中毒案，在查处过程中，发现该食堂已经三年未取得卫生许可证，从业人员也未经体检上岗。后来，行政处罚决定没收该食堂三年违法所得，并对食物中毒、无证经营、设施不符合卫生要求以及从业人员未经体检上岗等问题分别进行罚款裁量，合并处以罚款数拾万元。

二、讨论分析

1.集体食堂是否是从事食品生产经营活动的单位

食品卫生法对人的管辖效力，是食品生产经营者。所谓生产经营是指以获利为目的的一种经济活动，集体食堂不具有食品生产者的特点，集体食堂的性质是单位（企业、事业）内部解决职工用餐的一种福利活动，不是以盈利为目的的，既没有工商登记也无交纳税收的义务，不具备经营者的资格。职工在集体食堂用餐通常使用的饭菜票，只能是企业内部各部门之间进行结算的工具，绝不是流通货币，更何况现在许多食堂经济管理中已逐步改用磁卡、登记和免费用工作餐的方式。职工食堂加工的饭菜也不是商品；食堂与就餐职工之间也不是一种买卖的关系，从本质上看集体食堂不是食品生产经营者。

《食品卫生法》第58条对食品生产经营者的解释是：指一切从事食品生产经营的单位或者个人，包括职工食堂、食品摊贩等。本款的解释明确了集体食堂不同于前面所称的从事食品生产经营的单位和个人。集体食堂提供了广大职工的集体用餐，其卫生质量直接关系到职工身体健康，历年来的事实证明集体食堂是预防集体性食物中毒的重点行业，做好集体食堂的食品卫生工作，可起到保护劳动力，促进经济稳定社会的重要作用。依据食品卫生法所遵循的防止食品污染、保障人民健康、增强人民体质的立法宗旨，食品和食品卫生必然要符合法律规范的要求，有关的各项法律规定也应当在集体食堂得到贯彻执行。为此在食品卫生法的管辖对象中必须包括集体食堂，但这并不等于集体食堂就是严格意义上的食品生产经营者。

2.集体食堂有无违法所得

尽管目前对违法所得尚存在不同的解释，不论是 1995 年 7 月最高人民法院关于获利部分的解释，还是《食品卫生行政处罚办法》第 7 条关于“从事食品生产经营活动所取得的全部营业收入（包括成本和利润）”的解释。没收违法所得的行政处罚只适用于生产经营活动中的违法行为，这一点是没有异议的。如前所述集体食堂属职工福利性质，供应饭菜给职工并非一种买卖的盈利行为，也就是不属于生产经营行为。本案卫生行政部门在查处集体食堂违反食品卫生法案件中，按内部核算使用的饭票数字，认定为违法所得予以没收，并按此确定罚款数额是很值得商榷的。本人认为此案应按无违法所得裁量给予处罚为宜。

3.关于分别裁量合并处罚与一案两罚

《食品卫生行政处罚办法》第 5 条规定：在同一违反《食品卫生法》的案件中，有两种以上应当给予行政处罚的违法行为时，卫生行政部门应当分别裁量合并处罚。须要引起注意的是“两种以上应当给予行政处罚的行政行为”指的是两种以上独立的违法行为，如本案中无卫生许可证、食物中毒这两种违法行为就是独立的违法行为，因为不论有证或无证，都可能发生食物中毒，两者之间并无直接的必然的联系，这两种违法行为应按上述第 5 条规定分别裁量合并处罚。

本案中把无卫生许可证与设施布局不合理、从业人员未经健康检查合格并列起来看做是一案中的两种以上的违法行为似有不妥之处。从目前绝大多数省市制定的食品卫生许可证发放管理办法来看,均规定把建筑设计卫生审核、竣工验收和从业人员的健康体检作为发放食品卫生许可证的必备条件,在绝大多数的无卫生许可证的案例中,既未按规定由卫生行政部门对建筑设计进行卫生审核,也未对从业人员进行过预防性健康体检,在实施对无卫生许可证的处罚时,实际上也处罚了作为发证必备条件的前述两种违法行为。在本案中把无证的违法行为与从业人员未进行健康检查、设施布局不符合卫生要求并列为一案中数种违法行为进行分别裁量合并处罚,似有一案两罚(一个违法事实重复二次处罚)之嫌。因为处罚了无证实质上已经处罚了前述另两种违法行为。正如在把食物中毒作为处罚的案由就不能再把生产经营有毒有害食品、生产经营不符合卫生标准食品、操作不符合卫生要求等作为案由,进行分别裁量,合并处罚。在执法实践中对于食物中毒案的处理出现这种情况尚不多见,但在处罚无证的案例中常会出现一案两罚的情况,是否应引起注意。

上述分析只是对本案中这种传统的集体食堂而言,对目前社会上普遍存在的集体食堂对社会开放经营办成饮食业的则应另当别论。

注:资料来源于《中国卫生法制》1998 年第 1 期。

第十四章　中医药管理

第一节　中医药管理概述

中医药学是中华民族在长期同疾病斗争的实践中的经验结晶，具有悠久的历史，有自己独特的理论体系和丰富的实践经验，是中华民族传统文化的瑰宝。几千年来，中医中药为保障人民身体健康和中华民族的繁荣昌盛做出了巨大的贡献，至今仍是我国广大人民群众防病治病的重要力量，是具有中国特色的社会主义卫生事业的不可分割的重要组成部分。

一、中医药工作的方针政策

（一）团结中西医是建国初卫生工作的四大原则之一

建国初期全国卫生人员只有505 040人，中医师占了54.6%，而西医师只占了7.5%。中医人数比西医多，且大部分在农村，广大农村居民主要依靠他们防病治病。但是中医在建国前，却遭到国民党政府的歧视和排斥，造成了中西医之间的隔阂。正是针对这种历史根源，建国后，党和政府十分重视中医药事业，制定了一系列保护和发展中医药的方针政策。建国初期，毛泽东同志就强调："必须很好的团结中医，提高中医，搞好中医工作，才能担负起几亿人口的艰巨的卫生工作任务。"1950年8月毛泽东同志为全国第一届卫生工作会议题词"团结新老中西各部分医药卫生工作人员，组成巩固的统一战线为开展伟大的人民卫生工作而奋斗。"毛主席的题词，给会议指明了方向。中央人民政府副主席、中国人民解放军总司令朱德亲临大会，在大会讲话中指出："中西医务人员要团结起来，互相学习，共同发挥所长，为群众服务。"会上代表们还充分总结和交流了在老解放区积累的重视团结中西医务人员和发挥中医中药的防病治病作用的经验，最后，会议在交流和总结经验的基础上，确立了"团结中西医"是我国卫生工作的原则之一，并于1950年9月中央人民政务院第49次政务会议正式批准。

后来，国家为发展中医药事业制定了一系列的方针政策，毛泽东和周恩来多次发表讲话和为中医药题词，强调继承和发扬祖国遗产；人民日报也多次发表社论，详细阐明了发展传统医药的重要性和现代医药与传统医药的关系，以及传统医药学的继承与研究提高的关系。1958年毛泽东同志指示："中医药学是我国人民几千年同疾病作斗争的丰富经验和理论知识，它是一个伟大的宝库，必须努力发掘，并加以提高。"在党和政府一系列方针的指引下，经过广大的中医药工作者的努力，我国的中医药事业得到了迅速的恢复与发展。从组织机构建设、人才培养、中医药古籍的整理，到中药材的产、供、销各方面都有较大发展。

(二)十一届三中全会以来的中医药政策

1978年党的十一届三中全会以来,党关于中医药的政策进一步得到贯彻,各级党政和卫生行政加强了对中医工作的领导,对中医药工作给予了大力支持,使中医药事业得到较大的发展。1978年,邓小平同志明确要求各级党委和政府"要为中医创造良好地发展与提高的物质条件。"同年,中共中央批转卫生部党组《关于认真贯彻党的中医政策,解决中医队伍后继乏人问题的报告》中重申了"中国医药学是一个伟大的宝库……,必须大力加快发展中医中药事业。"指出要为中医的发展与提高创造良好的物质条件,抓紧解决中医队伍后继乏人的问题。

1980年4月,卫生部召开全国中医、中西医结合工作会议,明确提出"中医、西医、中西医结合三支力量都要发展,长期并存"的方针,同时,还对党的中医政策的基本要点作了表述:

(1)努力继承、发掘、整理、提高祖国医药学;

(2)团结和依靠中医,发展和提高中医,更好地发挥中医的作用;

(3) 坚持中西医结合,组织西医学习和研究中医;

(4)中医中药要逐步实现现代化;

(5)适应经济建设的发展,有计划按比例地发展中医和中西医结合事业,为其发展和提高创造良好的物质条件;

(6)保护、利用中药资源,发展中药事业。

基本要点是团结中西医,继承和发扬中医药学,保障中医药事业的发展,促进其学术繁荣,充分发挥中医中药在防病治病的作用。

1982年卫生部在湖南的衡阳召开全国中医院、高等中医教育会议。会议强调,各单位要全面、认真贯彻中医政策,并明确提出,中医的医疗、教育、科研工作必须保持发扬中医的特色。同年12月,第五次全国人民代表大会通过的《宪法》总纲第21条规定了"发展现代医药和我国的传统医药”的条款，从国家的根本大法上保证了中医药学的继承和发扬。

1985 年 6 月 24 日，中央书记处、国务院在对卫生工作的指示中提到：“根据宪法发展现代医药和我国传统医药的规定，要把中医和西医摆在同等重要的地位。一方面，中医药学是我国医疗卫生事业所独具的特点和优势，中医不能丢，必须保持和发展。另一方面，中医必须积极利用先进的科学技术和现代化手段，促进中医药事业的发展。要坚持中西医结合的方针，中医、西医互相配合、取长补短，努力发挥各自的优势。”实践证明，这是符合我国的国情的，这是党中央、国务院在新的历史时期为振兴中医药事业作出的重大战略决策，对指导我国发展中医药事业具有深远意义。

（三）新时期中医药工作方针

随着改革开放的深入，中西方文化交流的日益频繁，中医中药在我国人民医疗卫生服务中发挥着越来越重要的作用的同时，也开始走向世界，受到世界各国的广泛关注。江泽民总书记强调指出：“弘扬民族优秀文化，振新中医中药事业。”1996 年 12 月，在全国卫生大会上所通过的《中共中央、国务院关于卫生改革与发展决定》（以下简称《决定》）中明确了我国新时期的卫生工作方针是“以农村为重点，预防为主，中西医并重，依靠科技与教育，动员全社会参与，为人民健康服务，为社会主义现代化建设服务。”“中西医并重”方针的提出是对建国以来中医工作的科学总结，从战略的高度改变了长期以来存在的中医的从属地位，再次强调必须重视中医药学的一贯方针政策。《决定》对中医药的地位和作用作了明确的肯定和阐述，“中医药是中华民族优秀的传统文化，是我国卫生事业的重要组成部分，独具特色和优势。我国传统医药与现代医药互相补充，共同承担保护和增进人民健康的任务”。

《决定》中对发展中医药事业提出了具体要求：

1.贯彻中西医并重的方针

各级党委和政府要认真贯彻中西医并重的方针,加强对中医药工作的领导,逐步增加投入,为中医药发展创造良好的物质条件。中西医要加强团结,相互学习,取长补短,共同提高,促进中西医结合。各民族医药是中华民族传统的组成部分,要努力发掘、整理、总结、提高,充分发挥其保护各民族人民健康的作用。

2.正确处理继承与创新的关系

既要认真继承中医药的特点和优势,又要勇于创新,积极利用现代科学技术,促进中医药理论和实践的发展,实现中医药现代化。坚持“双百方针”,繁荣中医药学术。中医药机构要加强特色专科建设,改善技术装备条件,拓宽服务领域,不断满足人民群众对中医药的需求。注意发挥中医药在农村卫生工作的优势和作用。根据中医药发展需要,积极培养中医药各类专业人才,努力造就新一代名中医。认真总结高等中医药院校的办学经验,不断深化改革,办好现有高等中医药院校。继续做好名老中医药专家学术思想和经验的继承工作。加强对重大疾病防治、中药生产关键技术、中医复方制剂以及基础理论的研究,力争有新的突破,整体水平有新的提高。积极创造条件,使中医药更加广泛地走向世界。

3.积极发展重要产业,推进中药生产现代化

改革、完善中药材生产组织管理形式,实行优惠政策,保护和开发中药资源,积极进行中药生产企业改革,逐步实现集约化、规范化。中药经营要按照少环节、多形式、渠道清晰、行为规范的原则、逐步形成统一、开放、竞争、有序的流通体制。加快制定中药的质量标准,促进中药生产和质量的科学管理。

二、中医药事业的组织结构和队伍建设状况

建国后,在党和政府的中医工作方针政策指引下,中医事业有了

长足的发展，自上而下逐步建立了中医行政管理机构，开办了各级中医医院、中医药院校和中医研究院(所)等专业机构。在中医药的医疗、教育、科研等方面取得了明显的效果。

(一)中医药行政管理机构

1.中华人民共和国国家中医药管理局

国家中医药管理局是我国中医药事业的最高行政管理机关，是国务院管理中医中药的国家局，主要职能是：负责全国中医药(包括中药材、中药饮片、中成药)的行业管理，拟订并组织实施中医中药行业的方针、政策、法规和条例，研究制定行业发展战略规划，加强宏观管理，严格质量管理，组织人才培养、科学研究、技术开发和中药材资源的开发，推动中医药的继承与发展、国际交流，为建设具有中国特色的社会主义卫生事业，提高人民健康水平服务。国家中医药管理局内部设办公室(财务司)、人事与政策法规司、医政司、科技教育司、国际合作司、直属机关党委六个职能司室(图14.1)。

办公室(财务司)。研究提出中医行业发展战略和方针政策；规划、指导和协调中医机构结构布局；组织中医药重大理论或实际问题的调查研究和信息服务；承办国家扶持中医专项资金的划拨；联系中医药行业社会团体；负责管理局直属单位财务、基建和国有资产等；协助局领导组织协调局机关日常政务，协调、督促机关各部门的业务工作；负责会议、秘书、文电、档案、保密、信访等日常事务；负责局机关财务、保卫、后勤等行政工作；承办局机关党委的日常工作。

人事与政策法规司(人事司)。负责承办局机关公务员和局直属单位局管干部的考核、晋升、任免、调配、考试录用和奖惩工作；负责局机关及直属单位的机构设置和人员编制、工资管理工作；拟订与完善中医药行业专业技术人员专业技术职务评定标准；参与制订中医药行业专业技术人员执业资格标准；组织起草中医法律、行政法规草案；审查修改各司、办报送局审议的部门规章草案；编制中医药行

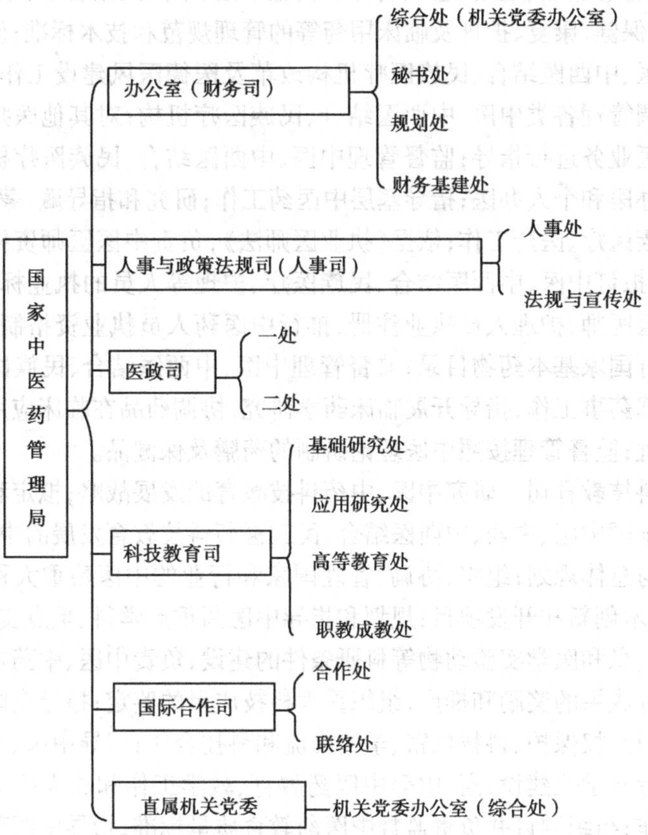

图 14.1　国家中医药管理局的机构设置

业立法规划、计划，督促、指导有关部门实施；组织开展有关卫生改革、医德医风建设等宣传工作，协调、指导中医药行业的报刊、出版工作。

医政司。研究并组织实施在国家医疗保障制度改革、区域卫生规划、社区卫生服务、农村合作医疗、初级卫生保健规划等总体部署中中医行业应该承担的任务；拟定中医医疗机构的发展规划和中医药防治重大疾病规划；组织制订和实施中医、中西医结合、民族医疗、预防、保健、康复、护理及临床用药等的管理规范和技术标准；研究指导中医、中西医结合、民族医疗机构改革及医德医风建设工作；监督和协调管理各类中医、中西医结合、民族医疗机构；对其他医疗机构的中医业务进行指导；监督管理中医、中西医结合、民族医疗机构的社会办医和个人办医；指导基层中医药工作；研究和指导藏、蒙、维等各民族医疗、医药工作；依据《执业医师法》，负责中医医师资格认定工作，拟订中医、中西医结合、民族医疗、护理等人员的执业标准，组织中医医师、护理人员执业注册，推行中医药人员执业资格制度；参加制订国家基本药物目录；监督管理中医、中西医结合、民族医疗机构内部药事工作，指导开展临床药学研究，协调药品在临床应用的相关事宜；监督管理按照中医理论研制的药膳及保健品。

科技教育司。研究中医、中药科技教育的发展战略；拟定和组织实施全国中医、中药、中西医结合、民族医药科技教育发展的中、长期计划与总体规划；组织、协调、管理国家和行业的中医药重大科学研究、技术创新和开发项目；规划和指导中医药重点学科、重点实验室、科技信息和医学实验动物等科研条件的建设；负责中医、中药重大科技教育成果的奖励和推广，组织重大科技成果的鉴定；指导全国中医药知识产权保护、科技保密、学术交流和科技合作；指导中医、中西医结合专业学位建设，高、中等中医药教育、教学工作和成人中医药教育工作；组织制订并负责监督中医药教育质量标准；指导中医药对外教育工作；指导国内外中医药专业技术人员的水平与资格考试。

国际合作司。贯彻执行国家外交和卫生工作及中医药工作方针、政策及有关规定，开展中医药领域有关国际合作和涉外活动的调查研究，制订有关的管理办法和规定，并监督实施；拟定、组织、实施中医药对外交流与合作的总体规划；宏观管理中医药行业的对外交流与合作工作。负责管理多边、双边中医药国际交流与合作项目；负责国外对传统医药政策的调查研究，并汇集有关国际交流方面的信息。组织协调中医药对外技术交流与合作，并负责引进技术、智力、资金等项目；负责配合各部、委执行外国政府及世界卫生组织等国际组织签订的政府协议中有关中医药合作项目的管理工作；负责中医药在国(境)外办医、办学及来华留学生的宏观管理工作；负责中医药国内、国际专业会议及中医药跨地区、跨部门对外交流及成果转让、技术合作事宜的审批工作；负责与台港澳地区的中医药合作交流工作，对在内地学习的台港澳学生管理的组织协调工作；负责中国传统医药国际交流中心、台港澳交流合作中心及总部设在中国的世界中医药国际组织的业务管理工作，并负责联系总部设在中国的世界中医药社团组织。

直属机关党委。宣传和执行党的方针、路线、政策，宣传和执行党中央、上级党组织和本级党组织的决议，支持和协助局领导完成国家中医药管理局所担负的任务；组织党员认真学习马克思列宁主义、毛泽东思想、邓小平理论和党的路线、方针、政策以及决议，学习科学、文化和业务知识；对党员进行严格管理和监督；做好机关工作人员的思想政治工作，推进机关社会主义精神文明建设；了解、反映群众的意见，维护群众的正当权益，帮助群众解决实际困难；做好发展党员工作；协助党组管理机关党组织和群众组织的干部；配合人事部门对机关行政领导干部进行考核和民主评议，对机关行政干部的任免、调动和奖惩提出意见和建议；领导机关工会、共青团、妇委会等群众组织；按照党组织的隶属关系，领导直属单位党的工作。

2.省、市、自治区中医药行政管理机构

根据工作的需要，部分省可单设省级中医管理局，内部机构参照国家中医药管理局设置，也可根据实际需要适当调整、合并，以达到行政工作队伍高效、精干；部分省中医药行政管理工作归口省卫生厅，下设中医处，负责本省的中医药行政管理工作。

3.市、地、州(盟)和县两级中医药行政管理机构均归口卫生局，分别下设中医科和专人管理中医工作，负责本辖区的中医药管理

工作

地方中医药行政管理部门的职能与国家中医药行政管理机构相应的职能相同,但各有侧重。管理层次越高,职能越侧重于决策;中层管理局侧重于组织、管理;而基层的职能更侧重于执行。即拟定方针政策,制订法规与适用于全国的技术标准、规范等是国家中医药管理局的职能;地方中医药管理机构的任务是遵循方针政策开展工作,组织实施国家制订的法规、技术标准与规范。

(二)中医药事业组织

1.中医医院

建国以来,国家和地方各级政府对中医事业给予了大力支持,逐步建立了以中医医院为主体的中医医疗保健服务体系。据统计,2001 年全国中医医院(含中西医结合医院、民族医院)已经发展到 2 682所,病床发展到 279 622 张,中医门诊部 304 个;全国中医院人员总数为 436 848 人,其中,从事中医中药的卫生技术人员(含中西医结合)为 111 531 人(见表 14.1);2001 年县及县以上中医医院门诊接诊 1.56 亿人次,住院治疗 34.83 万人。他们还承担了许多社区医疗保健、健康教育和救灾防病等工作。此外,我国各西医综合医院和专科医院都有中医科,中医科的门诊量占西医医院门诊量的 22%,床位占其总病床的 5%~10%。与此同时,中医药服务能力也有较大提高,中医、中药、针灸、推拿、气功等方法和手段有了较快的发展,在治疗常见病、多发病特别是在治疗心血管病、恶性肿瘤、免疫性疾病及传染性疾病等方面有较好的疗效。中医中药服务范围进一步扩大,承担了我国广大农村 1/3 的门诊量和 1/4 的住院服务量。在 5 万多个乡镇卫生院里有 17 万多中医中药人员在辛勤工作,农村 97 万乡村医生多数采用中西医两法治病防病。中医中药在为经济建设服务中做出了重大贡献,中医医疗服务在我国医疗保健事业中发挥着重要的、不可替代的作用。

表 14.1　全国中医医院机构、床位、人员情况

年份	合计	县以上中医医院	中医学院附属医院	中西医结合医院	其他中医院
机构/个					
1980	678	647	—	—	31
1986	2 050	1 576	31	12	39
1995	2 522	2 371	41	40	70
2001	2 682	2 479	42	65	96
床位/张					
1980	49 977	49 151	—	—	826
1986	128 784	113 008	10 931	3 627	1 218
1995	236 060	206 812	17 603	8 875	2 770
2001	279 622	245 502	18 947	12 118	3 055
人员/人					
1980	73 458	72 097	—	—	1 361
1986	198 158	169 591	21 263	5 898	1 433
1995	353 373	309 401	27 503	13 556	2 913
2001	436 848	373 684	28 193	18 617	3 463

注:资料引自于中华人民共和国国家中医药管理局网站。

2.中医药研究院、所

建国以后,尤其是1978年以来,中医药科技工作有了较大的发展。到2001年,全国独立的中医药研究院、所达75所,专业技术人员6 537人,其中70%以上受过高等教育。高等中医药院校及其附属医院等附设的科研机构近百所,兼职科研人员近2万人,这些人员基本上都具有大学本科以上学历。初步形成了以国家、省市级的科

研院所、医疗机构及高等院校为主体的科研体系和一支以中医药人员为骨干，不同学科、不同层次的科研队伍。科技进步是经济、也是医药学发展的决定性因素，近年来我国中医药事业依靠科技进步取得快速发展。据不完全统计，仅1978年至1994年，中医药科研成果就有500余项获得部局级科技进步奖励，20余项获得国际奖励。近20年来，中医药行业在医疗、科研、工业、贸易方面的联合与重组富有成效，科技面向医疗与生产、面向市场、面向社会需求，使科技充满了前所未有的活力与动力，一部分科研机构综合实力大为增强。

中医药防治疾病的能力和整体学术水平不断提高。中医医药在治疗常见病、多发病特别是对心血管病、恶性肿瘤、免疫性疾病及传染性疾病的研究有了新的进展并具有较好的临床疗效。中药饮片炮制、剂型改革、栽培技术、新药开发等方面均取得新成果。通过对部分中药饮片炮制的研究，揭示了炮制增效和减毒的科学依据。改革后的新剂型，不仅提高了中药的疗效，而且方便了患者服用。通过对甘草、麻黄栽培技术的研究，不仅缓解了甘草、麻黄的紧缺状况，而且也改善了当地自然环境，维持了生态平衡，取得了较好的经济效益和社会效益。在学术研究方面，基础理论研究和应用研究都进入了新的领域。经络及“证”的研究取得了新的进展；运用中医药的理方治则，对治疗休克、急性DIC、急性心肌梗塞、急性肾衰等危急重症的疗效明显提高。中医药行业科学研究的支撑条件和科研机构的内涵建设得到加强。科研机构的设备、实验动物、图书、信息网络建设等工作条件和职工的生活条件都得到了改善和提高。在学科发展方面，已从传统的13个学科发展到近30个学科。

20世纪80年代以来，我国在天然药物、传统药物研究方面取得了显著的成绩。双氢青蒿素的研制和生产，在国内外产生了重大影响，1994年被评为全国十大科技成就之一；青蒿素治疗疟疾和中药治疗泌尿结石的研究还获得了爱因斯坦世界科学奖。针刺镇痛机理的研究及针刺麻醉继续保持国际领先水平；人工合成麝香研制成功并投入生产，冬虫夏草的全人工培育及甘草的人工种植等为资源利用开辟了新的途径；全国中药资源普查的成功为中药资源的合理利用提供了科学依据，被评为1995年全国十大科技成就之一。据全国资源普查表明，全国共有中药资源12 807种，其中药用植物1 126种，药用动物1 581种（其中犀牛角、虎骨等根据国务院颁布的《野生药材资源保护管理条例》规定，不再作药材使用），药用矿物80余种；中西医结合治疗多脏器衰竭、急腹症等在理论研究和诊治技术取得显著进展；中医医史文献的研究，民间传统疗法单方、验方的挖掘、整理和研究，丰富和完善了中医药学的内容。一批新工艺、新技术和新方法的应用，促进了企业的技术进步。

3.中医药教育机构

中医药教育是我国现代教育体系的一个重要组成部分，它与传统的中医药教育又有不可分割的历史继承性。建国前，中医药人才的培养主要靠祖传、师授、私人办学、甚或文人、病人自学成才。建国初期全国创办了22所中医进修学校和143个中医进修班，采用函授教育等形式，对在职中医的理论水平和医疗技术进行了培训提高。国家鼓励中医带徒和自学者，部分省以中医专业机构为基地，举办了中医学徒班，采取集中上课学理论、分散跟师学经验的办法，取得了较好的效果。1956年，经周恩来总理批示在北京、上海、广州和成都创建了4所中医学院，为我国高等中医药教育开创了新纪元。随后，各地根据条件也先后建起了中医药院校。目前，全国有高等中医药院校30所（含3所民族医药院校），中等中医药学校51所。高等中医药院校设有本科专业5个、研究生专业共18个（一级学科3个、二级学科15个）、中等学校设有专业14个。其中，北京、广州、上海、南京、成都、黑龙江、山东中医药大学和天津、辽宁、湖北、湖南、浙江、福建中医学院及中国中医研究院等13所高校和1所研究院为博士学位授权单位，81个授权点；上述14个单位和长春、安徽、江西、广西、河南、贵阳、陕西、甘肃中医学院及山西中医药研究院、黑龙江中医药研究院、湖南省中医药研究院等22所高校和3所研究院为硕士授权单位;11所高校和中国中医研究院建立了博士后流动站。有20所中医药院校接受外国留学生教育,12所中医药院校接受华侨、港澳台地区学生。达到了高等中医药院校在校生人数4万余人、年招收本科生近15 000人的办学规模。另外有22所医学院校和商(农)学院开办中医药系或专业。目前,高等中医药院校教职员工近20 000左右,专任教师7 299人,教授749人、副教授2 452人、博士生导师244人。附属医院53所,床位数24 511,教学医院301所,床位数8 082。为不断提高高等中医药院校教学质量,国家制定了全国统一的教学计划,明确规定了中医药院校的培养目标和课程设置,并先后7次对1958年组织编写的全国中医学院统一教材进行了修订。当前中医药高等教育同样面临教育思想大转变,深化教育改革、优化教育结构和推进教育体制改革的大好时机。中医药教育体制改革的重点是按照"调整、共建、合作、合并"的方针,推进教育体制的改革,实现教育资源的合理配置和充分利用。

(三)中医药学术团体和专业杂志

1.学术团体

目前与中医药行业有关的全国性社团共有14个。分别为:中国中医药学会、中国中西医结合学会、中国针灸学会、中国保健食品协会、中国民族医药学会、中国中医药研究促进会、中国医学气功学会、世界医学气功学会、世界针灸学会联合会、中国药膳研究会、中国中药协会、中国民间中医药研究开发协会、中国中医药信息研究会、中国卫生经济学会中医药分会。其中前3个学术团体的业务主管部门为中国科协,其他社团的业务主管部门为国家中医药管理局。世界针灸学会联合会和世界气功学会分别于1987年和1989年成立,这是最早将总部设在我国并由我国担任主席的国际学术组织。中医药学术组织和团体的建设和发展,对加强中医药的科学研究,提高中医药的学术水平和临床水平,合理的开发和保护中医药资源,以及促进世界传统医药和世界民族文化的交流与合作具有十分重要的作用。

2.专业杂志

据不完全统计,目前,全国性的中医药专业杂志共有近30种:《中医杂志》、《中医专业杂志英文版》、《中国骨伤》、《世界针灸》、《针刺研究》、《中国中医药信息杂志》、《中国中医基础医学杂志》、《中国实验方剂学杂志》、《家庭中医药》、《中医教育》、《北京中医药大学学报》、《上海中医药大学学报》、《广州中医药大学学报》、《成都中医药大学学报》、《中华气功》、《中医药管理杂志》、《北京针灸骨伤学院学报》、《中国中医眼科杂志》、《康乐世界》、《中国民间疗法》、《光明中医》、《中国中西医结合杂志英文版》、《中药研究与信息》、《中国中医急症》、《中国中医药科技》、《中国民族医药杂志》、《中医正骨》、《新中医》、《中医药学刊》。这些中医药杂志对继承和发展中医药学,传播中医药科学,促进中医药的学术交流起了良好的作用。

三、中医药事业未来的发展

(一)中医药事业的发展前景

1.当前国际环境为中医药发展提供了广阔的空间

随着世界范围内的经济结构调整,政治多极化和经济全球化趋势更加明朗,和平与发展仍然是时代的主题。科技进步与经济发展给各国带来难得的发展机遇。近年来,中医药在世界各国越来越受到重视,应用越来越广泛。据有关报道,全世界有120多个国家已有各种类型的传统医药和中医药机构。特别是近几年,中医药在国际上的发展有几个鲜明的特点值得关注:一是世界上越来越多的人民群众愿意接受传统医药特别是中医药的治疗和保健;二是许多国家和地区的政府机构越来越重视中医药的应用，并着手通过立法途径加以管理和规范；三是世界卫生组织对传统医药特别是中医药在各国的应用与发展给予了越来越有力的推动；四是一些国家特别是西方发达国家对中医药的投入明显增加；五是世界上一些大型医药企业对中药表现出浓厚的兴趣，试图从中药里筛选和研制出新的产品，以提高他们在国际医药市场上所占的份额。这些新的变化、新的情况，表明了中医药走向世界具有非常广阔的前景。另外，我国加入世贸组织后，国内市场进一步开放，境外企业将会在资金、设备、技术等方面给中医药事业带来一定的投入，这将一定程度上促进中医药机构的建设与发展，中药产业作为优势产业有可能获得更大的发展空间，中医药产品将可能逐步走向新的广阔的国际市场。

2.科学技术的进步为中医药发展提供更多的技术支持

当今世界，科学技术突飞猛进，知识经济初见端倪。高科技在综合国力竞争中，越来越发挥着重大的作用。特别是以分子生物学为核心的生物工程技术、微电子信息技术、新材料研究等不断取得新的重大的突破，极大的推动了经济、社会和人类文明的进步，同时也为中医药事业的发展提供了全新的技术支持。一些新理论、新技术、新方法、新设备对中医药的渗透与融合将推动中医药不断创新，加快中医药现代化的步伐。另外，信息网络技术的飞速发展，将促进中医药信息产业化的形成，同时也将为提高中医药科学管理水平提供良好的条件。中医药将进一步与现代科技相结合，在理论上产生重大突破，辨证论治的水平不断提高，从而为疑难病症的攻克带来光明的前景。

3.社会、经济的发展和居民日益增长的卫生服务需求，为中医药发展展现了更加美好的前景

中医药学强调天人合一、整体观念、辨证论治的基本特征，以及注重社会环境、心理因素与之相一致，符合世界医学科学发展的大趋势。随着我国社会经济的发展，居民生活水平的不断提高，人民的健康意识、对健康的需求以及生活质量都有了新的要求，加之城市化进程的加快、人口老化、疾病模式的转变等，使医疗卫生服务的内容更加复杂化、多样化。这些为中医药在治疗疾病以及养生康复等方面特色优势的发挥提供了广阔的医疗服务空间，中医药将在人们的卫生保健事业中发挥着非常重要的作用。

(二)中医药未来发展的主体构思

《中华人民共和国国民经济和社会发展第十个五年计划纲要》提出了“大力发展中医药，促进中西医结合”的战略任务，进一步明确了中医药在国民经济和社会发展中的重要地位和作用。根据《纲要》的总体要求，国家中医药管理局从中医药事业的实际出发，编制了《中医药事业的“十五”计划》，该计划的顺利实施对于圆满完成国家“十五”计划，推动中医药事业的新发展，建设具有中国特色的社会主义卫生事业具有重要意义。

1.“十五”期间中医药事业发展的主要目标

《中医药事业的“十五”计划》明确提出“十五”期间我国中医药事业发展的主要目标是：基本建立适应社会主义市场经济体制的中医药事业发展的体制和运行机制；初步建立与人民群众健康需求相适应的中医医疗保健服务网络；中医药的人才结构更加合理，中医药学术的继承与发展有显著成效，中医药现代化建设水平有较大提高；中医药在我国国民经济和社会发展中的地位和作用进一步增强，在国际上的应用更加广泛。

2.主要任务

(1)合理配置中医药资源；

(2)加强中医医疗机构建设；

(3)推进中医药科技进步；

(4)培养社会需要的各类中医药人才；

(5)发挥中医药在农村卫生中的作用；

(6)推动中药研究与中药产业的结合；

(7)大力促进中西医结合；

(8)加快民族医药发展；

(9)扩大中医药对外交流与合作；

(10)实施中医药发展重点项目。

3.对策与措施

(1)加强中医药法制建设,实行全行业管理；

(2)深化卫生改革,为中医药事业提供良好的体制环境；

(3)积极推进中医药信息化；

(4)深入开展对中医药发展重大理论和实践问题的研究；

(5)切实加强行业精神文明建设；

(6)加强领导,增加投入,作好计划的组织与实施。

第二节　中医医院管理

中医医院是我国为城乡居民提供中医药医疗保健服务的主体,其发展和建设要以围绕社会对中医药医疗保健服务的需求为中心,调整医疗服务模式,加强内涵建设,拓宽服务领域,提高中医药临床防病治病能力和服务水平,满足人民群众日益增长的医疗保健需求。

一、中医医院管理概述

(一)中医医院的发展简史

中国在近代史以前的医院都是中医院,具有悠久的历史,两千多年来的各个封建王朝都设有为皇室贵族服务的医疗组织,如太医署、太医令等,也有救济形式的平民医院,如安济坊、悲田院等,但是现代中医院则是在新中国建国以后才建立的。

建国初期,党中央根据我国的实际情况,制定了一系列的发展中医药学的方针政策,使中医医院的发展经历了从无到有、由小到大的发展过程。到20世纪60年代初,全国中医院发展到了330所,中医病床增加到1.4万多张。此时根据中央提出的"调整、巩固、充实、提高"的方针,卫生部门对卫生机构进行了调整,有的地方撤销了一些中医机构,后来随国民经济的好转,中医院数量又有所上升。但这个时期中医院的管理模式和方法还没有形成自己的一套建设思想与管理制度。十年动乱期间,由于极左路线的影响,中医药事业遭到严重破坏,不少中医院被拆散,人员被下放或转行,全国中医院减少到129所,幸存下的中医院办院方向也不明确。党的十一届三中全会以后,各级政府加强了对中医工作的领导,积极支持中医院建设,特别是1978年中共中央批转了卫生部党组《关于认真贯彻党的中医政策,解决中医队伍后继乏人的问题的报告》,以及1982年卫生部召开全国中医工作会议,会议第一次提出了中医医院必须突出中医特色这个关键问题,是中医院在办院指导思想上的一次重要转折。1984年全国中医院建设检查标准的制订和1986年全国县级中医医院工作会议后,陆续制订和颁布了《全国中医院工作条例(试行)》、《中医病历书写格式与要求》、《全国中医院医疗设备标准(试行)》、《中医护理常规和技术操作规程》、《中医医院组织机构及人员编制标准》、《全国省(市)级中医院建设检查标准》、《全国县级中医医院建设检查标准》等规章制度,使中医院的管理和县级中医院的建设步入了科学化、规范化、标准化的轨道。1991年,国家关于《中医院分级管理办法与标准》和《中医院分级管理标准评分细则与附件》的颁布与实施,标志着我国中医院管理开始进入一个新的发展建设时期。

中医医院通过几十年的建设与发展,特别是改革开放后,中医医院进一步加强了以专科建设和增强综合服务功能为重点的内涵建设,在全国形成了一批中医药特色和优势明显、学术水平较高的中医医院和中医专科。中医医院的基础条件和就医环境不断改善,人员素质、医疗服务和科学管理水平有了较大提高。截止到2000年底，全国有中医医院(包括中西医结合医院和民族医院)2 654所，中医院床位数达到27.12万张。全国平均每千人口中医师(士)为0.26人，每千人口中医床位数为0.22张，为广大人民群众提供了较好的中医医疗保健服务。全国中医医院、床位、人员数的增长情况见表14.2。

表14.2 全国中医医院、床位、人员数增长情况

年份	医院		床位		人员	
	数量/所	增长率/%	数量/张	增长率/%	数量/人	增长率/%
1950	4	100.0	119	100.0	—	—
1957	257	6 325.0	5 684	4 676.5	11 084	100.0
1963	124	-51.8	9 254	62.8	13 233	19.4
1975	160	29.0	13 675	47.8	21 210	60.3
1980	678	323.8	49 977	265.5	73 458	246.3
1985	1 455	114.6	102 393	104.9	151 744	106.6
1990	2 141	47.1	182 091	77.8	268 249	76.8
1995	2 522	17.8	236 060	29.6	353 373	31.7
2000	2 654	5.2	271 231	14.9	417 037	18.0
2001	2 682	1.1	279 622	3.1	423 957	1.7

注:数据引自于国家中医药管理局2001年统计摘编。

(二)中医医院的性质与任务

1.中医医院的性质

《全国中医医院工作条例》中指出:“中医医院是利用中医药防治疾病，保障人民健康的社会主义医疗卫生事业单位，必须贯彻执行

党的卫生工作方针和中医政策,为社会主义现代化建设服务。"中医院的性质涵盖了以下两方面的内容:

(1)根本宗旨。中医医院以为人民健康服务、为社会主义现代化建设服务为根本宗旨。

(2)突出特色。中医医院必须坚持办院特色,主要利用中医中药防治疾病。

2.中医医院的任务

中医院的任务是:最大限度地满足人民群众对中医医疗的需求;开展以临床研究为重点的科研工作;承担中医药人员和西医学中医人员的实习、进修、见习、业务培训等临床教学任务;做好中医药学继承、发掘、整理、提高工作;承担社区预防保健任务。

(三)中医医院的特点

中医医院与西医医院有共同的特点,但由于中医药学理论体系和诊疗技术的不同,又具有自身独具的特点,其特点反映了中医工作规律性的,中医院只有遵循中医的特殊规律,突出办院特色,才能办好中医院。

1.整体观是中医学术思想及其医疗技术的显著特点

中医诊治疾病的整体观表现在,注重社会心理因素、环境地理因素、化学因素、气象因素、饮食营养因素等与医疗技术紧密结合起来,即在诊治疾病的过程中注重天人相应,注重气候、地域、时间和情态等对人体和疾病的影响,通过辨证论治的临床治疗手段调节人体与环境的平衡、人体内部的平衡,来提高综合诊治水平。因此,中医院的管理必须突出这一特点,并力求在技术管理上逐步建立和完善客观化的中医诊法及辨证论治体系和规范化的治则,以提高科学管理水平。

2.中医医院主要是以中医中药防病治病,办院要突出特色

中医医院是运用中医药完整的理论体系,即运用阴阳、五行、脏腑、经络、四诊、八纲、辨证、治则、中药、方剂、调护等内容来指导诊断和治疗疾病，这是中医医院与西医医院的显著区别。一所中医医院如果不是运用中医药防治疾病，就失去了中医医院的特点和存在的价值。因此，中医医院要按照中医特点设置科室，一般应设内、外、妇、儿、眼、耳、鼻、喉、骨伤、针灸、痔漏、皮肤、推拿等临床科室，并有1个或几个具有特长的中医专科，也可根据本院的人才情况和社会的需求设置专病诊室。中医医院的药房管理与西医医院也不同，中医医院的中药饮片量多，占用库房面积大，炮制加工技术性强，程序复杂，工作量大。为了确保中药的疗效，在中药配方、煎熬、保管等工作中都要严格的遵守技术操作规程。总之，中医医院管理既要符合科学管理的基本原理，也要突出办院特色。

3.中医护理是在中医药学理论指导下实施辨证施护

中医护理强调扶正祛邪、标本缓急、同病异护、异病同护、因人、因时、因地制宜等原则，注重情志、饮食、服药方法等方面的护理。这些护理的思想和方法更加贴近于现代医学的整体护理观，并且充分体现了现代管理“以人为本的”理念。

4.中医医院的病历书写具有中医特色

按照《中医病案规范》的要求，将中医望、闻、切、诊与西医的体格检查有机结合，既注重中医诊断方面的特色，又强调西医体检的完整性和系统性。要运用中医药理论的名词和术语，既要突出中医病历的特色，又要突出病历的科学性、系统性、完整性和法律性。

5.有一套适合中医医院规律与特点的管理制度与办法

中医院起步较晚，为了加强其内涵建设，促进医院的标准化、规范化建设，提高科学管理水平，国家先后颁布了一系列的关于中医院建设与发展的管理制度与办法，如《中医医院工作条例》、《中医医院分级管理标准》、《中医医院组织机构及人员编制标准》、《中医病案书写规范》等。这些管理制度与办法的实施，大大地促进了中医医院的发展。

二、中医医院分级管理

1991年,中医医院分级管理的实施对促进中医医院的建设,合理利用中医药资源、全面提高中医医院的服务质量与管理水平、促进医院之间的合理竞争以及调动各方面积极性支持中医事业都具有十分重要的意义。

中医医院分级管理是以区域卫生规划为前提的一种现代中医医院管理模式。其理论基础是区域卫生规划;主要技术是导向调控、标准化管理和目标管理;最终目的是优化中医医院服务系统的整体结构、整体功能和整体水平。在宏观上要根据区域卫生规划设计决定中医医院的分布、规模、功能和服务质量,并且按区域卫生规划建立各级中医医院之间的逐级技术指导关系和双向转诊制度。在微观上按不同等级对各级中医医院的各项工作全面实施目标管理和标准化管理,并定期检查评审。

(一)《中医院分级管理办法与标准》

中医院分级管理办法是中医医院分级管理工作的总纲,对分级管理的目的、原则、方法和程序都做了明确的规定。中医院的分级主要依据区域卫生规划和医院的功能,即依据其与社区的关系和应当提供何种类型的医疗卫生服务。参考国际通常做法,结合我国实际,将我国的医院分为一级、二级和三级三个级别。医院在分级的基础上,又引进分等次的概念,又将每级医院分为三等,其中,三级医院增设特等,共三级十等。医院分等可为同级优秀医院留有进取的余地,鼓励竞争。我国医院分等强调按医院的综合水平,包括与医院功能相应的规模(床位和建筑)、管理、技术、质量情况来评定,而不是片面依据其中的某项或部分条件。通过制订和实施这样的分等标准,促进医院加强现代管理,医教研全面发展,抑制单纯追求搞基建增加床位、引进高技术设备、忽视质量、忽视人才培养的倾向。

一级中医医院分甲、乙、丙三等。是指直接向具有一定人口的社区提供多种医疗卫生服务的基层中医医院，一级各等中医医院由地（市）中医卫生行政部门组织评审和审批；

二级中医医院分甲、乙、丙三等。是指为多个社区提供中医药综合服务的中医医疗、预防保健和承担一定教学和科研任务的中医医疗卫生机构。二级各等中医医院由省、市、自治区中医管理局或卫生行政部门组织评审和审批；

三级中医医院分特、甲、乙、丙四等。是指跨地区提供高水平中医专科医疗卫生服务、执行高等教学、科研任务的中医医疗机构。三级甲、乙、丙等中医医院由省、市、自治区中医管理局或卫生行政部门评审和审批，三级特等由国家中医药管理局组织评审和审批。

中医医院分级管理标准是覆盖中医医院的管理、医疗技术与质量、护理、药剂和设备，以及医院规模等各方面的目标系统和技术管理系统。分为基本标准、分等标准、评分标准、临床科室技术要求和医疗设备标准。

基本标准：是各级中医院达到参加评审的基本条件。

分等标准：按照不同的级别，从管理水平、技术质量、医院规模、医疗设备四方面分别提出要求，作为评审等次的依据。

评分标准：基本标准采用百分制评分法，三级医院 80 分以上，一、二级医院 70 分以上即可参加评审；分等标准采用千分制评分法，按所得总分的分数段评定等次，900 分及以上、并且医疗、预防、保健、药剂、护理、教学、科研、管理的每一部分实际得分不低于 90% 为甲等，750~899 分为乙等，749 分以下为丙等。

临床科室技术要求：该要求对各级中医医院的各个临床科室都提出了明确具体的基本要求和指标，是评定各临床科室技术水平的主要依据。

医疗设备标准：是评审中医医院医疗设备水平的主要依据。

(二)《中医院分级管理标准评分细则与附件》

细则是根据标准的内容对应展开，逐条分解出具体的考核检查和评分办法，包括：各级中医院分等标准检查评分方法；医疗、护理、药剂、设备等方面的检查评分方法。附件分别为：中医医院评审申请书、满意度调查表、国际疾病分类表、临床各科疑难病名称、有关指标的计算公式。

(三)医院分级管理标准的实施

各省市在具体的实施过程中，根据国家中医药管理局印发的《中医院分级管理办法与标准》和《中医院分级管理标准评分细则与附件》，在遵循国家制订的标准不变的原则下，结合本省的实际情况和有关规定，制订了《实施细则》或《评审手册》。中医医院分级管理经过十年的实施，对中医医院规范化建设，科学化管理起到了积极的促进作用。中医医院分级管理标准具体的实施步骤如下：

1.建立中医医院评审委员会

中医医院评审委员会是受中医药主管部门委托从事中医医院等级评审工作的专业性组织。在各级中医药主管部门领导下，组成三级中医医院评审委员会，即全国中医医院评审委员会、省中医医院评审委员会和地(市)中医医院评审委员会。其职能分别为：全国中医医院评审委员会由国家中医药管理局邀请地方评审委员会部分成员组成，负责制订与修订《中医医院分级管理标准》及实施方案，评审三级医院的特等医院，并对地方各级评审委员会评审结果进行必要的复核；省中医医院评审委员会负责评审二、三级甲、乙、丙等中医医院；地(市)中医医院评审委员会负责评审一级甲、乙、丙等中医医院。评审委员会要由在中医院管理、临床、医技、护理和医院财务管理方面的有经验的专家组成，可聘请财政、物价、劳动、从事部门人员为顾问。

2.中医医院评审程序

①自查申报:中医院根据《中医医院分级管理标准》先行自查,认为合格后,向相应的评审委员会提出申请,请求评审。

②资格审查:由评审委员会根据中医医院申报材料和平时的了解,进行接受评审资格的审查,认为合格者方能参加评审。

③考核检查:评审委员会派出专家进驻中医医院,按标准进行实际考核检查。

④结论:评审委员会根据检查对照标准,做出级别和等次评定结论,提交同级中医药主管部门。

⑤审批:评审委员会的报告,由同级中医药主管部门审批。

审批权限:三级特等医院,由国家中医药管理局审批、发证;二、三级甲、乙、丙等中医医院由省、自治区、直辖市中医管理局或卫生厅(局)审批、发证;一级甲、乙、丙等中医院由中医药主管部门或地(市)卫生局审批、发证。

3.奖罚

国家预算拨款和中医医院收费标准,要与中医医院评定的级别、等次挂钩。达不到基本标准的中医医院,列为不合格中医医院,不予通过,应停业整顿或限期达标。中医医院评审中虽已达标,但在平日考核中发现严重问题,评审委员会可建议并经同级中医药或卫生主管部门批准,对其重新评审。

三、加强中医医疗机构的建设

在《中医药事业"十五"计划》中对加强中医医疗机构的建设提出了明确的要求:根据社会对中医医疗保健服务的需求,调整医疗服务模式,加强中医医疗机构的内涵建设,拓宽服务领域,提高中医药临床防病治病能力和服务水平,满足人民群众不断增长的医疗保健需求。具体有以下几个方面:

(1)根据区域卫生规划的要求,本着“调整、巩固、完善、提高”的原则,加强现有中医医疗机构的建设,发挥非营利性中医医疗机构的主导作用。从人民群众对中医医疗保健服务不同层次的需求出发,对那些资源没有得到有效利用的中医医疗机构,要引导其主动的进行服务结构的调整,或实现服务模式的转变,加强科学管理,走健康发展的轨道,而不是简单的撤并。鼓励中医医疗机构之间联合、重组,或进行共建中医医疗服务集团的探索。

(2)积极探索不同形式的办院模式。有条件的省市级中医院向现代化综合性中医院或医疗中心发展;根据医疗服务需求,建设以中医专科为主兼备综合服务功能的中医医院;鼓励兴办中医专科(专病)医院;在农村和城市社区鼓励发展中医诊所。

(3)加强中医专科建设,巩固提高中医专科建设成果,推广建设经验,发挥技术指导和辐射作用。“十五”期间全国大多数中医院都要形成1~2个具有特色优势和规模效益的重点中医专科。在全国初步形成专业覆盖齐全、地区分布合理、专科优势互补、创新能力较强、运行机制良好的中医专科群体。

(4)进一步发挥中医特色和优势,根据人民群众生活和健康需求,向新的服务领域拓展,积极发挥中医药在养生保健、康复、药膳食疗等方面的作用,提高人民健康水平。

第三节　中医药教育管理

中医药教育是我国现代医学教育体系的重要组成部分,长期以来,它在培养中医药人才、发展我国中医药事业等方面发挥了不可替代的作用,特别是在中医药日益受到世界重视、同时又面临国际竞争及严峻挑战的21世纪,发展中医药教育,继承与发扬中医药优势与特色,培养适应国际竞争的现代中医药人才,更是关系到中医药现代化的关键所在。

一、中医药教育与管理发展概况

(一)传统中医药教育与管理

传统中医药教育是相对于现代中医药教育而言的。我国古代与近代的中医药教育,主要包括师承教育和传统中医药学校教育。

1.师承教育与管理

师承教育是古代中医药教育的代表形式,其经验对在现代中医药教育管理体制中继承与发扬师承教育有着重要的借鉴意义。这种形式不是单纯地传授医疗实践经验,而是特别重视中医药学理论的学习,学生不但有广泛而灵活的临证学习机会,而且可以直接将理论知识与老师的实践经验结合起来转化为自己的实践知识与技能;另一方面,老师重视学徒的选择,注意因材施教,学徒亦择师而从。由于这种形式是分散的、个体式的,因此,传统的师承教育管理主要表现为对学徒的选择与带徒过程的口传心授。

2.传统中医药学校教育与管理

我国古代中医药学校教育在晋代已初露端倪。刘宋元嘉二十年(公元 443 年),太医令秦承祖"奏置医学以广教授",为我国正式由政府设置医学教育之始。魏孝文帝太和年间(公元 484 年),北魏初步形成了中医药学校教育模式。唐朝设立了全国性的医药学教育机构——太医署(公元 624 年),建立了医药临床分科体系;北宋熙宁 9 年(公元 1076 年),太医局成为独立的卫生教育行政机构。宋徽宗崇宁年间,医学与太学、律学、武学同置于国家官学体系之中。到了元代,医药学教育重视教师的管理,而明清的医药学教育则对教材进行了较大的改革。

1840 年鸦片战争后,帝国主义在大举军事入侵的同时实施了文化侵略政策,传统中医药教育逐渐被西洋医院与学校所取代。为拯救濒临衰亡的中医药及中医药教育，中医药界奋起力争教育之权，大力创办民间教育机构。1915 年，上海中医专门学校成立，1931 年国医馆成立，1935 年通过《国医专科学社及国医研究所立案暂行标准大纲》。至此，中医药教育开始进入近代教育系统。

传统中医药学校教育经历了萌芽、形成、发展与逐步完善等阶段，积累了一些教育管理经验。总结与借鉴这些经验，有利于现代中医药教育管理的发展。

（二）中医药教育管理的发展与现状

新中国成立后，党和政府关心中医药事业的发展，重视中医药人力的培养，无论是师承教育还是中医药学校教育，都有了长足的发展。

在师承教育方面，除了民间的师带徒外，政府主管部门承担起师承教育的组织、实施与指导责任。如在 20 世纪 50 至 60 年代，通过大规模地组织开展师带徒工作，全国培养了中医药人员近 6 万人。

在中医药学校教育方面，建国后更是走上了规模发展的新轨道。如建国初期全国创办了 22 所中医药进修学校和 143 个中医药进修班，培养了一大批中医药人员。1956 年，经周恩来总理批示，在北京、上海、广州、成都创建了 4 所中医学院，开创了我国高等中医教育的新纪元，从此，中医药高等教育得到了快速发展，成为中医药事业发展的核心与基础（详见本章第一节）。

同时，建国后党和政府高度重视民族医药的整理、发掘与发展创新，民族医药教育也稳步发展，在西藏、内蒙、新疆等地分别建立了藏医、蒙医、维医的高等院校和一些中等民族医药专科学校，已培养民族医药人员近 4 000 人；成都、甘肃等中医药大学也开设了民族医药专业；到 2001 底，青海藏医学院也已开始招收部分本科学生。1998 年，经国务院学位办批准，西藏藏医学院建立了藏医硕士点，首届藏医医学硕士已于 2002 年顺利毕业，这标志着我国民族医药学在高层次人才培养方面迈上了一个新的台阶。

此外，为了适应中医药事业的发展需要，加强基层人才的培养，我国的中医药教育还开设了多种形式的中医药进修和函大、夜大、电大等在职教育，以提高中医药队伍素质、培养各学科临床业务骨干，这也是中医药教育管理的重要组成部分。

总之，我国现代中医药院校教育经过50年的发展，成功地完成了从传统师承制向现代院校教育制的转变，培养了一大批中医药人才，为中医药事业在21世纪的发展奠定了基础。

二、中医药教育管理的性质与特点

中医药教育管理是指遵循教育规律，以中医药理论为指导，采取多种形式，向学生传授中医药知识与技术，促使其发展智能、形成科学世界观的过程。

作为一门学科，中医药教育管理的研究对象是中医药教育系统的各种现象及其规律，具体包括两方面内容：一是为党和国家制定中医药教育的方针、政策和法规制度提供科学依据，为实施对中医药教育的宏观管理提供科学的方法论基础；二是要阐明各级中医药学校教育管理的职能以及实现其职能所需的各项工作的内容、作用、方式和它们之间的相互关系，研究如何以最佳方式组织各种力量，充分利用各种条件，保证教育目标的实现。

（一）中医药教育管理性质

1.具有现代教育管理的共同属性

现代教育管理是以教育学和管理学作为理论基础，研究整个社会的教育管理现象及其规律。现代中医药教育是现代教育的重要组成部分，因此，中医药教育管理也必须遵循现代教育管理的普遍规律，同时遵循中医药自身的特点与规律，在两者不断融合的过程中形成具有中医药特色的独立体系。

2.继承与发展的统一性

现代中医药教育脱胎于传统中医药教育，与后者有不可分割的继承性。但它又摆脱了传统中医药以师承教育为主体的分散、落后的个体教育状态，纳入了政府办学、集中培养人才的轨道，具有现代教育的特点与优势。因此，对传统中医药教育的继承与统一，是现代中医药教育的特殊性质。这就要求中医药教育管理要正确处理这一关系，吸取传统中医药教育管理的经验，结合现代科学教育的管理，形成与社会发展相适应的现代中医药教育管理体系。

3.肩负继往开来的时代重任

当今世界，国际经济竞争与科技竞争空前激烈，中医药在国际市场的机遇与挑战并存。种种迹象表明，我国加入 WTO 后，许多行业将受到很大冲击，但中医药却有望走出国门参与全球竞争。这是因为，随着人类疾病谱的变化，人们更加注重养生保健，而中医药学主张以“未病先防”和“天人合一、形神统一、阴阳结合”为主体的养生保健，采用药物和非药物疗法，进行整体综合调节与治疗，这种自然疗法正符合人类健康观念的变化。因此，以天然药物为主的中国传统医药日益受到重视，如世界卫生组织在亚洲的 15 个“世界卫生组织传统医学合作中心”中，13 个与中医药有关，全球已有 130 多个国家和地区建立了种种类型的中医药机构。统计资料表明，自 1998 年以来，全世界中草药市场每年贸易均超过 150 亿美元，且每年以 10% 以上的速度增长……这些数据说明，中医药走向世界正面临空前良好的机遇。

但是，由于我国大部分的中药的科技含量不高，而有效性、安全性、质控性等方面的国际标准还正在建立之中，这就使得目前中国在国际中草药市场所占份额仅为 5%；由于通晓国际贸易规则、中医药知识产权保护等方面的中医药人才的缺乏，中医药走向现代化的步伐受到了一定程度的限制；当前，社会对临床中医药高级人才有着强烈需求，而所培养出的人才却不能完全满足这一社会需要……所有这些都说明，现代社会竞争的实质就是人才竞争，中医药要实现现代化的首要条件是中医药人才的现代化。这就迫切要求中医药教育管理要以培养继承中医药学精粹、掌握现代科学技术的知识与手段的人才为目标，这是时代的重任。因此，中医药教育管理须牢记这一目标，加快向科学管理的转变，即实现中医药教育管理的现代化。

（二）中医药教育管理的特点

1.整体性

中医药学自身的特点之一即为整体性，中医药教育管理中也要用整体观研究管理任务和管理对象之间的相互关系，科学安排和合理利用时间，及时获得完整、准确的信息。

2.实践性

中医药学是基础理论与临床应用紧密结合的一门应用科学，故中医药教育管理应着重从教材建设、教学过程的组织与管理、教学方法等方面的实战性进行探索，遵循其内在规律，建立与实践紧密相结合的教学模式。

3.继承性

中医药教育管理有悠久的历史，积累了较为丰富的经验。认真总结，将其同现代的科学管理有机结合起来，适应不断变化的环境的要求，形成独具特色的中医药教育管理体系。

4.开放性

中医药学的理论体系的形成到成熟的过程，几乎是在整个封建社会时期完成的，自给自足的小农经济使中医药学不可避免地带有一定的稳定性与保守性；同时，由于东方文化的思维方式是包容性，故中医药文化形成了一个既封闭又开放的结构。中医药管理应遵循这一特点，要适应当今中医药与现代科学相结合逐步走向现代化的时代要求，因而必须是一个开放的系统。具体反映在以下几方面：

(1)从管理思想看,要遵循“面向现代化,面向世界,面向未来”的战略思想,把转变教育观念放在首位,为培养具有开拓精神、竞争意识、创新能力的现代中医药人才创造良好的环境。

(2)从学科发展看,要及时吸收其他学科的最新成果,以促进中医药的内涵建设与发展。

(3)从管理体制看,要建立面向社会、面向世界的开放型中医药教育管理运行机制,注重对外交流与合作,引进现代化教育与管理手段,逐步实现管理的现代化与科学化。这一点,在现阶段尤为重要。

5.社会性

长期以来,中医药依靠其自身的优势,获得了人民群众的信赖,这是发展中医药教育事业的必不可少的社会基础。因此,中医药教育管理应分析、利用这一社会优势基础,根据社会的需要,多层次、多形式办学并存地发展中医药教育,为此,必须突破局限于教育内部的改革,从根本上打破学校与社会之间的封闭状况,建立面向社会的开放型中医药教育体系。这也是其“开放性”特点的体现。

三、中医药教育管理的任务

中医药教育管理的总任务是:根据党在社会主义初级阶段的基本路线,遵循中医药学和中医药教育工作的客观规律,实行统筹规划,优化结构,协调发展,注重办学效益,提高教育质量,建立起与社会主义经济相适应的中医药教育运行机制,保护劳动生产力,促进社会经济发展,为中医药事业的振兴与发展培养合格的人才。

(一)国家和地方两级中医药教育主管部门的任务

根据《中共中央关于教育体制改革的决定》,中央和地方两级教育行政主管部门的管理任务主要是加强对中医药教育的宏观指导与管理。

1.国家主管部门(即国家教育部)的主要管理任务

贯彻执行党和国家的教育方针、政策、法律法规,制订中医药教育的具体政策和法规,组织中医药教育系统专门人才的需求预测,编制中医药教育事业发展规划;根据国家教委有关规定,组织院校合理布局、专业合理布点;组织制定各层次院校的培养目标,指导各层次、各专业教学计划与教学大纲、教材的编审,指导各项教学工作;对中医药院校执行政策、法规的情况进行监督和检查;对继续教育工作进行管理。

2.地方教育行政主管部门(即各省、直辖市、自治区教育厅)的管理任务

在当地政府领导下,根据国家对发展中医药教育事业的总体部署和要求,主动配合教育行政部门统筹管理本地区中医药教育工作,制定区域规划,提出实施办法,加强指导、协调和监督,并帮助解决办学中的实际问题。

(二)学校管理的任务

学校是现代中医药教育的实体,我国的中医药学校教育包括高等与中等教育。其管理工作的任务是:在执行国家政策、法规和计划的前提下,行使办学自主权,运用各种管理职能对整个学校的教育、教学及其他有关活动进行科学管理,保证完成学校任务。其具体包括了计划管理、教学管理、思想政治工作管理、组织与人事管理等各项内容。

(三)我国中医药教育管理的改革与发展趋势

目前,随着我国社会经济的发展与社会需求的变化,根据我国教育的发展趋势,国家教育部已逐步在压缩中等教育,调整专科教育,积极发展本科教育,加速发展研究生教育,以加大培养高素质人才的力度。按照这一要求,同时也为了调整医学教育资源和卫生人才资源在地理分布上的不平衡,中医药教育也正在进行结构调整与改革。

1.转变教育思想,更新教育观念

转变教育思想和更新教育观念着重解决的问题是:转变片面的专业教育观,树立注重对学生进行综合素质教育的思想;转变承袭式教育观,树立加强学生创新精神和创新能力培养的思想;转变统一规格的教育观,树立因材施教、鼓励学生个性发展的思想;转变传统的一次性教育观,树立积极发展继续教育、建立和完善中医药人员终身学习体系的思想。

2.深化教学改革

(1)构建适应新世纪需要的中医药人才培养模式。人才培养模式是指为受教育者构建的知识、能力、素质结构,以及实现这种结构的方式。它从根本上规定了人才特征,集中体现了教育思想和教育观念。中医药教育将按照培养基础扎实、知识面宽、能力强、素质高的中医药人才的总体要求,调整学生的知识、能力、素质结构,更加注重素质教育,使传授知识、培养能力与提高素质融为一体。

(2)改革教学内容和课程体系。教学内容和课程体系的改革,是人才培养模式改革的落脚点,也是当前教学改革的重点和难点。在构建课程体系时,确立以中医药基本知识和基本技能为重点,同时积极吸纳现代科学技术和现代医药学知识,尤其要引入反映当代科技发展趋势的新知识和新成果。

(3)革新教学方法与教学手段。运用多媒体技术,积极实践启发式、讨论式、研究式等现代教学方法,加强学生自学能力、创新能力和独立分析解决问题能力的培养,促使学生个性和才能的全面发展。同时,将现代教育技术引入教学领域,革新教学手段,逐步实现中医药教学手段和方法的现代化,提高教学质量。

3.优化教育结构

我国的中医药学校教育用近50年的时间培养出了一大批中医药骨干,功不可没。但必须看到,其在专业设置、招生规模、培养层次等方面还存在诸多问题。为解决上述问题,中医药教育结构必须进行调整。

(1)层次结构的调整。由于以前我国中等医学教育规模偏大,影响了农村与基层的中医药服务水平,也影响了整个中医药人才队伍的质量与水平,因此现阶段结构调整的重点对象是各级各类中等卫生学校。要加速中医药高层次人才和学术技术带头人的培养,加强面向农村和基层的中医药实用型人才的培养。

(2)专业结构的调整。根据加强全面素质教育、拓宽专业口径的要求,调整中医药教育的专业设置。扩大中医临床研究生教育,注重提高临床辨证施治能力,培养新一代名医;积极发展中医药七年制教育。高等中医药本科教育,按照淡化专业、拓宽基础、加强素质和强化能力培养的原则进行专业调整,以增强专业的社会适应性。专科教育将加强人才培养的针对性、应用性,其专业设置按照职业和岗位的实际需要进行调整。

(3)科类结构的调整。强调中医人才培养与中药人才培养并重,重视中西医结合人才和民族医药人才的培养。

(4)类型结构的调整。逐步实现中医药高等教育、职业教育、成人教育协调发展,形成职前教育与职后教育相衔接,院校教育、毕业后教育与继续教育相统一的教育结构。今后一个时期,国家将更重视发展继续教育和岗位培训,实施在职中医药人员的全员培训,建立中医药人员终身学习制度,以提高中医药队伍的整体素质。

4.推进教育体制改革

中医药教育体制改革的重点是按照"调整、共建、合作、合并"方针,推进教育管理体制改革,实现教育资源的合理配置和充分利用。

高等中医药院校将通过改革,突破单科院校办学的局限性,推进校际之间合作办学、社会参与办学。采取与综合性大学或其他科类院校联合开办中医药类专业、联合培养研究生等合作形式,促进学科交叉,文、理、工、医等多学科相互渗透。国家鼓励中医药院校与企业合作办学,共建中医药类专业。鼓励进行国际交流与合作。

本着资源共享,优势互补的原则,积极推进中医药院校与中医医疗、科研机构的联合,建立区域内医、教、研一体的管理体制。通过改革,促进医、教、研力量在人才培养、医疗服务、科学研究工作中的互相渗透、互相配合、互相支持,实现教育资源的优化配置。

通过改革与调整,我国中医药教育将逐步建立起适应社会发展需要的现代中医药教育体系,为中医药事业的发展输送更多的高素质人才。

四、中医药教学管理

人才的培养主要是通过教学活动实现的。因此,教学管理是各项管理工作的中心。

(一)中医药教学管理的目标与任务

中医药教学管理的目标是:贯彻国家的教育方针、卫生工作方针和中医政策,通过一系列管理活动建立正常的工作秩序,培养高质量的中医药人才。其具体任务是:

(1)调查了解社会发展与国家经济建设对中医药人才需求情况,调整学校的教学工作,主动适应社会经济发展的需要。

(2)制定和实施教学计划。

(3)组织和实施对教学过程的优化管理。

(4)组织教育科学研究,开展教学改革。

(5)管理教学质量。

(6)管理学生学籍。

(7)管理教材、教学资料、教学档案。

(8)制定各种规章制度,并按照规定的要求对各种教学工作进行检查评估。

(二)中医药教学管理的主要内容

1.专业设置管理

根据社会发展的需要,报请国家教育主管部门批准设置专业;根据国家教委组织制订的中医药本科专业目录,结合本地、本校的实际情况调整。

2.培养目标

中医药教育总的培养目标是:培养适应我国社会主义现代化建设需要的,德、智、体全面发展的,具有从事中医药科学技术和管理工作的理论知识和实际能力的高等专门人才。具体要求是:热爱祖国,拥护中国共产党领导,热爱中医药事业,遵纪守法,具有良好的思想品质和职业道德,掌握中医药专业的基础理论、基本知识和基本技能,达到本专业业务培养要求,具备应有的文化修养,具备独立从事本专业工作的实际能力。

3.教学计划

中医药院校依据国家的卫生工作方针和中医药政策、专业培养目标、教学实践的经验和教训、当代医学科学和中医药学术发展的趋势制定教学计划,其内容包括培养目标、课程结构、教学组织程序、教学计划执行等。

4.教学大纲与教材管理

依据教学计划所规定的本课程的目的、任务及其在培养人才中的地位与作用,制定教学大纲并编写教材,要求坚持科学性与思想性的统一,注重理论联系实际,反映最新科学成就。在保证教学要求的前提下,应力求使教材具有特色和风格,以利于发展、提高中医药学术水平和培养学生的创新意识。同时,要保持大纲和教材的相对稳定性,并在教学中注意及时补充新内容。

5.教学过程管理

教学过程是由若干个阶段和各个教学环节组成的,如基础阶段、专业理论教学与教学实习阶段、毕业实习阶段。教学各个环节主要包括备课、课堂讲授、课堂讨论、实验、见习、辅导、自学指导、习题与作业、毕业实习、毕业论文、考试、考查等。

加强对教学过程的管理，首先要明确各阶段的教学目标，同时加强对如上所述各个教学环节的管理，并且从整体上加强教学改革，尤其要勇于探索教学方法。

6.教学质量管理

在教育和教学的全过程中，必须建立一个职责明确、各项管理制度完善、遵循教学工作规律、采用科学管理的方法和手段对教学质量实施全面管理的工作体系。

五、中医药继续教育管理

大力提高在职中医药人才的素质，是中医药教育的主要任务之一。发展继续教育，尽快建立起适应我国国情、具有中医药特色的继续教育制度，是解决上述问题的新型教育形式。

自原国家教委等6个部委联合颁布《关于开展大学后继续教育的暂行规定》后，我国的继续教育工作开始稳步发展。1992年，国家中医药管理局召开了研讨会，颁发了《关于开展中医药继续教育若干问题的意见》等3个文件，使这项工作走上了制度化、规范化的道路。1997年全国中医药继续教育委员会成立后，各地相继成立了省级中医药继续教育委员会，先后出台了地方中医药继续教育专项法规和配套政策，将此工作纳入目标管理，与评聘挂钩，使中医药继续教育以及中医住院医师规范化培训范围的覆盖面逐步扩大，并正式纳入中医药事业发展规划。到2001年底，全国开展中医药继续教育工作的省、自治区、直辖市覆盖率达到100%，县(市、区)覆盖率达80%；中医药专业人员每年接受各种继续教育的比率达60%，从1997年到2001年，共举办国家级中医药继续教育项目695项，培训

4.5 万人次；培训的方式也更加多样化，并在 2002 年正式启动了“中医药现代远程教育示范教学课程”，这标志着我国加入 WTO 后中医药现代工程的开始及与国际医药远程继续教育的接轨。

2002 年 4 月，全国中医药继续教育工作会议在北京举行。会议提出了“十五”期间中医药教育的总体目标：树立终身教育思想，不断提高教育质量和社会效益，逐步建立起完善的、突出中医药行业特点的、制度规范、管理科学的中医药继续教育网络。要实现这个目标，必须提高认识，统筹规划，加强领导，规范管理，完善相关制度，建立有效运行机制；积极探索有效形式和途径，拓宽中医药继续教育领域；同时加强监督管理，全面提高中医药继续教育质量，多方筹资，增加投入。

在此基础上，2002 年 7 月 11 日，国家中医管理局发布了《中医药继续教育规定》、《中医药继续教育基地管理办法》和《中医药继续教育“十五”计划》3 个文件，标志着我国中医药继续教育工作迈入了新的发展阶段。按照这些计划，“十五”期间国家中医药管理局将建立 20 多个中医药继续教育基地，各省区建立 1~3 个省级中医药继续教育基地。力争到“十五”期末，各省、自治区、直辖市开展中医药继续教育工作的县（区）覆盖率达 85%；按登记制度规定，实施中医药继续教育的省、地（市）级中医医院比率达 100%，县级中医医院的比率达 85%；医疗机构中的中医药专业技术人员接受继续教育并获得规定学分的比率达 80%。

（一）中医药继续教育的概念与对象

国家中医药管理局在其制定的《中医药继续教育规定》（2002 年 7 月 11 日发布，2002 年 8 月 11 日起施行）中明确指出，“中医药继续教育是对已完成中医药专业基础教育的中医药专业技术人员进行的终身教育活动。其任务是使中医药专业技术人员保持高尚的职业道德，不断增新、补充、拓展专业知识和提高专业技能，提高创新能力和专业技术水平。”“中医药继续教育的对象，是受聘初级（师级）以上专业技术职务、从事专业技术工作的各类中医药专业技术人员。”

（二）中医药继续教育的组织管理

中医药继续教育实行行业管理。国家中医药管理局在国家继续教育行政管理部门的指导下，负责宏观管理，结合行业实际，确定中医药继续教育发展目标和规划，制定中医药继续教育有关规定；地方各级中医药行政管理部门负责本地区中医药继续教育的管理，制定本地区中医药继续教育规划并组织实施。

（三）中医药继续教育的内容

针对各类中医药专业技术人员（包括中医药、中西医结合、民族医药专业技术人员）的实际需要，继续教育的内容应突出实用性和先进性。应注重中医药学术的继承，以学习中医药专业领域的新理论、新技术、新方法、新信息为主。不同岗位、不同层次的中医药专业技术人员接受继续教育内容和重点应有所区别：

1.初级中医药专业技术人员

初级中医药专业技术人员主要接受专业培训，充实专业知识，培养独立从事中医药专业技术工作及继承的能力。从事临床医疗工作的初级中医专业技术人员，主要接受中医住院医师规范化培训。

2.中级中医药专业技术人员

中级中医药专业技术人员接受继续教育主要是增新和拓展专业知识，完善知识结构，进一步提高中医药专业技能及继承能力。

3.高级中医药专业技术人员

高级中医药专业技术人员接受继续教育主要是学习本学科和相关学科发展的前沿知识和技术，重点提高创新能力。

（四）中医药继续教育的形式

中医药继续教育要坚持理论联系实际、按需施教、讲求实效的原则，根据学习对象具体情况的不同，采取培训班、进修班、研修班、学术讲座、学术会议、网络教育、业务考察、撰写论著以及有计划、有组织、有考核的自学等方式组织实施。

老中医药专家学术经验继承工作等专门人才培养作为实施中医药继续教育的形式，纳入中医药继续教育管理。

国家中医药管理局和省级中医药行政管理部门及其他相关部门定期将认可的中医药继续教育项目，按学科专业分类公布，供各地中医药专业技术人员选择参加。中医药继续教育项目包括授予Ⅰ类学分的国家级、省级项目和授予Ⅱ类学分的其他形式的继续教育活动。

（五）中医药继续教育的实施

医药继续教育的实施主要依靠基层中医药机构。鼓励各种形式的联合办学，提倡中医药专业技术人员就近、就地学习。依托中医药医疗、教育、科研机构以及具备条件的其他单位，建立国家级或省级中医药继续教育基地，逐步健全和完善中医药继续教育网络；发挥各级中医药学术团体作用，在中医药行政管理部门的指导、协调下，开展中医药继续教育研究、咨询和教学指导，并组织实施有关的中医药继续教育活动；按照专兼职结合、以兼职为主的原则，建设中医药继续教育师资队伍；选聘具有较高专业技术水平和丰富实践经验的专业技术人员担任中医药继续教育的教师。

（六）中医药继续教育的考核

通过建立如下各种制度对中医药继续教育工作定期进行考核，其考核周期与专业技术职务聘任周期一致。

1.中医药继续教育登记制度

用专门的记录本连续记载专业技术人员接受继续教育的基本情况。登记本由本人保存，在参加中医药继续教育项目后由主办单位认可。

2.中医药继续教育统计制度

定期统计各地、各单位开展中医药继续教育工作的基本情况，包括继续教育活动的内容、形式、参加人数、经费使用等，以加强对中医药继续教育工作的监督和检查。

3.中医药继续教育评价制度

制定评价指标，对开展中医药继续教育的情况和效果、举办中医药继续教育项目的质量和效益以及个人学习效果等实施评价。

4.中医药继续教育学分制

中医药继续教育对象参加继续教育活动所获继续教育学分，中级以上专业技术人员每年不少于25学分，初级专业技术人员每年不少于20学分。学分的计算和授予，按照国家中医药管理局中医药继续教育委员会颁发的有关规定执行。

（七）中医药继续教育的经费

中医药继续教育所需经费实行多渠道、多途径筹集。各级中医药行政管理部门应将中医药继续教育经费列入预算。各中医药机构要保证中医药专业技术人员参加继续教育的必要经费。中医药专业技术人员本人也应承担一定的学习费用。举办经批准认可的中医药继续教育项目，可根据国家有关规定向参加者收取合理的学习费用。

六、中医药师承教育管理

现代中医药教育虽然已突破传统师承教育下分散的个体劳动者式的教育状态，但它们在很多方面又密不可分：在人才的培养上，现代中医药教育虽以学校教育为主，但师承教育不失为一种重要的辅助形式；在学术的继承上，老中医药专家的学术经验和技术专长是祖国医药的宝贵财富，而目前许多有独到学术经验和技术专长的老中医药专家年事已高，若不采取紧急措施予以继承，这些经验与专长将会失传，从而造成不可弥补的损失。师承教育就是为了解决这一紧迫问题而采取的措施，是一项需要长期开展的重要工作。1991 年国家中医药管理局印发了《老中医药专家学术经验继承工作管理考核暂行办法》，后又将其纳入继续教育工作。到 2001 年，全国已确定了两批共 1 021 名老中医药专家为带教导师，已有 1 337 名继承人经考核合格出师。

（一）中医药师承教育的性质

从上可见，现代中医药师承教育是中医药继续教育工作的一个重要组成部分；同时，它也是中医药院校教育的重要辅助形式，国内已有不少高等中医药院校将师承教育与学院教育结合起来，以有计划地继承老中医药专家的学术经验和技术专长，培养高质量的临床人才。

（二）中医药师承教育的原则

老中医药专家学术经验继承工作坚持医药并重、统筹规划、分级管理的原则。继承期限为 3 年。

（三）师生条件

指导老师的条件是：受聘（含返聘）担任教授、主任医师、主任药师专业技术职务，有独到的临床经验和技术专长，从事本专业工作 35 年（或 30 年）以上，疗效卓著，技术精良，医德高尚，在群众中享有盛誉，得到同行公认的老中医、老中药、老民族医专家。

继承人的条件是：优秀的中青年主治医师、主管医师、主治民族医师及以上专业技术职务的技术人员，一般应受聘3年以上，年龄在35至50岁，从事本专业工作15至20年，品学兼优，勤奋好学，有长期从事继承整理老中医药专家经验的决心，并征得指导老师的同意者。

各地可根据具体情况调整以上条件。

（四）中医药师承教育管理

国家中医药管理局负责全国老中医药专家学术经验继承工作。地方由各地中医药主管部门负责日常工作。具体的管理工作由指导老师所在单位负责，主要有以下内容：

（1）为指导老师和继承人提供必要的工作和学习条件，包括场所、设备和时间等。

（2）关心、帮助师生解决工作与生活中的实际问题，师生的工资、奖金及其他福利由原单位发给。

（3）定期检查继承协议执行情况，建立继承人业务档案。

继承工作是一项特殊的教学工作，要以跟师实践、培养技能为主，做到传授与自学、实践与理论、继承与整理相结合，发挥老师与学生双方的积极性。师生在签订协议书后，要共同制定三年教学计划，分年度实施。要求老师每月至少作一次讲座或病案讨论，每周带继承人上临床或实际操作不少于两天。继承人每周除跟师两天外，另安排两天上临床或实际操作，其余时间自学或研究。

（五）考核目标

继承人在3年内掌握老师的学术思想和技术专长，基本达到老师的水平；能提供反映老师专长和经验的专科（专病）正规病历100份。中药专业应有加工、炮制、制剂及鉴定等方面的总结材料。能撰写总结老师学术经验的论文，每年在省级以上刊物至少发表1篇；3年中在国家级专业刊物发表1篇。继承期满，提交3万字以上总结老师经验与专长的论文。

第四节 中西医结合管理

一、概述

(一)中西医结合概念

中西医结合就是把中医中药的知识和方法与西医西药的知识和方法结合起来。中医学与西医学是两个完全不同的体系,各有所长,各有所短。中西医结合就是将两者互相渗透、互补吸收、取长补短、融合创新的过程,取得既源于中医又高于中医、既源于西医又高于西医的治病疗效,同时从大量的临床实践中探索新的医学实践与医学理论。

(二)中西医结合管理方针

1958 年,毛泽东同志做出关于西医学习中医的重要批示。1980 年 5 月,卫生部印发了《关于加强中医和中西医结合工作的报告》,指出“发展中医和中西医结合工作的指导方针是:中医、西医和中西医结合这三支力量都要大力发展,长期并存,团结依靠这三支力量,推进医学科学现代化,发展具有我国特点的新医药学。”1985 年中共中央在《关于卫生工作的决定》中指出:“要坚持中西医结合的方针,中医、西医互相配合,取长补短,努力发挥各自的优势。”在九届四次全国人大会议通过的《中华人民共和国国民经济和社会发展第十个五年计划纲要》也将“大力发展中医药,促进中西医结合”列入其中。

(三)中西医结合管理发展现状

正是在党的方针指导下,40 多年来,我国的中西医结合事业得到了显著的发展,成为整个中医药工作的重要组成部分。

1.中西医结合临床实践发展现状

中西医结合的理论与临床研究已建立了自己的方法,中西医结合的临床优势逐渐显现,在更新诊疗观念、缩短疾病过程、减少毒副作用等方面产生了积极的影响。如中西医结合对急腹症、骨折、心脑血管病、肝炎、银屑病、艾滋病、湿疹等疾病的诊疗效果已为社会所广泛接受;而且,中西医结合的临床实践,已从早期的中药、西药的简单组合,发展为治则、治法的结合,进而发展为医理的结合,形成了"肯定想象、掌握规律、提高疗效、阐明本质"的临床研究模式。同时,100 多位专家编写的 4 445 万字的《中西医结合医学》的出版,标志着学科知识体系的形成。

2.中西医结合中药研究发展现状

中西医结合专家根据中医药理论,结合现代西医研究技术,在中药的化学分析研究上取得较大进展,当前已能根据分子识别原理从中提取有效成分;建立在中药成分研究基础上的指纹图谱技术,对提高中药质量控制水平起到了重要作用;引入纳米技术后,中药的生物利用度提高而毒副作用被降低。

3.中西医结合机构建设发展现状

中西医医疗机构从无到有,目前已发展到 63 所,有独立建制的中西医结合研究所 17 个。

4.中西医结合人才培养发展现状

中西医结合队伍逐渐壮大,目前中国中西医结合学会拥有主治医师以上的会员 6 万余人。中西医结合的教育层次和形式也越来越丰富,1987 年以来,相继建立中西医结合硕士点、博士点与博士后流动站,培养中西医结合博士、硕士共 1 500 多名。部分高校已于 1998

年开始创办 7 年制本科班。

综上,我国 40 多年来中西医结合所取得的成绩,充分证明了中西医结合是有广阔前景的。2002 年 9 月,第二次世界中西医结合大会在我国北京举行,有 27 个国家和地区的代表汇聚一堂,探讨中西医结合医学的基础研究、临床研究、思路方法、新药研究与开发及教育管理政策,这既是对我国近年来中西医结合医学事业不断发展的肯定,同时也必将进一步促进其发展。因此,我们必须引进现代管理科学,加强中西医结合管理,勇于探索,以争取更快进步。

二、中西医结合管理目标与任务

中西医结合的近期目标是:用现代科学(包括现代医学)的技术方法来发掘、整理、研究中医药学,对中医药学的理论、临床与技术进行临床研究、实验研究和理论研究,阐明机理,总结规律,提高疗效,进而发展提高中医药学。

中西医结合的最终目标是:遵循医学科学发展的规律,坚持中西医结合方针,促进我国现代医药与传统医药有机地全面结合,循序渐进,坚持不懈,最终探索形成具有中国特色的新医药体系,为全人类的健康服务。

具体地讲,中西医结合临床实践管理的主要任务与内容,是指导中西医理论与临床研究的结合,探索中西医结合的方法,总结出卓有成效的中西医结合的方法;中药研究管理的重点,是引导运用现代科学技术开展中药研究,使中药发挥更强大的优势与作用;通过中西医结合机构建设管理,大力发展中西医结合医疗机构,合理布局,重点建设,为中西医结合事业的发展奠定基础;中西医结合人才培养管理则以培养具有扎实中医、西医及中西医结合理论基础与实践技能、掌握科学研究方法的高质量人才为首要目标。

三、意义

1.有利于提高我国医疗技术水平

中西医结合对一些常见病、多发病特别是疑难重症,疗效明显优于单纯的中医或西医疗法,而且已有一些成果居世界领先水平。这对于提高我国医药卫生水平、促进卫生事业发展具有重要意义。

2.推动中医药学和中医药事业的发展

中西医结合的发展,对中医药的继承、整理和提高起到了促进作用,从理论与临床上为用现代科技研究中医药做了大量工作,对于提高中医药学术水平、推动中医药现代化发挥了积极作用。

3.丰富现代医学内容

当前,疾病谱发生的重大变化与生物-社会-心理医学模式的兴起,说明现代医学已不足以应对人类所面临的健康挑战。在此情况下,人们把目光转向传统医学,并意识到现代医学与传统医学相结合蕴藏着巨大潜力。而近年来中西医结合所取得的大量成果,说明这是一条可行之道。因此,中西医结合从理论和实践上不断充实和发展了现代医药学,促进了现代医药学的发展。

四、中西医结合方法

1.在疾病诊治中进行结合

这是中西医结合的起点,又是各种途径的归宿。通过辨病与辨证相结合,按照中医理论体系进行辨证,做出分型和分期诊断,进而在治疗上中西医结合,相互补充。这主要有三种形式:一是侧重以中医理论指导中西医结合治疗;二是侧重以西医理论指导;三是按中西医结合后形成的新理论指导治疗。

2.研究中医诊法而结合

如通过用先进仪器设备对舌象及脉象的研究,探索在不同疾病、不同证型中舌象及脉象的变化规律,探讨其原因与机理。

3.研究中医治则而结合

这是中西医结合研究中最活跃的领域之一。如对活血化淤、清热解毒、通里攻下、补气养血、扶正固本等治则的研究与结合,都已经取得了较大的进展。

4.研究中医医理而结合

主要包括以下三方面的研究:用现代科学方法研究某些中医基础理论,寻找科学论据,做出科学的阐明;开辟一些疗效肯定的中医理论在临床上应用的新领域;结合中、西医理论研究的新进展,提出新假说,探索中西医结合的新理论。

5.研究方药而结合

包括对中药剂型改革的研究;用现代药理学研究中药药理,提示其作用机理;结合现代药物化学发展,深入到分子水平研究中药。

五、中西医结合措施

中西医结合是一项长期艰巨的任务,各级主管部门必须加强对此项工作的领导与支持,广大医药卫生人员也为此做出长期的努力。其主要措施有以下几方面:

1.多种途径开展中西医结合

不同性质的卫生机构(如中西医结合医院、综合医院、中医院等)都可以有侧重地开展中西医结合理论与临床实践的研究。

2.加强中西医结合基地的建设

按照卫生部要求,要将中西医结合基础较好的综合医院建设成中西医结合医院,这些医院就是发展中西医结合的基地。要有计划地在这些基地集中一批高水平的中西医结合专家和中医、西医专家,共同开展中西医结合医疗和研究工作。

3.加速中西医结合队伍建设

培养一支高水平的中西医结合队伍，这是发展中西医结合的关键。学校教育是培养中西医结合人才的重要途径。同时，各地也可通过举办各种类型的培训班、鼓励“西学中”等方式加大力度培养中西医结合人才。

第十五章　药品、器械、保健品管理

第一节　中国药品管理

《中华人民共和国药品管理法》于1984年9月20日由中华人民共和国第六届全国人民代表大会常务委员会第七次会议通过，并经中华人民共和国主席发布命令颁布，自1985年7月1日起实施。这是建国以来我国制定的第一部药品管理的重要法律，为广大人民的用药安全有效提供了法律保证，标志着我国药品管理工作进入了法制化的新阶段。

现行的药品管理法是在原《中华人民共和国药品管理法》基础上于2001年2月28日修订颁布的，自2001年12月1日开始实施。

一、《中华人民共和国药品管理法》(2001年修订版)共10章106条

(一)总则介绍

总则共6条(第1~6条),包括药品管理立法宗旨;药品管理法调整范围;国家发展药品的方针;药品监督管理体制和职权划分。总则规定了《药品管理法》总的原则。

(二)药品管理法管理的对象

我国药品管理法管理的对象是药品。《药品管理法》第102条对药品含义的规定是:“药品:是指用于预防、治疗、诊断人的疾病,有目的地调节人的生理功能,并规定有适应征或者功能主治、用法和用量的物质,包括中药材、中药饮片、中成药、化学原料药及其制剂抗生素、生化药品、放射性药品、血液制品、血清、疫苗和诊断药品等。”

(三)《药品管理法》中对药品生产企业管理的要求

在《药品管理法》第二章中对药品生产企业管理做了规定,共7条(第7~13条),主要内容包括:药品生产许可证制度及开办药品生产企业的法定程序;开办药品生产企业必须具备的条件;GMP制度;药品生产必须遵守的规定。

(四)《药品管理法》中对药品经营企业的管理的要求

在《药品管理法》第三章中对药品经营企业的管理做了规定,共8条(第14~21条),主要包括5个方面的内容:开办药品批发企业、药品零售企业的法定程序;药品经营企业必须具备的条件;实施《药品经营质量管理规范》(GSP);药品经营必须遵守的规定;城乡集贸市场可以出售中药材的规定。

(五)《药品管理法》中对医疗机构的药剂管理的要求

在《药品管理法》第四章中对医疗机构的药剂管理做了规定，共7条(第22~28条)，主要内容包括：必须配备依法经过资格认定的药学技术人员；申请《医疗机构制剂许可证》的法定程序和必须具备的条件；对医疗机构配制的制剂、购进药品、调配处方和药品保管的规定。

(六)《药品管理法》中对药品管理的要求

在《药品管理法》第五章中对药品管理做了规定，共23条(第29~51条)，这一章是药品管理法的重要组成部分。主要包括：新药审批、药品生产批准文号、国家药品标准、药品审评和再评价、药品采购、特殊药品的管理、中药品种保护制度、药品分类管理制度、药品储备制度、进出口药品管理、中药材管理、禁止生产假药和劣药。

(七)《药品管理法》中对药品包装管理的要求

在《药品管理法》第六章中对药品包装的管理做了规定，共3条(第52~54条)，主要内容包括：药品包装材料容器的管理、药品标签和说明书的管理。

(八)《药品管理法》中对药品价格和广告管理的要求

在《药品管理法》第七章中对药品价格和广告的管理做了规定，共9条(第55~63条)，主要内容包括：药品定价原则规定、沟通和公开药品价格信息、禁止在药品购销中行贿受贿、药品广告审批管理、药品广告内容管理。

(九)《药品管理法》中的药品监督

在《药品管理法》第八章中对药品监督做了规定，共9条(第64~

72条),主要内容包括:药品监督检查、跟踪检查、药品质量抽查检验、接受政府药品检验所的业务指导、对药品监督管理部门及药品检验所的禁止性规定、药品不良反应报告制度。

(十)《药品管理法》中的法律责任

在《药品管理法》第九章中"法律责任"共29条(第73~101条),主要内容是药品管理法的法律责任的规定。

二、中国药品的监督管理机构

1998年以前,我国药品监督管理组织机构包括:县级以上卫生行政部门及其药政机构、药检机构、药品监督员以及卫生部药典委员会,卫生部和省、自治区、直辖市卫生厅(局)成立的药品审评委员会。为了加强国务院对药品监督管理工作的领导,1998年根据《国务院关于机构设置的通知》,组建了直属国务院领导的国家药品监督管理局,主管全国药品监督管理工作。

(一)药品监督管理行政机构

包括国家药品监督管理局、省(自治区、直辖市)药品监督管理局、市药品监督管理局、县药品监督管理局。

(二)药品监督管理的技术机构

药品检验所、药品检验机构为同级药品监督管理机构的直属事业单位。国家药品监督管理局直属技术机构设有:国家药典委员会、国家中药品种保护审评委员会、药品审评中心、药品评价中心、药品认证管理中心等。

(三)药品监督管理组织系统(如图 15.1 所示)

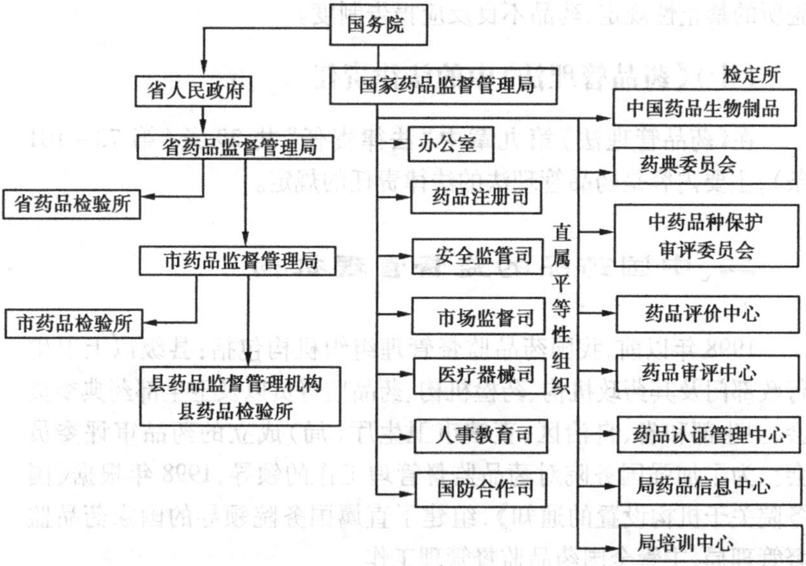

图 15.1　药品监督管理组织系统示意图

(四)药品监督管理行政机构与药品监督管理技术机构主要职能

(1)国家药品监督管理局负责对药品、医疗器械的研究、生产、流通、使用进行监督管理;省(自治区、直辖市)药品监督管理局负责辖区内药品、医疗器械的监督管理工作。

(2)中国药品生物制品检验所是全国药品检验的最高技术仲裁机构,是全国药品检验所业务技术指导中心。

(3)国家药典委员会是负责组织国家药品标准的制定和修订的专业技术委员会。

(4)国家中药品种保护审评委员会是国家审批中药保护品种的

专业技术审查和咨询机构。

三、中国的新药管理

(一)新药的定义

对新药的定义,各国不尽相同。我国在《药品管理法》和《新药审批办法》中规定:"新药系指我国未生产过的药品,已生产的药品改变剂型、改变给药途径、增加新的适应征或制成新的复方制剂,亦属新药管理。"《新生物制品审批办法》规定:"新生物制品系指我国未生产过的制品和未经批准生产的制品,已经生产的制品,凡有重大的生产工艺改革或改换用于制备活疫苗、活疫苗的毒种或菌种亦属于本办法管理范围。"

(二)新药的分类

从新药的定义可以看出,新药包括了多种类别。从药品管理的角度来看,为了保证新药质量,同时又能提高新药研制投入和产出的效率,我国采用了对新药分类监督管理的办法。我国把新药分为中药、西药和生物制品三大类型,每大类型的新药均分为5类。总的来说,各型药品一类新药都为国内外均未获批准生产上市的药品;二类新药(化学药品和生物制品)为国外已批准上市,尚未列入一国药典,我国也未进口的新药;三类新药为复方制剂;四类新药为国外药典已收载,或已在我国批准进口注册,或改变剂型或给药途径的化学药和生物制品;五类新药为增加新适应症、新主治病症的药品。

(三)新药的审批

《药品管理法》和《新药审批办法》对新药的研究和生产的审批都作了明确规定。

1.新药临床研究前的原则规定

新药研究单位于新药研制完毕后必须向省级药品监督管理局报送有关该药的物理化学性能、药理、毒理、动物药代动力学、临床药理、处方、剂量、剂型、生物利用度、纯度及检验方法、稳定性等,并提出药品质量标准草案。经审查批准后,方可进行临床研究,并由研制单位和医疗单位签订合同。新药临床研究的医院不得少于三个,新药临床试验一般分三期进行。

2.新药生产的审批

新药研制单位在新药临床研究结束后,需向所在省的省级药品监督管理局提出申请,报送有关资料及样品,经初审同意后转报国家药品监督管理局,由国家药监局审批后,发给新药证书及新药生产的批准文号。

四、药品生产与经销管理

(一)药品生产质量管理规范

《药品管理法》中关于"药品生产企业管理"的规范涉及:药品生产许可证制度及开办药品生产企业的法定程序、开办药品生产企业必须具备的条件、GMP 制度、药品生产必须遵守的规定。

1.药品生产许可证制度

药品生产许可证制度要求药品生产、经营企业和医疗单位保证生产、销售和使用合格药品。药品生产许可证中合格制剂的质量最低条件是解决药品质量符合标准的一项制度,许可证提出的基本条件是法律规定的,不论单位的性质、管理体制、任务要求等,一律必须遵守执行。

2.开办药品生产企业的法定程序

《药品管理法》第 7 条规定,"开办药品生产企业,须经企业所在地省、自治区、直辖市人民政府药品监督管理部门批准并发给《药品生产许可证》,凭《药品生产许可证》到工商行政管理部门办理登记注册,无《药品生产许可证》的企业不得生产药品。《药品生产许可证》应当标明有效期和生产范围,到期重新审查发证。药品监督管理部门批准开办药品生产企业,除依据《药品管理法》第 8 条规定的条件外,还应当符合国家制定的药品行业发展规划和产业政策,防止重复建设。

3.《药品管理法》的第 8~13 条

对开办药品生产企业的条件、实施《药品生产质量管理规范》(GMP)、药品生产应遵守的原则等都做了详细的规定。

(二)药品经营企业的管理

《药品管理法》中关于药品经营企业管理的规范涉及:开办药品批发企业、药品零售企业的程序;药品经营企业必须具备的条件;实施《药品经营质量管理规范》(GMP);药品经营必须遵守的规定;城乡集贸市场可以出售中药材的规定。

五、医院药品管理

(一)医院药事管理概述

1.医院药事(hospital pharmacy affairs)与医院药事管理

医院药事又称为医疗机构药事(institutional pharmacy affairs),泛指在以医院为代表的医疗机构中,一切与药品和药学服务有关的事物。宏观的医院药事管理是指对医院药学实践的计划、组织、人员配备、领导和控制;微观的医院药事管理主要是指对医院药剂科及其业务管理活动。根据我国药事管理实际情况,医院药事管理现是指以医院药剂科的功能作用为核心的医院药事管理。

2.医院药事管理的任务

在医疗机构中,医院药事管理的主要任务是药品的监督管理、采购供应、储存保管、调剂制剂、质量管理、临床应用、经济核算及临床药学、药学情报服务和科研开发;药剂科内部的组织结构、人员配备、设施设备、规章制度及与外部沟通联系、信息交流、药事活动等。

(二)医院药剂科的任务和组织结构

(1)医院药剂科是专业性很强的药学技术部门,也是贯彻执行药品管理法及其相关法规,施行全院药品管理的职能部门,是提高医疗质量、保证患者用药安全有效的重要环节。

(2)综合性医院药剂科组织机构(如图15.2所示)

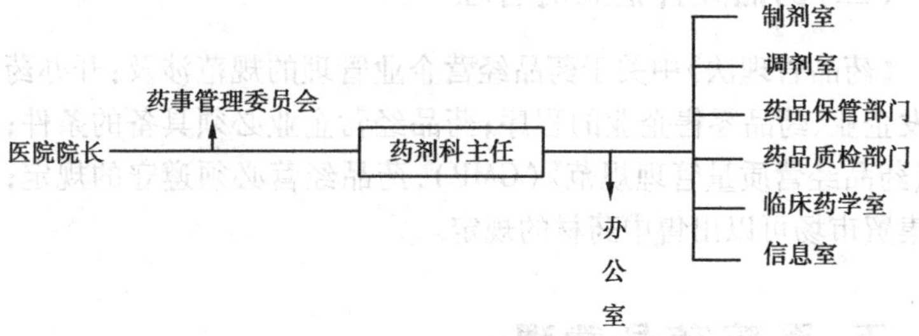

图15.2 综合性医院药剂科组织机构图

(三)医院药剂科的人员配备

(1)药剂科由三部分人员构成,即药剂人员、医疗器械人员和辅助人员。人员的配备是为了满足组织功能的需要,因事择人,完全依据药剂科任务的数量和各项任务的业务要求。

(2)目前我国各级医院药剂科的人员编制仍然依据的是国家卫生部1978年颁布的《综合医院组织编制草案》,其中规定在综合医院,药剂人员应占全院医药卫生技术人员总数的8%。

(3)国家卫生部规定,各级药剂人员与病床之比:药师为1∶80

~1∶100；其他药剂人员为1∶15 ~ 1∶18；中药炮制、制剂人员为1∶60 ~1∶80。

（四）医院药剂科的管理

医院药剂科从空间和设备的管理，到调剂业务管理、处方管理、制剂业务和质量管理、采购药品管理、药品保管、药品经济和管理以及临床用药管理、药学保健，《药品管理法》都作了详细的规定；同时要发挥计算机在医院药学工作中的应用。

六、特殊药品的管理

《药品管理法》第35条规定："国家对麻醉药品、精神药品、医疗用毒性药品、放射性药品，实行特殊管理，管理办法由国务院制定。"

（一）麻醉药品的管理

（1）麻醉药品是指连续使用后易产生身体依赖性，能成瘾癖的药品。它与麻醉药（剂）不同，麻醉药（剂）是指医疗上用于全身麻醉和局部麻醉的药品，如乙醚、氯份或普鲁卡因等，这些药品虽具有麻醉作用，但不会成为瘾癖、嗜好。

（2）麻醉药品的品种范围包括：阿片类、可卡因类、大麻类、合成药类及国务院药品监督管理部门指定其他易成瘾癖的药品、药用原植物及其制剂。

（3）我国现行麻醉药品管理办法是国务院于1987年11月28日发布的《麻醉药品管理办法》，共8章36条。

（4）麻醉药品的生产、供应、使用的具体规定以及违反这些规定所应承担的法律责任：

①麻醉药品的生产单位必须经国家药品监督管理局会同有关部门审查批准并抄报公安部，未经批准不得生产。

②麻醉药品的供应计划由国家药品监督管理局指定的部门提出，报国家药品监督管理局审查批准后下达执行。

③麻醉药品只限医疗、教学和科研使用。

④凡违反《麻醉药品管理办法》规定，可视情节轻重，给予罚款、吊销执照以及刑事处罚。

（二）精神药品的管理

（1）国务院于1988年11月15日发布的《精神药品管理办法》界定了精神药品系指直接作用于中枢神经系统，使之兴奋或抑制，连续使用能产生依赖性的药品。按照精神药品使人体产生依赖性和危害人体健康的程度，分为一类精神药品和二类精神药品。

（2）精神药品由国家指定的生产单位按计划生产，其他任何单位和个人不得从事精神药品生产活动。其中一类精神药品生产单位由国家药品监督管理局确定；二类精神药品生产单位由省、直辖市、自治区药品监督管理局确定。

（3）精神药品的原料和一类精神药品制剂，由国家药品监督管理局指定经营单位统一调拨或者收购；二类精神药品制剂由县以上药品监督管理局指定的经营单位经营，其他单位或个人不得经营。

（4）医生应当合理使用精神药品，严禁滥用。除特殊需要外，一类精神药品的处方，每次不超过3日常用量；二类精神药品处方，每次不超过7日常用量，处方应当留存两年备查。凡违反精神药品管理办法规定，制造、运输、贩卖精神药品，构成犯罪的，由司法机关依法追究其刑事责任。

（三）戒毒药品的管理

（1）戒毒药品系指能控制并消除滥用阿片类药物成瘾者急剧戒断症状与体征的戒毒治疗药品，以及能减轻消除稽延性症状的戒毒治疗辅助药品。

(2)戒毒药品的生产须由国家药品监督管理局指定已取得《药品 GMP 认证书》的药品生产企业进行。

(3)戒毒治疗药品按处方药管理,戒毒治疗辅助药品按非处方药管理。

(四)放射性药品的管理

(1)放射性药品是指用于临床治疗诊断或者治疗的放射性核素制剂或者其标记药物。包括裂变制品、推照制品、加速器制品、放射性同位素发生器及其配套药盒、放射免疫分析药盒等。其管理办法是国务院 1989 年 1 月发布的《放射性药品管理办法》。

(2)放射性药品生产、经营企业必须向核工业集团公司报年度生产、经营计划,并抄报国家药品监督管理局。

(3)持有《放射性药品使用许可证》的医疗单位,在研究配制放射性制剂并进行临床验证前,应当根据放射性药品特点,提出该制剂的药理、毒性等材料,由省、自治区、直辖市药品监督管理部门批准,并报国家药品监督局备案,只限本单位使用。放射性药品使用后的废物(包括患者排出物),必须按照国家有关规定妥善处理。放射性药品的检验由中国药品生物制品检定所或者卫生部授权的药品检验所承担。

第二节　医疗设备与器械管理

一、概述

(一)医疗设备与器械装备的作用

随着科学技术水平的不断提高,高科技在医疗设备和器械中的广泛应用，使医学科技的发展进入了一个崭新的领域，人们借助于高技术设备，使疾病的预防、诊断、治疗达到了一个新的高度，切实做好医疗设备与器械管理，能最大限度地为临床和科研服务。

（二）医疗设备与器械装备的特点

现代化医疗设备及器械在医学技术中起着尤为重要的作用，其主要特点是：

（1）技术综合化。许多大型医疗设备是多项技术、多种学科的共同结晶，如 ECT、PET、血管造影机等。

（2）操作自动化。自动功能代替人工操作，可根据设定的程序，进行自动处理和检测，结果准确，重复性好。

（3）技术更新周期加快。

（4）质量提高，价格降低。

（5）无维修设计和一次性应用。

医疗技术装备分类，如图 15-3 所示。

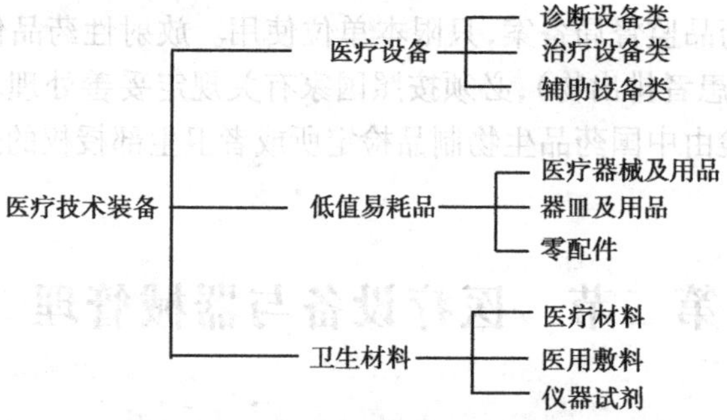

图 15.3　医疗技术装备分类图

二、医疗设备与器械的购置管理

(一)医疗设备与器械计划的编制

1.编制的类别及内容

PUS从三个方面进行考虑。按计划要求编制,包括一些专项计划、临时计划;按时间编制,包括长期规划、中期规划、近期计划;装备计划内容包括品名、规格型号、数量、经费预算及来源,装备计划的目的、装备计划目标、背景要求、实施步骤和其他。

2.编制步骤

制订方案→论证方案→确定方案→计划论证与技术咨询→实施

(二)医疗设备与器械的采购

实行网上招标采购或实行集中招标采购。

(三)医疗设备与器械的验收

严格执行《卫生部直属单位仪器设备管理制度》对仪器设备的安装、验收管理制度的规定。做好验收、安装工作,如不符合标准,做好索赔工作。

(四)医疗设备与器械的管理

强化计算机在医疗设备与器械管理中的运用,收集国内外最适时的信息,对市场进行动态追踪,更好地服务于医疗设备及器械的管理。

三、医疗设备与器械的使用管理

使用管理的最主要目的是如何最大限度地提高医疗设备与器械的利用率，发挥其社会效益和经济效益。

(1)医疗设备与器械的使用管理可分为常规、技术、经济和公用管理四大类。

1)常规管理。账卡管理、在用医疗设备与器械的制度化管理。

2)技术管理。使用操作培训、保养和维修、改造与开发。

3)经济管理。对装备的经济核算和部分装置的有偿服务形式，有利于降低消耗，调动在用单位使用和管理人员的工作积极性，让使用部门和医院存在一种风险共承的分约机制，对装备的引进、使用、管理将起到积极的作用。

4)公用管理。中心化利用管理、专管共用、协作共用等管理形式。

(2)使用管理的评价主要从完好性评价和使用效益评价(包括机时利用率、总效能结算、功能利用率、经济效益评价)这两个方面进行。

(3)医疗器材仓储管理:要求工作人员有较强责任心，针对不同医疗器材的不同仓储要求，进行分别管理，严格按照规定的程序、要求进行操作。

四、医疗设备与器械的维修管理

(1)医疗设备与器械的维修是医疗设备管理的重要组成部分，直接影响医、教、研工作的正常进行，影响社会效益和经济效益的充分发挥。

(2)参与医疗设备的全过程管理，强化动态管理，从医疗设备的订购论证、到货验证、设备安装、调试、使用、维修保养、修理直至设备的报废鉴定等，都应有维修管理人员参与。

（3）制定与实施维护保养和修理计划，使维修人员严格按程序操作，并执行日常维护保养和修理计划；同时应做好设备的鉴定、计量与校正工作。

（4）搞好医疗设备与器械维修部门的组建与管理机构的设置，做到人员的配备，要能满足医疗设备与器械维修的需要；运用计算机强化技术资料及档案管理，日常维修工具要配备齐全，并且加强零配件的管理。

五、医疗设备与器械的经济管理

随着我国医疗卫生体制改革的深入以及我国加入世界贸易组织，应按客观规律的要求，结合医疗设备的特点和医疗技术活动的规律，运用经济的手段实施管理，合理配置有限的卫生资源，得到最大的经济效益的目的。

（1）按管理的循环理论做好计划、组织、领导、控制。

首先编制装备计划，在编制医疗设备装备计划时，应遵循需要原则、实用原则、经济的原则。

（2）根据计划，合理组织资源的配置，从费用的预算到人员的配备，进行最优化组织。要做好医疗设备的投资选择，提高医疗设备的利用率，并设法延长医疗设备使用寿命。

（3）加强财务管理，加强成本核算，使投入产出比例最优化。

（4）进行效益分析，不仅要进行经济效益分析，同时要考虑社会效益。根据这些客观数据，矫正以前计划不足的地方，合理制定下一步医疗设备与器械经济管理的计划。

六、医疗设备与器械管理队伍的建设

在医疗设备与器械的队伍建设中，如何培养思想、道德过硬，同时又能适应医疗技术装备突飞猛进的发展的人才，成为我们当务之急，只有解决好这个问题，才能保证医学技术装备管理工作的顺利进行。

（一）对人员的要求

（1）加强队伍建设，从政治思想、专业素质等方面对工作人员进行严格要求。

（2）采取措施提高从业人员的服务意识，同时引进竞争机制，让每一个从业人员得到公平发展的机会。

（二）加强人员的培训与考核

（1）培训不仅要加强专业技术培训，更要加强服务意识的培训。

（2）绩效考核，应体现公平、公正的原则，应将考核的结果与个人的职务晋升、经济效益、年终评优等到联系起来，以充分发挥考核工作的效能。

第三节　保健品管理

一、概述

随着人民生活水平的普遍提高，加上一些保健品的高额利润，市场上出现了形形色色的保健品，其中有一小部分保健品模糊与治疗药品的区别，夸大功效，现加上人们对营养保健知识的缺乏，受一些不实宣传的误导,乱买乱吃,对身体造成了危害,故对保健品管理势在必行。

(一)定义

保健品是指不以医疗为目的,以食用或非食用的方式直接或间接作用于人体,从而达到调整机体生理功能、改善生活小环境的卫生状况、预防疾病、促进健康的物品。广义的保健品包括保健应用品、保健食品和具有卫生保健功能的化妆品。

(二)分类

保健品的分类,目前还没有统一标准。通常可从作用原理和功能两个方面进行分类。按作用原理可分为:电、磁、矿化类;药物化学类;射线离子类;机械类。按保健功能可分为:免疫调节、延缓衰老、抗疲劳、增进学习记忆、促进生长发育、护齿、提高视听能力、减肥、保护心脑血管、增进消化吸收、改善呼吸功能、调节神经内分泌、改善性功能、抗突变、抑制肿瘤、护姿、防痔、戒烟、戒毒等类产品。

(三)卫生质量的要求

保健用品的卫生质量包括四个方面:感官指标、理化指标、细菌及其他生物指标、毒理学指标。符合以上所有指标的保健用品,方可在市场上销售、流通。

(四)保健品的营销宣传

为了保护消费者权益,指导消费者合理使用保健品,保健品的广告宣传必须经过省级卫生行政部门的批准,严格遵守我国《广告法》、《反不正当竞争法》、《产品质量法》等法律法规。

二、保健食品的管理

我国在食品管理方面的法律规范是《食品卫生法》。《食品卫生法》的第23条明确规定:“表明具有特定保健功能的食品,不得有害于人体健康,其产品说明或内容必须真实,该产品的功能和成分必须与说明书相一致,不得有虚假。”所以《食品卫生法》是保健食品管理的主要法律依据。

(一)生产经营企业的管理

(1)对生产经营场所的卫生要求:生产经营场所应当建立在清洁区域内,与有毒有害场所保持符合卫生要求的距离,保持生产经营场所的内外环境整洁;有与生产经营品种、数量相适应的原料、加工包装、摆放、贮存场所;有相应的防尘、防潮、防鼠及防其他有害物的措施及设施,有健全的管理制度;生产经营场所的空气质量、微小气候、采光、照明、噪音等项目应符合国家公共场所卫生标准和要求。

(2)对生产企业质量保证的要求:生产车间建筑与装修应按照药品或化妆品生产车间有关规定执行,应当有相应的生产及净化设施;生产工艺应当能够保持产品的功效成分的稳定性,工艺流程合理,避免交叉污染;生产企业应当设置质量检测室和微生物检验室,有供检验的仪器设备和健全的管理制度;生产企业必须对每批产品进行卫生质量检验,质量合格的产品应当附有合格标记。未经检验或检验不合格的产品不得出厂。

(3)对生产经营人员管理:直接从事保健品生产、销售的人员,参加工作时必须经过健康检查。取得健康合格证后,经过卫生知识培训,方可从事保健用品的生产销售活动。

(二)保健食品的审批

1.保健食品审批所提供的书面材料应具备的内容

(1)认为该食品具有保健作用的科学依据;

(2)原材料(包括加入的营养强化剂和食品添加剂)及其配合比例;

(3)生产工艺;

(4)主要营养成分分析资料;

(5)如采用非传统食品作为原料需进行安全性毒理学试验;

(6)保健功能试验资料;

(7)临床实验资料;

(8)卫生防疫部门的卫生检验资料;

(9)企业标准;

(10)鉴定资料;

(11)产品标签及说明。

2.审批程序

必需的资料齐全后,可由生产经营企业或研制单位,向当地药品监督管理部门申报,由省、自治区、直辖市的药品监督管理局初审,同意后经卫生标准技术委员会食品卫生标准分委员会评审通过,报国家药品监督管理局批准后方可试产、试销。

(三)保健食品的标准

1.主题内容与适用范围

①本标准所规定的产品技术内容及其试验方法。

②适用于本标准的产品。

2.引用标准

引用标准包括食品卫生标准;添加剂标准;营养强化剂标准;食品标签通用标准;食品卫生微生物检验;食品理化学检验;食品检验

规则、标志、包装、运输、储存。

3.技术指标

4.试验方法

5.检验规则

6.标志、包装、运输、储存

所有以上标准必须符合《中华人民共和国食品卫生法》的有关规定。

三、食品添加剂的管理

(1)食品添加剂是食品在生产过程中,为了防止食品腐败变质或提高食品质量,有意识地在食品中加入少量的化学合成物质或天然物质,这些物质既不是食品中原有成分,也不具有营养价值。它根据用途可分为:防腐剂、油脂抗氧化剂、发色剂、漂白剂、酸味剂、凝固剂、疏松剂、增稠剂、消泡剂、甜味剂、着色剂、品种改良剂、抗洁剂、香料等14类。

(2)食品添加剂使用的卫生标准应严格按照《食品卫生法》第三章“食品添加剂的卫生”中的第11条规定:“生产经营和使用食品添加剂,必须符合食品添加剂使用卫生标准和卫生管理办法的规定;不符合卫生标准和卫生管理办法的食品添加剂,不得经营、使用。”

(3)食品添加剂的卫生管理

为了防止食品污染和保障消费者身体健康,对食品添加剂应根据《中华人民共和国食品卫生法》和《中华人民共和国标准化法》的规定进行管理。

四、食品营养强化剂的管理

(1)食品强化即为根据营养需要向食品中添加营养素或以添加

某些营养素为目的而加进天然食品，以增强食品营养价值的工艺处理。它包括：天然食品对某种营养素的含量不足、补充食品在加工处理中损失掉的营养素、为了保证食用对象全面营养的需要，对地方性缺乏某种营养素或由于职业毒害造成对某种营养素的特殊需要。

(2)食品强化要有明确的针对性，要符合营养学原理，要达到预期营养效应，要保证食用的安全性，强化剂要有一定的稳定性，在保质期内，应有损失率的规定，食品强化不得损害食品的风味和感官性状。

(3)食品营养强化剂使用的卫生标准，应符合中华人民共和国卫生部1993年8月8日批准的《食品营养强化剂使用卫生标准》。

五、食品新资源的管理

食品新资源系指保健品生产中作为原料的非国家允许使用的药食两用植物。

(一)食品新资源的卫生管理

(1)利用食品新资源的生产经营企业或研制单位在报请审批时，必须提供的卫生学评价资料包括：理化性质、安全性毒理学评价、质量标准草案、生产工艺、使用范围、用量、残留量及其检验方法；必须提供的营养评价资料包括：营养成分、消化吸收和生物效应等。

(2)利用《既是食品又是药品的品种名单》和《食品营养强化剂使用卫生标准》以外的物品作食品新资源，按照《食品新资源卫生管理办法》规定的程序报请审批。

(二)食品新资源的审批程序

(1)申请生产食品新资源的单位和个人，必须向所在省、自治区、直辖市食品卫生监督机构提出卫生审查申请，填写《食品新资源审查申请表》,并报送相关申报资料和样品。

(2)通过食品卫生监督机构对资料的技术审查,并对连续试制的三批样品进行食品卫生质量检验,提交检验报告书和技术审查意见书,报省、自治区、直辖市药品监督管理局,经审查批准后方可试生产。

(三)食品新资源的安全管理

对拟用于食品的新的食物资源、食品添加剂,食品包装材料、涂料和器物工具材料以及新出现的食品污染物等,必须遵照毒理学评价程序进行一系列检测,并对结果进行判定。

六、保健用品的管理

(一)审批与卫生许可证制度

1.审批制度

国家对保健用品实行审批制度。保健用品的生产者必须经省级药品监督管理部门初审同意,报国家药品监督管理局批准。国家药品监督管理局对审查合格的产品发给保健用品批准书。

2.卫生许可证制度

卫生许可证是药品监督机关依照法律、法规的规定,对保健用品生产经营的单位、个人的申请进行审核,发放卫生许可证的活动。监督部门对审查合格的保健用品生产经营者,依职权范围签发卫生许可。经审查不合格的,不予签发卫生许可证。保健用品卫生许可证有效期为4年,每年接受监督部门检查,每2年复核一次。

(二)保健用品生产销售监督

(1)各级卫生监督部门应当对已获得批准的保健用品生产经营

企业及其产品，实施定期或不定期的经常性卫生监督，并根据保健用品卫生监督法律、法规和卫生标准进行处理，从而保证保健用品的保健功效、卫生质量和使用安全，保障消费者的身体健康。

（2）对保健用品生产销售的卫生监督重点。

①生产和销售的保健用品是否经国家药品监督管理局批准；

②生产企业是否具备有保健用品的卫生安全质量报告以及产品保健效能的评审报告；

③监督保健用品批准证书有效期；

④保健用品质量低劣，引起人体不良反应的应及时报告药品监督管理部门。

对保健用品除了以上经常性的监督之外，还要加强预防性监督，要切实保证广大人民群众的身体、生命安全。

［案例］ 医用压力容器的管理

某医院的医用压力容器在几年前发生一次意外情况，当时，该院没有医用压力容器安全管理的组织机构，对医用压力容器缺乏有效的管理与监督机制，使压力容器的管理松懈、放任自流。

医用压力容器，一般是指最高工作压力大于等于 0.1 MPa、内直径大于等于 0.15 m、且容积大于等于 0.025 m^3 的各种灭菌消毒柜（器）、储气罐及高压氧舱等医用设备。医疗制剂的生产、手术器械及材料的消毒、病区的集中供氧、医疗诊断与治疗等等都离不开医用压力容器。国家有关部门就压力容器的安全管理先后颁布了一系列相关文件。其中，国家质量技术监督局于 1999 年发布的《关于颁布压力容器安全技术监察规程的通知》指出，压力容器的使用单位必须加强压力容器的安全管理，降低压力容器事故的发生率。

为了杜绝此类事故的再次发生，该院对医用压力容器的管理实行了以下整改措施：

(1)从组织机构着手，由医院计量管理小组负责兼管全院医用压力容器的安全管理与监督工作。将医用压力容器使用科室负责人充实到医院计量管理小组中，这些科室负责人除了负责本科室医用计量管理工作外，还兼管压力容器的安全管理工作。

(2)由医院计量管理员兼管全院医用压力容器的安全管理与监督工作，协助有关安全技术监察机构和相关使用科室，实施医用压力容器的购置认证、注册登记、档案登记及安全检验等具体工作。

(3)制定和实施了全院医用压力容器安全管理规程，对医用压力容器各使用科室均制定了各自的安全操作规范，实行安全操作。

(4)有计划地对医用压力容器的使用科室的操作人员进行上岗技术培训与考核，使操作人员持证上岗。

(5)建立全院医用压力容器的档案管理。如压力容器档案卡、竣工图样、产品质量证明书、安全质量监督检验证书等技术资料，压力容器设计、制造、安装等技术资料，检验、检测记录，修理方案及记录，安全附件校验、修理和更换记录，以及有关事故的记录和处理报告等。

经过几年的努力，该院杜绝了压力容器事故的再次发生。同时，这一系列的制度在该院质量保证体系中发挥了巨大作用。

第十六章　基层公共卫生事业管理

第一节　人人享有卫生保健

一、概述

（一）人人享有卫生保健目标的形成与发展

1975 年，世界卫生组织在题为“发展中国家满足基本卫生服务需求的可供选择方法”报告中指出：“从近二三十年卫生工作的结果来看，沿用过去传统的提供和管理卫生服务的模式已不能满足全体人员对卫生保健的基本需求。随着人类社会的发展和进步，有必要对世界各国的卫生服务系统发动一场革命，即在权力分配，政治决策，卫生服务提供，卫生专业人员和管理观念及职责方面，以及在人民对卫生服务的权利的认识方面进行变革，制定强有力的国家政策，以达到为大多数提供卫生服务的目的。"世界卫生组织进一步评价世界卫生状况和卫生服务体系后，于1977年在第30届世界卫生大会上通过了"2000年人人享有卫生保健"的重要决议。1978年9月，世界卫生组织与联合国儿童基金会在前苏联的阿拉木图召开了国际初级卫生保健会议，把初级卫生保健作为实现人人享有卫生保健全球目标的根本途径。1979年第32届世界卫生大会通过了阿拉木图会议报告和宣言，开始制定人人享有卫生保健全球策略。1981年34届世界卫生大会通过了"2000年人人享有卫生保健"的全球卫生战略规划，并要求各国行动起来，制定相应的国家策略。

（二）"2000年人人享有卫生保健"的含义

"2000年人人享有卫生保健"的含义，是指2000年人们将从家庭、学校及工厂等基层做起，使用切实可行的卫生措施去预防疾病，减轻病人及伤残者的痛苦，并通过更好的途径使人在儿童、青年、成年到老年各阶段顺利地度过一生，在不同国家，地区及人群间，均匀地分配卫生资源，使每家、每户、每个人都能积极参与，并得到初级卫生保健，即人人享有卫生保健。其基本精神是：人人都有权享受初级卫生保健，人人都有义务参与初级卫生保健并为初级卫生保健做贡献。缩小在富裕国"享有卫生保健者"和发展中国家"得不到卫生保健者"之间的差别，使卫生资源的分配更加平衡，使世界人民都具有在社会上、经济上有成效的生活的健康水平。

二、人人享有卫生保健计划目标及评价

（一）2000年全球卫生目标

（1）每个国家的所有人至少已经使用初级卫生保健和第一级转诊设施。

(2)所有人在可能范围内积极参加有关其个人及家庭的保健工作,以及社区卫生活动。

(3)全世界的社区都能和政府共同承担对其成员的卫生保健责任。

(4)所有政府对其人民的健康担负起全部责任。

(5)全体人员都有安全的饮水和环境卫生设备。

(6)全体人民都得到足够的营养。

(7)所有儿童都接受主要传染病的免疫接种。

(8)发展中国家传染病在公共卫生上的重要程度,到2000年时接近发达国家在1980年的程度。

(9)使用一切可能的方法,通过影响生活方式和控制自然和社会、心理环境来预防和控制非传染病,促进精神卫生。

(10)人人都得到基本药物供应。

(二)"人人享有卫生保健"规划目标的评价

世界卫生组织提出供全球使用的最低标准四大类指标是:卫生政策指标,社会经济指标,卫生服务指标,人群健康指标。其包括12项具体指标:

(1)人人享有卫生保健作为一项政策受到政府的支持和最高领导的重视,并为此制定相应的法律,建立机构,配备人员,并拨给必要的经费。

(2)吸收人民群众及社会团体参加初级卫生保健的计划与实施,广泛听取人民的要求与需要,卫生事业的决策权充分下放到各级机构。

(3)至少有5%的国民生产总值用于卫生服务。

(4)有适当比例的卫生费用用于初级卫生保障。

(5)卫生资源公平分配,在城市与农村间,在地区或人群间能按人口平均分配卫生资源。

(6)人人健康策略明确,资源分配具体。

(7)人人享有初级卫生保健的基本要求:

①在家中或步行15分钟的距离内有安全饮用水及适当的卫生设备。

②全面推行白喉、百日咳、破伤风、麻疹、脊髓灰质炎和结核病的计划免疫。

③在坐车或步行1小时行程距离内,有当地的卫生保健机构,能得到至少20种基本药物。

④实施新法接生及婴儿系统保健。

⑤婴儿死亡率降到0.5%以下。

⑥儿童有充足的营养。至少90%的新生儿出生时体重高于2 500 g,90%的儿童体重符合相应年龄的标准。

⑦平均期望寿命在60岁以上。

⑧男、女成人识字率在70%以上。

⑨人均国民生产总值达500美元以上。

人类已经进入21世纪,近20年来全球卫生战略实施成效显著,但要达到"人人享有卫生保健"目标,任务仍然艰巨。因此,世界卫生组织近年来指出:"人人享有卫生保健"战略目标要长期提下去,要成为地球上每个国家,每个地区,每个人不断为之奋斗的目标。

三、初级卫生保健

(一)概念

初级卫生保健是指应用理论上可靠又切实可行的、受社会欢迎的方法与技术、是个人和家庭通过积极参与普遍能得到的、费用也是社区和国家在各个发展时期能够负担得起的一种卫生服务。初级卫生保健是国家卫生系统和社会发展的组成部分,是卫生系统与社会家庭及个人的第一级接触,是整个卫生保健工作的第一要素。从内容上讲是每个人必不可少的;从利用上讲是每个人都能够得到的;从费用上讲是居民、社区、国家能负担得起的。

(二)内容:包括四个方面和八项要素

1.四个方面

(1)促进健康。包括健康教育、环境保护、合理营养、饮用卫生安全水、改善卫生措施、开展体育锻炼、促进心理卫生、养成健康生活方式等。

(2)预防保健。在研究社会人群健康与疾病的客观规律,以及它们和人群所处的内外环境、人类社会活动的相互关系的基础上,采取积极有效的措施,预防疾病的发生、发展和流行。

(3)合理医疗。包括早期发现,及时提供医疗服务和有效使用药品,以免疾病发展与恶化,促进早日好转痊愈,防止带菌(虫)和向恶性发展。

(4)社区康复。对已丧失正常功能或功能上有缺陷的病残者,要通过医学的、教育的、职业的和社会的措施,尽量恢复其功能,使他们重新获得生活、学习和参加社会活动的能力。

2.八项要素

(1)对当前主要卫生问题及其预防的控制方法的健康教育;

(2)改善食品供应和合理营养;

(3)供应足够的安全饮用水及基本的环境卫生设施;

(4)妇幼保健和计划生育;

(5)积极防治传染病;

(6)预防和控制地方病;

(7)常见病和外伤的合理诊断与治疗;

(8)提供基本药物。

在1981年第34届世界卫生大会上,又增加了使用一切可能的方法,通过改变行为生活方式和控制自然和社会心理环境来预防和控制非传染病,促进精神卫生这一项要素。

3.基本原则

(1)合理布局;

(2)预防为主;

(3)综合应用。

第二节　基层公共卫生事业管理

一、城市基层公共卫生事业管理

(一)城市卫生服务组织

1.医疗预防组织

在市一级设市级医院、市专业防治机构、市专科医院;在区一级设区中心医院、区医院、区专科医院、区专业防治机构;街道设地段医院、专业防治站;居民委员会一级设(红十字)卫生站。

2.卫生防疫组织

在市一级设卫生防疫站、海关检疫所、边境检疫所、疾病控制中心等;区一级设卫生防疫站及有关卫生防疫机构;街道一级有两种形式:一是街道卫生院内设预防保健组织;二是在街道医院外单独设立卫生防疫机构。

3.妇幼保健组织

市一级设妇幼保健院;区一级设妇幼保健所;街道一级多数在街道卫生院内设妇幼保健站。

4.康复组织

市、区设有康复中心,疗养院(所),老年护理院等;街道设敬老院。

5.计划生育组织

市、区有计划生育委员会及相应的组织机构;街道设计划生育领导小组或专人负责这项工作。

(二)城市三级预防保健服务

1.第一级机构

包括街道卫生院(医院)和街道、工厂保健站。具体实施时将街道地区划分为居民卫生段和工厂卫生段两种。

2.第二级机构

区中心医院、区医院、企业医院、卫生防疫站、区妇幼保健院和区专科防治所(站)等。对第一级机构实施业务指导,接受会诊、转诊,并可直接担负一两个居委会卫生段的预防、保健任务。

3.第三级机构

指省、市级综合医院,医学院(校)附属医院,市专业医院及市级卫生防疫站,妇幼保健院,专科防治机构等。对二级机构进行指导,接受会诊、转诊,实施医务人员培训,也可直接担负一个一级预防保健机构及一个居民委员会卫生站的医疗预防保健工作及技术指导工作。

(三)城市基层医疗卫生管理

(1)健康检查;

(2)疾病普查、普治;

(3)家庭病床管理;

(4)加强对个体行医的管理;

(5)组织好非地方性医疗卫生机构的医疗活动;

(6)计划免疫与传染病预防;

(7)做好食品卫生,指导和监督学校卫生管理和工厂卫生管理。

二、农村基层公共卫生事业管理

(一)主要内容

(1)巩固和完善农村三级医疗预防保健网,坚持公有制和多种所有制的办卫生体制,对私有制卫生服务机构应加强管理。

(2)建立和发展以合作医疗保健制度为代表的农民医疗保健制度。

(3)开发农村卫生人力资源,使其在数量、结构、分布上能促进农村卫生事业的发展,特别重视全科医生和全科护士的培养。

(4)做好卫生组织机构的布局、房屋、设备、人员、技术、管理等六大配套工作,以提供良好的卫生服务。

(5)按照国家关于2010年初级卫生保健目标规划要求,做好组织、协调服务和检查考评工作。

(二)农村基层卫生机构的设置及管理

1.县级卫生机构的设置及管理

(1)县级卫生行政机关是县卫生局,县卫生局是全县卫生系统的行政管理机构。

县级卫生机构主要有县人民医院、县中医院、县卫生防疫站、妇幼保健所、计划生育技术指导站、县卫生进修学校、结核病防治站、药检所等,有些地方还设有血吸虫病防治站、地方病防治站等。

(2)县医院管理。县医院规模应根据全县人口、经济、交通等情况和实际工作需要确定。县医院的组织机构应本着减少层次,精干有力,发挥效能的原则设置。一般有行政后勤部门、门诊部、住院部、医技部门。县医院主要是全县的医疗中心、医疗业务指导中心和医疗教学科研基地,其主要任务有:

①开展农村常见病、多发病和一般疑难危重病人的诊断治疗和抢救,发挥全县医疗中心作用。

②指导下级医疗单位开展医学工作,培训下级卫生单位的卫生技术人员,发挥全县医疗技术培训中心作用。

③开展医学科学研究,引进推广新技术,发挥全县医疗科研中心作用。

④分担区域内的卫生防疫、妇幼保健和计划生育技术指导工作。

2.乡(镇)卫生院管理

(1)乡(镇)卫生院管理体制。行政管理体制分为县卫生局管理,乡(镇)政府管理,县卫生局和乡(镇)政府分级管理三种体制。卫生局管理负责卫生院人事、经济、财务和业务工作,仅党的关系由乡(镇)党委领导;乡(镇)政府管理卫生院是未来发展趋势,业务管理体制接受县卫生局及县级卫生机构的管理;卫生院内部业务管理一般分为医务、预防保健和后勤三部分;实行"独立核算,按劳分配,自负盈亏,民主管理"的原则,内部经济分配大都采用综合目标管理办法。

(2)(镇)卫生院改革。卫生院在业务上的变革基本上有两个方向:一是防保组从卫生院分离出来,组建乡镇防保站(所),以加强防保队伍的建设,满足群众对预防保健的需求。可以与卫生院构成一个单位,挂两张牌子,在经济上分开;二是卫生院向专科医院发展;三是卫生院横向联合办医。在经济水平较高,乡村企业发达地区,可集资办医院。在条件成熟地区,可按照现代企业管理制度试行股份制办院。

3.村卫生组织管理

村级卫生机构是预防保健网的网底,是实现初级卫生保健的最基层组织,是在村民委员会领导下,依靠集体经济组织和群众共同建立起来的社会公益性的基层卫生事业单位,是广大农民群众利用医疗卫生服务的第一接触点。办医模式以方便农民就医,有利于调动乡、村集体组织积极性,有利于乡村医生开展工作为原则。在办医体制上坚持集体办医为主,发展以合作医疗为主的集资医疗保健制度。

(三)农村公共卫生管理规划目标

1.公共卫生保障目标

(1)把初级卫生保健纳入社会发展规划和政府工作目标。

(2)年度卫生事业拨款在地方财政中占有合理比例。卫生事业拨款包括卫生事业费、卫生基建投资、中医经费、卫生科研费和卫生人力发展投入的总和。

(3)集资医疗保健覆盖率。集资医疗是指以全体居民为对象,通过不同的集资方式和管理办法,实行集体与个人共同筹集医疗保健专用基金和按一定比例补偿居民的医药、预防保健费用支出的各种形式的医疗保健制度。

(4)村级卫生室覆盖率及甲级村卫生室所占比例。村卫生室条件是有医有药,有专门的工作房间,乡村医生能承担医疗、预防保健和卫生宣传三项任务。甲级村卫生室最低标准是:①有诊断、治疗、药房三室分开的专用房屋;②至少有120种常用药品及必要设备;③有一名以上获得乡村医生证书的乡村医生和一名女接生员;④有一套管理制度。

2.公共卫生保健目标

(1)健康教育普及率。指中、小学健康教育课,常见疾病预防保健知识,生活卫生常识等普及到家庭、学校、企事业单位的百分比。

(2)安全卫生水普及率。安全卫生水指水源的感官指标,PH值和氟、亚硝酸钾含量指标,微生物指标达到国家标准,煮沸后可以饮用。

(3)卫生厕所普及率。卫生厕所有墙、有顶、厕坑及贮粪池无渗漏,厕所内清洁无蝇蛆。粪便定期清除并进行无害化处理。

(4)食品卫生合格率。指食品生产、经营单位的食品符合国家食品卫生标准。要求年检验件数在500件以上,品种覆盖率达100%,检验样品抽样样品应占60%以上。

(5)儿童四苗接种率。

3.健康目标

包括婴幼儿死亡率、传染病发病率、地方病发病率等。

第三节 社区卫生服务

一、社区卫生服务概述

(一)概念

(1)社区。由若干社会群体或社会组织聚集在某一地域内所形成的一个生活上相互关联的大集体。典型的社区面积约0.5~1平方公里,人口10万~30万。

(2)社区卫生服务。在政府领导、社区参与、上级卫生机构指导下,以社区为基础、基层卫生机构为主体、全科医师为骨干、合理使用社区资源和适宜技术,以人的健康为中心、家庭为单位、社区为范围、社区人群的卫生服务需求为导向,以妇女、儿童、老年人、慢性病人、残疾人等为重点,以解决社区主要卫生问题,满足基本医疗卫生服务需求为目的,融预防、医疗、保健、康复、健康教育、计划生育技术服务等为一体的,由社区卫生服务机构提供的有效、经济、方便、综合、连续的基层卫生服务。社区卫生服务是社区(发展)建设的重要组成部分。

(3)社区医学。运用流行病学和卫生统计学方法进行社区调查,通过社区诊断,发现社区居民的健康问题,以及社区居民在医疗保健方面的需求,制定出社区健康计划,利用社区卫生资源,通过社区医疗预防保健工作，改善群众的健康，并对实施的社区健康计划进行评估，以达到预防疾病，促进健康的学科。社区医学是一门充分发掘利用社区卫生资源，确认和解决有关社区群众健康问题，突出社区特点，满足社区卫生需求的医学。

(4)社区卫生服务管理。综合运用管理学理论、方法和技术，对开展社区卫生服务的人、财、物、信息、时间和空间等资源进行的科学管理。通过组织、计划、协调和控制等职能的活动，使社区所拥有的卫生资源充分运用起来，使其发挥最大效率，取得最大效益，实现社区卫生服务的目标。

(二)社区卫生服务的内容

(1)社区预防。全科医生通过对居民的全面了解及细致观察，随时为居民提供有关三级预防的针对性意见。主要方式包括病人教育、咨询服务、预防接种、筛检和发现病例、周期性健康体检等。社区预防是贯彻“预防为主”的卫生工作方针的有效途径。

(2)社区医疗。社区卫生机构是社区居民与国家卫生服务体系联系的第一环节。社区医生负责社区居民常见病与多发病的诊治，包括在二级以上医院明确诊断后适宜在社区和家庭进行医疗护理的疾病。社区卫生机构还开展家庭出诊、设立家庭病床等。

(3)社区特殊人群保健。特殊人群包括妇女、儿童和老年人。妇女保健和儿童保健要针对妇女和儿童不同生理阶段提出相应的保健措施，使保健工作既有阶段性又有连续性。老年人保健的重点在于通过对老年人的健康教育和健康指导，提高老年人的自我保健能力，针对老年人的重点疾病，指导用药和饮食营养以及健身活动。

(4)社区康复。患者与伤残者经过临床治疗后，为促进他们的身心健康，社区卫生服务机构可提供进一步的医疗保健服务，使其在社区或家庭通过一定的治疗和康复训练促进疾病好转和痊愈，生理功能得到康复，心理障碍得到解除，尽可能获得生活和劳动能力，重返社会。社区康复对象包括残疾人、老年人、慢性病人、精神病人等。

(5)社区护理。以社区人群为服务对象,向个体或家庭提供协调和连续性的、动态的、全科性质的整体卫生服务。主要职责是视群体为整体,以健康促进、健康维护和健康教育,管理、协调和连续性的照顾,直接对社区中的个体、家庭和群体进行护理,达到全民健康。包含预防(防止疾病或伤害的发生,如早期对健康人群的体检、筛选或对某些疾病提供康复措施,以减少后遗症)、保护(保护群体免受环境中有害物质的侵袭,如公共场所禁止吸烟,饮水、食品卫生规定等)和促进(安排一些有意义的活动,以促进健康,如社区活动站开展的健身活动等)三个方面的内容。

(6)社区健康教育。社区医生经常对居民开展健康教育、健康咨询和以家庭为中心的卫生指导,主要包括:普及一般性生理卫生知识,日常生活卫生、食品及营养卫生知识,预防常见病、流行病及传染病知识,精神卫生知识,心理卫生知识,有利于健康的行为等知识以及特殊人群的保健知识。

(7)社区计划生育技术服务。是落实我国基本国策,提高民族人口素质的重要保证。社区医生有责任做好优生优育的宣传咨询服务、计划生育技术指导服务、出生缺陷监测等工作。在开展计划生育技术服务工作中要严格遵守技术规程,保证质量及安全有效。

(8)社区家庭卫生服务。针对家庭对个人健康的影响,为个人及其家庭提供的连续、综合、协调的卫生保健服务,其目的是维护和促进个人及其家庭的健康,促进社区和社会精神文明建设,建设健康、文明的家庭和社区,从而提高社区居民的生活质量和健康水平。主要包括家庭环境卫生指导、家庭健康教育、家庭咨询(家庭遗传学咨询、婚姻咨询、家庭关系问题咨询、性生活咨询、子女教育问题咨询、患病成员照顾咨询、家庭发展咨询)、家庭治疗、家庭病床、家庭临终关怀、家庭援助。社区家庭卫生服务是以公共卫生为核心的最基本的卫生保健服务,要求个人及其家庭积极参与,通过开展群众性的卫生活动,鼓励个人及其家庭主动承担起维护和促进自身健康的责任。

(三)社区卫生服务的形式

(1)门诊、急诊、住院服务。在社区卫生服务中心和卫生服务站开展各项日常工作,实行社区医生责任制(一名医生负责3~4个居民区的公共卫生、预防保健、健康教育和医疗等全面服务)。

(2)出诊、家庭访视、家庭病床和家庭护理、就医指导与医疗咨询(含电话服务)。通过卫生服务小分队,医生联系卡,医生传呼机,开通热线电话,24小时电话预约等送医送药入户,提供各类服务,包括就医指南、健康心理和医疗咨询、联系住院、出诊、会诊和建立家庭病床等服务。

(3)专家服务。居民选择医生签订社区卫生服务合同书,根据合同内容提供定期与不定期医疗卫生服务。

(4)双向转诊服务。社区卫生服务中心和服务站与大型综合医院、专科医院建立双向转诊服务机制,保证病人得到连续医疗服务——双向转诊和会诊。转诊机构有第一级机构(社区医院、社区卫生服务中心及所属社区卫生服务站)和第二级机构(大型综合医院和专科医院)。双向转诊包括第一级机构转向第二级机构(诊断不明确病人、治疗效果不佳病人、疑难重症病人、缺乏基本诊断和治疗设备病人)和第二级机构转向第一级机构(诊断明确后可在社区治疗病人、出院后需要在社区继续治疗和康复病人、出院后需继续随访病人、提供检查结果、提供特殊治疗结果)。医院和社区卫生服务机构都应确定负责双向转诊和会诊的领导者和医生,制定转诊运行制度和质量保证制度。

(四)发展社区卫生服务应遵循的基本原则

(1)坚持为人民服务的原则。依据社区人群的需求,正确处理社会效益和经济效益的关系，把社会效益放在首位，以提高人民健康水平为根本目的。

(2)坚持属地管理与动员全社会参与的原则。政府领导、部门协同、社会参与、多方筹资、公有制为主导，以当地政府为“网头”，以基层医院为“网底”，形成社区卫生服务网络，即以当地政府和卫生行政主管部门牵头，加强对社区卫生服务的领导，制订有利于社区卫生服务发展的各项配套政策，组成由街道政府、社区医院、相关的上级卫生机构、属地内有影响的单位、居委会以及居民代表组成的社区卫生服务领导小组，协调领导社区卫生保健服务工作。

(3)坚持预防为主，综合服务，健康促进。推广全科医疗服务模式，一网多用，预防为主，防治结合，公共卫生人员与临床医护人员相互配合，既分工又合作，公共卫生人员以群防群治为主，兼顾个人(特别是慢性病人)，临床医护人员以个体预防、治疗为主，兼顾群防群治，不搞条块分割，各自为政。

(4)坚持合理布局的原则。以区域卫生规划为指导，引进竞争机制，优化资源配置，合理配置和充分利用现有卫生资源；努力提高卫生服务的可及性，做到低成本、广覆盖、高效益，方便群众。

(5)坚持社区卫生服务与社区发展相结合，保证社区卫生服务可持续发展。根据社区实际情况，在优先保证基本卫生服务的基础上，以社区为主，提供全程健康服务，满足群众日益增长的多层次、多样化的需求。

(6)坚持实事求是，积极稳妥，循序渐进，因地制宜，分类指导，以点带面，逐步完善。社区卫生服务网络的组建要坚持社区搭台、卫生唱戏、社会参与、各方支持、政策配套，认真了解和规划现有卫生资源，重点抓好对现有卫生服务体系的结构调整，优化配置，避免低水平重复建设和卫生资源的浪费。

二、全科医学

(一)基本概念

同一件事物在不同的历史条件下,可以有不同的名称。某些欧洲国家为区别专科医生和专科医学认可全科医生、全科医疗和全科医学的名称。美国、加拿大等国家称全科医生、全科医学为家庭医生、家庭医学,是为了强调不仅对患者本人,而且对患者的家庭负有责任。1991 年世界家庭医学会组织(WONCA)发表声明:全科医生一词与家庭医生完全同义。

(1)全科医学。又称通科医学(general medicine)或家庭医学(family medicine)。起源于 18 世纪的欧美,正式建立于 20 世纪 60 年代的美国,20 世纪 80 年代末引入我国。它是在通科医疗的基础上,总结通科医疗的实践经验,面向社区与家庭,整合临床医学、预防医学、康复医学以及人文社会学科相关内容于一体的综合性医学专业学科,是临床二级学科,其范围涵盖了各种年龄、性别、各个器官系统以及各类疾病。它面向社区及家庭,集临床医学、预防医学、康复医学以及相关人文社会学科于一体,强调以人为中心,以家庭为单位,以整体健康的维护与促进为方向的长期负责式保健,并将个体与群体健康照顾融为一体。

(2)全科医疗。美国家庭医师学会(AAFP)定义全科/家庭医疗是一种对个人和家庭提供连续性综合性医疗保健的医学专科,其范围涵盖所有的年龄段,是历史上开业医师的现代表现,独特地以家庭情境作为学科要素,全科医疗以全科医学的科学体系作为理论基础和工作指导,对病人及家庭实施连续性、综合性、协调性、可及性的照顾。全科医疗将全科/家庭医学理论应用于病人、家庭和社区照顾,不仅利用综合性医学专业知识,还利用医学以外的其他专业,如家庭动力学、人际关系、咨询以及心理等方面的知识。其特点包括:强调持续性、综合性、个体化的照顾;强调早期发现并处理疾患;强调预防疾病和维持健康;强调在社区对病人进行不间断的管理和服务,并在必要时协调利用社区内外的其他资源。

(3)全科医师。又称家庭医师,是执行全科医疗的卫生服务的主体/提供者。全科医生的工作环境和工作任务与专科医生不同。因此,其所需要的知识、技能结构和工作态度具有特殊性:宽广的知识面、高度的人道主义精神与责任感,以及灵活有效的方法技能。知识范围包括临床医学、预防医学、医学心理学、社会医学及其相关学科的基本理论与基础知识。技能包括应诊能力(人际交流能力、检查操作能力、随访观察能力、实验室与特殊检查项目结果判断能力)、判断能力(进行生物—心理—社会模式的三维诊断)、处理能力(治疗能力、康复能力、转诊及会诊能力、家庭服务能力等)、预防保健能力(社区预防能力,社区、家庭、个人保健能力,健康教育能力,健康咨询能力等)、管理能力(社区资源管理能力)。

(二)全科医学产生的背景

(1)人口的迅速增长与老龄化;
(2)疾病谱与死因谱的改变;
(3)医学模式与健康观的改变;
(4)人们对卫生需求的变化;
(5)医疗费用的高涨;
(6)医疗保障制度的改革。

(三)全科医疗与社区卫生服务的关系

全科医疗是社区卫生服务的核心,社区是全科医疗服务的基地,全科医生是社区卫生服务骨干,其主要承担社区卫生服务中的基本医疗服务任务。全科医生立足于社区,向社区人群提供综合的、连续的个体化服务。社区卫生服务应该以全科医疗为核心，以全科医生为骨干，带动其他各项服务的深入发展。社区卫生服务深入发展为全科医疗发展创造了良好的条件。

(四)全科医疗的职责

1.医疗服务

(1)门诊；

(2)会诊与转诊；

(3)家庭病床；

(4)家访。

2.护理

(1)门诊护理；

(2)家庭护理；

(3)社区护理。

3.预防保健服务

(1)健康教育、计划免疫、传染病防治；

(2)特殊人群保健及筛查，慢性病管理；

(3)家庭保健合同，实施 COPC(社区导向基层医疗)，建立网络等。

4.康复服务与善终服务

(1)康复服务；

(2)善终服务。

5.管理与教育

(1)建立质量保证小组；

(2)确定质量评价指标体系与标准；

(3)健全规章制度；

(4)监控实施与过程；

(5)总结改进；

(6)教育与继续医学教育。

(五)全科医生的作用

全科医生满足了不同需求,降低了医疗费用,提高了人民对卫生服务的满意度,在家庭病床、社区临终关怀、残疾康复、心理精神卫生等方面发挥了不可替代的作用。

三、社区卫生服务需求评价与社区卫生计划

(一)社区卫生服务需求评价

(1)社区卫生服务需求评价的定义:社区卫生工作者运用社会学、人类学和流行病学的研究方法对社区各方面进行考察,发现问题,通过实施卫生干预措施,充分利用社区现有的卫生资源来解决社区的主要卫生问题的过程。

(2)社区卫生服务需求评价的目的:发现社区存在哪些问题;社区内居民有什么需要和需求;在社区存在的诸多问题中确定哪些是需要优先要解决的问题;为将要实施的社区卫生服务项目提供资料;为社区内开展的其他工作奠定基础;动员和争取社区各方面的力量参与社区卫生服务项目。

(3)社区卫生服务需求评价的意义:卫生服务需求是制定卫生政策、合理配置卫生资源的重要依据。正确、完整的社区卫生服务需求的评价,可帮助了解社区的健康问题及其居民对卫生服务的需求,从而制定出有效的卫生服务计划。在开展需求评价之前,必须要掌握大量的资料,包括生命统计、健康问题、卫生服务利用情况等,通过这些资料可以寻找出影响健康的主要卫生问题及其原因,描绘出社区健康状况并且定出优先的处理顺序。

(4)社区卫生服务需求评价的内容:

①社区卫生问题(包括范围与程度);

②应优先解决的社区卫生问题(包括其必须和辅助原因);

③目标人群的特性;

④社区可利用的资源(经济资源、机构资源、人力资源、社区动员的潜力、能争取的支持)。

(5)社区卫生服务需求评价的步骤:

1)问题分析:是社区卫生服务需求评价的第一步,问题分析只关注问题本身的实质,暂不涉及解决问题的方法,应用问题分析技术对项目加以分析、确认,并进行正确的描述。问题可分为偏离的问题和自始的问题两大类。

2)社区现场考察:评价者深入社区,广泛了解有关的环境因素(如该社区自然、地理、政治、经济、文化背景等),对社区中社会、技术、经济和人群等做一个基本的了解和评价,通过社区卫生诊断方法掌握社区所面临的主要卫生问题,该主要问题所威胁的人群,以及社区卫生工作者的态度等。

3)收集资料:是进行社区卫生诊断的基础,所需收集的资料类型与范围,主要视研究目的与类型确定。既可有定性资料,也可有定量资料;既可是一般人口学特征的资料,也可是特殊问题的资料。

①资料类型:与知识、态度、技能、价值观、自信心等有关的个体资料;社会期望、社会支持、角色模式、文化规范等有关的社会资料;污染、住宅、交通等有关的环境资料;卫生服务的有效性、可及性、可得性等资料;卫生费用、固定投资、维持费用等有关费用数据;政策、法律、法规等资料。

②资料来源:可以从卫生部门、统计部门、医学院校、医疗机构、地方政府的计划部门及有关组织(如 WHO、世界银行、UNICEF、UNDP 等)中获得。在完整、系统、及时和准确地建立了社区健康档案、家庭健康档案和个人健康档案的社区,健康档案提供的资料作为需求评价资料是容易获得、节省财力物力的来源与途径。

③资料收集方法:采用定性与定量技术相结合的方法来收集必需资料。常用的定量技术主要是社会医学和流行病学的调查方法,常采用结构化问卷调查方式进行。定性技术以往多被忽视,但它在社区卫生服务调查中具有重要价值。常用的定性调查技术包括:现场观察、个人深入访谈、专题小组访谈、重要知情人访谈、案例研究等。

4)初步的卫生服务需求:将收集的资料进行整理与分析,初步确定不同人群的卫生服务需求(决策者、公众、专业人员或机构等),并通过多种途径与方式,将初步结果展示或反馈。这样做的主要目的是引起人们对问题的关注,同时进一步拓宽问题的范围和加深对问题的认识。

5)决定优先解决的卫生问题:同一时期内一个社区所面临的卫生问题是众多的,决策者必须从中确定应优先解决的问题,只有这样,才能集中资源和精力,达到预期的目标。确定健康问题优先权需遵循以下一些原则:

①普遍性:问题在社区人群中广泛存在,常以卫生问题发生频率的高低表示。

②严重性:问题对社区人群的健康状况影响很大。

③紧迫性:政治、政策上的需求,引起政府的强烈关注,必须首先解决。

④可干预性:问题能通过某些特定的措施或活动加以解决或改善。

⑤效益性:在一定的资源条件下,解决该问题所取得的经济和社会效益均最佳。

6)文献综述:目的是了解所研究问题的历史、现状与发展趋势;了解问题的全貌有助于观察和访谈;为需求评价提供背景信息;寻找可供借鉴的研究方法。一般文献所收集的材料内容庞杂、分散,因此在回顾有关文献时需注意文献的真实性、可靠性、广泛性、代表性。

常见文献可分为书面文献、统计文献和图像文献三大类。

7)目标人群描述:对目标人群的特征(如人口学特征、所处的环境特征、社会学特征等)进行详尽的归类与描述,一方面为制定干预措施提供线索与材料,同时也可以比较不同人群的需求和干预效果。

8)分析优先卫生问题的成因:对存在卫生问题的原因进行全面系统地分析,明确与哪些因素预期有关联,其中哪些因素是必需的,哪些又是次要的。搞清因果关系,才能真正明确社区人群的卫生需求,为干预提供有用信息。分析方法有流行病的三间分布、头脑风暴方法、原因树法、鱼骨图法、病因网、高危险性分析等。

9)社区资源的有效利用:除通过各种渠道筹集必需的资源外,更为重要的是要注意对社区现有资源的开发和利用,充分发挥其使用效率,可以采取重新配置或优化管理程序等方法来达到这一目的。

(二)社区卫生工作计划

1.概念

社区卫生工作计划是在了解社区卫生需求和进行社区卫生诊断的基础上,通过分析比较,发现社区卫生问题,确定健康问题优先领域,并分析造成这些问题的原因,制定社区卫生工作目标,提出解决社会卫生问题的方法的过程。其制定是根据存在的社区卫生问题和本社区的实际情况,通过科学地预测、权衡社区各种卫生需要和可能性,提出在未来一定时期内社区要达到的目标及其实现目标的策略和方法。是在本地区环境和资源容许的范围内,为了改善社区居民的健康状况,提高广大人民群众的健康水平,围绕一定目标为社区居民提供必需的医疗、预防、康复服务所采取的措施方案。

2.意义

(1)弥补未来变化所带来的问题。计划本身是面向未来的,而未来是在不断变化的。计划工作的重要性就是通过调查研究和预测分析来适应未来的变化。

(2)有利于将注意力集中于目标。社区计划的目的是促使社区目标的实现。计划与社区目标的实现是有距离的,这个距离就是实施。但是,计划工作可以使行动对准目标。它能预测哪些行动能导致最终目标的实现,哪些行动会背离目标,哪些会导致相互抵消,从而保证社区目标的实现。

(3)有利于更经济地进行管理。由于在计划中强调了工作的效率和效益,所以使社区实施活动的费用和时间降到最低限度,从而实现人力、物力、财力各要素的更合理分配和更紧密配合,发挥更大的经济效益。

(4)有利于控制。计划和控制是一个事物的两个方面,未经计划的活动是无法控制的,控制就是通过纠正脱离计划的偏差,使实施活动保持既定的方向。社区管理人员如果没有计划规定的目标作为测定的标准,就无法进行监测控制活动。

3.制定原则

(1)目标原则。社区卫生工作计划应针对存在的具有优先地位的问题制定出一个明确的目标,每一项社区卫生工作计划都应提出需要解决的问题和要达到的目标。目标是社区工作导向,因此社区计划的目标要明确清晰,不能含含糊糊。

(2)社区原则。计划是在一定的社区中实施的,各社区的情况又千差万别,因此必须以社区为基础,以社区为基本单元来制定计划。在城市可以以居委会或街道,在农村以乡镇为基本的计划制定单位。

(3)社区人员参与。计划的制定需有社区人员的参与,包括社区的领导者、决策者、社区计划的执行者以及社区重要任务的参与者,这样才能使社区计划具有较好的可行性。

(4)坚持科学性、可行性。一般社区中存在有系列的健康问题,除了考虑优先问题外,还应考虑哪些问题从技术上、方法上比较容易解决。

(5)开展适宜技术。在社区计划中提出解决问题的方法和技术都应该是适宜技术,不仅要求方法和技术可行,而且要求经济上和文化上可行。

(6)主要利用当地资源。在计划制定过程中,要充分考虑本社区的资源和本社区所在的环境条件,计划要符合当地政府的政策,要尽最大努力利用本地的资源,所需要的人力、物力和财力也是社区通过自力更生能够获取的。

(7)促进多部门的协调和合作。社区卫生是一项复杂的系统工程,涉及社区中各方利益,需要社区各个部门的协作和支持,在制定社区计划时需要认真考虑有关部门的意见和建议,否则计划可能就会成为一纸空文。

(8)保证重点人群受益,体现社会公平。一般来说社区卫生工作计划主要是针对一般人群的,在制定计划时应保证哪些最需要卫生服务的人群得到健康保护,如社区中的老年人、儿童、有慢性病的人群。

四、常用的社区卫生指标

(一)人口数量与构成指标

1.人口数量

年平均人口数=(年初人口数+年末人口数)÷2

人口密度=(某一地理范围内的人口总数÷该地理范围的面积)(人/千米^2)

2.性别构成

性别比例=(男性人口数÷女性人口数)×100%

性别百分比=(男性人口数或女性人口数÷总人口数)×100%

3.年龄构成

$$年龄构成比=\frac{某年某年龄的人数}{同年总人口数}\times100\%$$

$$老年人口系数=\frac{某年65岁及以上的人口数}{同年总人口数}\times100\%$$

$$少年儿童人口系数=\frac{某年14岁及以下的人口数}{同年总人口数}\times100\%$$

$$老年比例=\frac{某年65岁及以上的老年人口数}{同年14岁及以下的少年儿童人口数}\times100\%$$

$$总负担系数=\frac{14岁及以下人口数+65岁及以上人口数}{15\sim64岁人口数}\times100\%$$

$$老年负担系数=\frac{65岁及以上人口数}{15\sim64岁的人口数}\times100\%$$

$$少年儿童负担系数=\frac{14岁及以下人口数}{15\sim64岁的人口数}\times100\%$$

(二)人口出生和自然增长指标

1.出生率

出生率=(年出生活产数÷年均人口数)×100%

2.生育率

一般生育率=(年出生活产数÷同年育龄妇女数)×100%

年龄别妇女生育率=(某年龄妇女年活产数÷同年育龄妇女数)×100%

总和生育率=年龄别生育率之和×年龄组距

终生生育率=(某批超过育龄期的妇女生育子女总数÷同批超过育龄期妇女数)×100%

3.再生育率

粗再生育率=总和生育率×出生中女婴比例

净再生育率 = 出生女婴比例 × $\sum$(年龄别生育率 × 年龄别妇女生存率)

4.人口自然增长率

人口自然增长率=(某年出生数-同年死亡数)÷同年平均人口数×100%

或　人口出生率=出生率-死亡率

(三)生长发育指标

1.年龄别低体重百分比

年龄别低体重百分比=(某年体重低于同年龄同性别标准体重的儿童数÷同年同年龄同性别儿童总数)×100%

2.年龄别低身高百分比

年龄别低身高百分比=(某年身高低于同年龄同性别标准身高的儿童数÷同年同年龄同性别儿童总数)×100%

3.身高别低体重百分比

身高别低体重百分比=(某年体重低于同身高段同性别标准体重的儿童数÷同年同年龄同性别儿童总数)×100%

4.新生儿低体重发生率

新生儿低体重发生率=(某年出生中体重小于2 500克婴儿数÷同年活产数)×100%

(四)疾病指标

1.疾病频度指标

发病率=某时期内新发病例数÷同期平均人口数

患病率=某时点(期)病例数÷同时点(期)平均人口数

2.疾病构成比

某病构成比=某种(类)疾病例数÷疾病总例数×100%

3.疾病严重程度指标

某病死亡率=某时期内某病死亡数÷同期平均人口数

某病死死率=某时期因某病死亡数÷同期患该病人数

治愈率=(治愈人数÷接受治疗人数)×100%

因病(伤)休工(休学、卧床)率=(休学/卧床例数÷同期平均人口数)×100%

4.疗效指标

残疾患病率=残疾患病数÷调查人口数×100%

残疾构成=某种类残疾数÷残疾总数×100%

(五)死亡指标

总死亡率=(某年死亡总数÷同年平均人口数)×100%

年龄别死亡率=(某年某年龄组死亡人数÷同年该年龄组平均人口数)×100%

婴儿死亡率=(某年不满周岁的死亡数÷同年出生/活产数)×100%

新生儿死亡率=(某年不满 1 月的死亡数÷同年出生/活产数)×100%

围产儿死亡率=(某年围产期死胎数+死产数+出生 7 天内的死亡数)÷(同年围产期死胎数+死产数+活产数)×100%

5 岁以下儿童死亡率=(某年不满 5 岁的儿童死亡数÷同年出生/活产总数)×100%

孕产妇死亡率=(某年孕产妇死亡数÷同年出生/活产总数)×10 万/10 万

某类死因构成比=(某年某类死因死亡数÷同年病伤死亡总数)×100%

第十七章 WTO 与中国公共卫生事业

第一节 WTO 与中国

中国于 1986 年 7 月 11 日正式向世贸组织的前身关贸总协定提出“恢复关贸总协定缔约方地位”的申请,2000 年 8 月 25 日第九届全国人民代表大会常务委员会第十七次会议通过关于我国加入世贸组织的决定。2001 年,卡塔尔多哈时间 11 月 10 日 18 时 34 分(北京时间 11 月 10 日晚 23 时 34 分),世界贸易组织(WTO)第四届部长级会议审议通过了中国加入世界贸易组织的决定。大会主席、卡塔尔财政经济和贸易大臣卡迈尔用一记槌声表示:中国加入世界贸易组织的决定获得了通过!这标志着中国被这一世界最大的经济贸易组织正式接纳为成员。中国人在 WTO 这个俱乐部里创造了一项纪录,WTO 成员中第一次有 4 个与中国人有密切联系的“成员体”,它们分别是中国大陆、中国台北、中国香港和中国澳门,专门为中国修改 WTO 的规矩,这是中国入世给 WTO 带来的最直接的改变。在中国政府授权中国代表在加入世界贸易组织的协议上签字后一个月，所签署的协议已经从法律上生效，中国已经以世界贸易组织成员的身份融入世界经济大家庭之中。中国历经15年锲而不舍的艰苦谈判，“入世”终于取得了决定性的胜利。中国在世贸组织中取得应有地位，这是历史的必然（因为世贸组织就是世界经济联合国），中国人长期被排斥在世界经济主流之外的时代结束，加入WTO表明我国已融入了世界主流的经济发展之中。

一、中国加入世界贸易组织的原则

（一）中国“入世”的三项基本原则

（1）是恢复原始缔约方地位，而不是重新加入；

（2）以关税减让作为承诺条件，而非承担具体进口义务；

（3）以发展中国家的地位享受相应的待遇并承担与我国经济和贸易发展水平相适应的义务。

（二）中国“入世”可享受的权利

（1）享受多边的、无条件的和稳定的最惠国待遇；

（2）享有“普惠制”待遇及其他给予发展中国家的特殊照顾；

（3）充分利用争端解决机制；

（4）获得在多边贸易体制中“参政议政”的权利。

（三）中国“入世”应尽的义务

（1）削减关税；

（2）逐步取消非关税措施；

（3）取消被禁止的出口补贴；

（4）开放服务市场；

(5)扩大知识产权的保护范围；

(6)放宽和完善外资政策；

(7)增加贸易政策的透明度。

二、世贸组织简介

世界贸易组织(WTO)的前身为关税及贸易总协定(GAT),中国是关贸总协定原始缔约方,也是谈判、组织活动的签约者。但是,在新中国成立之后,在当时特定的历史背景和政治环境下,台湾当局非法宣布了“退出”关贸总协定,再加上国际环境险恶异常,我国对关贸总协定又缺乏了解,对其一系列复杂的权利和义务问题也没有进行系统全面的分析研究,致使中国与关贸总协定的关系长期中断。随着改革开放政策的实行,我国与世界各国经济往来的加强,中国政府于 1982 年决定恢复我国在关贸总协定中的合法地位,1986 年 7 月正式提出恢复关贸总协定席位的申请。

三、世贸组织的协议

世贸组织的协议是由大大小小的多边贸易协议所构成的一整套贸易规则,目前由 20 多个主要协议所组成,可分为 6 个方面:

(1)适用于货物贸易的 13 个多边协议,包括《1994 年关贸总协定》、《农产品协议》、《实施卫生与植物卫生措施协议》、《纺织品与服装协议》、《贸易技术壁垒协议》、《反倾销协议》、《海关估价协议》、《装船前检验协议》、《原产地规则协议》、《进口许可程序协议》和《保障措施协议》;

(2)适用于服务贸易的多边协议,即《服务贸易协定》和《金融服务协议》等;

(3)适用于知识产权保护的《与贸易有关的知识产权协议》;

(4)适用于处理贸易纠纷的《关于争端解决规则与程序的谅解》;

(5)适用于定期审议各成员贸易政策的规则,即《贸易政策机制》;

(6)只适用于选择接受它才有约束力的诸边贸易协议,包括政府采购、民用航空器贸易等方面4个协议。

四、世界贸易组织的宗旨、职能与机构

(一)从关贸总协定到世界贸易组织

从1995年1月1日开始,世界贸易组织取代1947年成立的关贸总协定并正式开始运作。作为21世纪国际经济新规则而设立的世界贸易组织必将对20世纪最后数年乃至21世纪的世界经济产生极其深远的影响。世贸组织是一个永久性的经济组织,有一系列的机构。世贸组织是国际贸易规则的制定和管理机构,它制定了一系列原则的或具体的法律规范;世贸组织又是各国磋商谈判的场所,在它主持之下可以达成一系列的多边和诸边协议,解决争端。世贸组织协议包含了建立世界贸易组织的宗旨,世贸组织的建立、范围、职能、机构、秘书处、预算、会费、地位、决策、修正、加入、退出、接受、生效等等,附录1、附录2和附录3是各缔约方应共同遵守的多边协议,是世界贸易组织协议的有机组成部分,所有成员方都应全盘接受这些协议;附录4是仅约束若干国家的几项诸边协议。所有这些协议都置于世贸组织的各组织机构管辖之下。

(二)世界贸易组织的宗旨

世界贸易组织的宗旨是促进经济发展和福利进步。强调原则和例外的并存,即既强调贸易的自由化发展和公平开展,又承认对发展

中国家实施特殊措施的合理性和合法性。世贸组织协议明确指出，各成员在处理贸易和经济关系发展方面，应以提高生活水平，保证充分就业，大幅度提高实际收入和有效需求，扩大货物与服务的生产和贸易，为了可持续发展的目的，扩大对世界资源的充分利用，保护和维持环境，并以符合不同经济发展水平下各自需要的方式采取相应的措施；进一步做出积极的努力，确保发展中国家，尤其是最不发达国家在国际贸易增长中获得与其经济相适应的份额。为达此目标，应通过互惠互利的安排，切实降低关税和其他贸易壁垒，在国际贸易关系中消除歧视性待遇，建立一个完整的、更有活力的和更持久的多边贸易体系，包括关税及贸易总协定、以往贸易自由化的成果和乌拉圭回合谈判的所有成果。

（三）世界贸易组织的管辖范围

（1）世贸组织成员从事与世贸组织协议及其法律文件有关的贸易关系提供共同的体制框架；

（2）负责实施附录1、附录2和附录3的所有协议及其法律文件，约束所有成员；

（3）附录4中各协议及其法律文件对于接受诸边贸易协议的成员来说也是世贸组织协议的组成部分，并约束这些成员；对未参加诸边贸易协议的成员来说，他们不受约束——世界贸易组织也管辖特定范围的这些协议；

（4）经常见诸报端、影响面较广的是：关税减让和非关税措施限制，农产品贸易自由化，服务贸易总协定，与贸易有关的知识产权协议，与贸易有关的投资措施协议，争端解决的程序和规则，贸易政策的审议机制等等。

(四)世界贸易组织的基本职能与法律地位

1.基本职能

(1)管理和执行共同构成世贸组织规则的多边贸易协议和诸边贸易协议。

(2)作为多边贸易谈判的场所和论坛,并为多边贸易谈判的结果提供框架。

(3)按照争端解决机制,解决成员之间发生的争端,避免和限制贸易摩擦和贸易战,以利于贸易的平稳和公平发展。

(4)监督和审议各成员的贸易政策和规章。世贸组织不仅强调各国贸易政策上的透明度,而且建立了贸易政策监督审查机制和机构,促进贸易管理体制的一体化。

(5)协调与国际货币基金组织、世界银行等影响国际贸易政策的国际经济组织的关系,以保障全球经济决策的一致性。

2.世贸组织的法律地位

世贸组织具有法人资格,各成员应赋予世贸组织及其官员和成员代表为履行其职责所需要的特权和豁免。

(五)世界贸易组织的组织机构

世界贸易组织为永久性经济组织,各总体的或专业的组织机构,主要包括:

(1)部长会议;

(2)总理事会;

(3)专门委员会;

(4)争端解决与上诉机构;

(5)秘书处和总干事。

第二节 “入世”后中国公共卫生事业面临挑战

一、中国公共卫生事业的现状

(一)我国医药行业尚处于发展初期

医药行业的主要组成部分是化学制药行业和医疗器械行业,它们分别是化学工业和机电工业的一个新兴高科技分支。其产品门类甚多,像化学原料药、制剂、医用机械装备、医用电子仪器、医用光学仪器以及医用器具,都属于医药行业范畴。改革开放以来,我国医药行业获得了极大发展,但是,我国医药行业约有40%的企业亏损,行业内公司面临的主要问题有以下几个方面:

(1)长期以仿制国外药品为主、未把药品的研究开发放在重要位置,造成研究新产品、新技术的力量薄弱,难以适应国际药品市场的激烈竞争形势。近年来,虽然加强了新药的研制工作,但由于投入能力和基础条件的限制,一时难以产生质的飞跃,还不能在高档次药品开发上有快速的重大突破。这种状况在今后相当长的时期内都会给中国制药行业带来不良影响。

(2)药品生产长期处于低水平的重复建设,生产规模和生产总量较小。多年以来,我国的药品生产往往是由几个生产厂家乃至几十家、几百家竞相生产一个品种,人为地造成原材料的浪费和市场的高度竞争。

(3)我国制药企业为数众多,但绝大部分是重复生产的中小企业,产品结构很不合理,难以形成有竞争力的规模经济优势;大型制药企业甚少,即使有些企业号称是大型企业,其经济规模也远不能与世界制药大公司相比。国际上前100名制药企业销售额占世界药品市场营销总量的80%以上，因此，我国制药企业很难参与国际药品市场竞争。

（4）国有制药企业生产条件差，大多数不符合国际标准要求。目前基本符合GMP（药品生产质量管理规范）要求的大约只有10%。随着国际制药企业在中国的渗入，GMP改造问题将不仅仅是生产条件问题，而且将成为威胁民族制药工业生存的问题。

（5）中档医药品种的多数产品在性能和质量方面尚无法和国外同类产品匹敌。

（6）制药企业经营状况不容乐观。我国制药业上市公司不多，仅有35家，从我国制药上市公司的情况，可以进一步看到我国医药行业的状况。应该说，这些企业都是我国制药行业的佼佼者，但它们的经营状况也不容乐观。1998年沪深上市公司业绩综合统计反映，35家制药业上市公司每股净资产由上年的2.441元增加到2.484元，但每股净利润却由0.227元下降到0.134元，净资产收益率由9.57%下降为8.92%。这说明，大多数制药企业效率低、效益差的情况非但无大的改变，而且处于逆水行舟，不进则退的态势。

（二）我国生物医药行业的现状

我国生物技术药物的研究和开发起步较晚，直到20世纪70年代初才开始将DNA重组技术应用到医学上，但在国家产业政策（特别是国家“863”高技术计划）的大力支持下，使这一领域发展迅速，逐步缩短了与先进国家的差距。产品从无到有，基本上做到了国外有的我们也有，目前已有15种基因工程药物和若干种疫苗被批准上市，另有十几种基因工程药物正在进行临床验证，还在研制中的约有数十种。国产基因工程药物的不断开发生产和上市，打破了国外生物制品长期垄断中国临床用药的局面。我国生物医药行业的市场潜力诱人，市场扩容速度较快，发展前景十分广阔。生物医药产业虽然发展较快，但也存在着严重的问题，突出的问题表现在研制开发力量薄弱,技术水平落后;项目重复建设严重;企业规模小,设备落后等几个方面。由于我国生物医药科研资金投入严重不足,实验室装备落后,直接制约了科研机构开发新药的能力。同时生产厂家只想坐享其成,不重视研究开发的投入,不重视培养新药的自主开发能力。目前国内基因工程药物大多数是仿制而来,国外研制一种新药需要5~8年的时间,平均花费3亿美元,而我国仿制一种新药只需几百万元人民币,约5年时间;再加上生物药品的附加值相当高,许多企业(包括非制药类企业)纷纷上马生物医药项目,造成了同一种产品多家重复生产的现象,盲目地重复生产将有可能导致恶性竞争。目前,全国生产基因工程药物的公司总销售额不及美国一家中等公司的年产值,这种过小的企业规模,无法形成规模经济参与国际竞争。

(三)医疗机构的现状

1.我国医院的产权现状

据有关方面不完全统计,目前全国公立医院实行股份制改造的不超过10家,不足全国县及县以上医院的1%。因此,公立医院,即全民所有制医院仍然是医院的主体。

2.医院服务理念中存在的问题

(1)医院服务力量的弱势

相对于医院管理硬件建设的强劲势头,医院服务力量显得疲软,主要体现在:

①医院规模扩大了,而人员编制没有扩大,使得服务跟不上。

②对于面上能产生效益的服务项目或减少麻烦的服务项目,如安装磁卡电话、导诊服务台(白天有)、手术室外安装闭路电视,家属交费收看手术经过以及陪夜、躺椅租借等舍得投资,而对不产生经济收益的服务项目所需的基本投入则不足。

③医院管理对硬件的投入相对较多,而对医护人员的服务素质训练及服务意识的培养投入太少。医护人员整天与病人打交道,应

注意语调、举止、情绪、神态、仪表,应该给患者一种精神上的安慰和享受,要做到这些,就需要对医护人员进行培养和训练,就必须注重素质教育方面的投入,同时,还要建立健全服务效果的考核措施。

(2)医院服务设施的单一

医院的第一要务就是为病人治病,而病人特别是住院的患者在医院的时间较长,其所接触到的不仅是医护人员,更多的是环境、设施,因此,服务的内涵丰富了,外延也扩大了。大多数病人在住院期间都有一定的自主活动能力,但不少医院基本上没有休闲活动、锻炼的场所,除了病床就是病房。在设施方面,近些年随着硬件的投入也改善了不少,但从方便患者的角度看,问题依然存在,患者就餐、为残疾设置无障碍通道等问题就较为突出。

(3)医院服务意识的滞后

服务的目的是为了满足他人某种特殊需要,医院在改善环境和服务设施的同时,千万不能忽视服务的超前性、长久性、实效性。"以病人为中心"作为医院服务的宗旨,不仅是为了病人,也是医院长期利益的所在,是医院经营管理的出发点、落脚点和生命力。要克服服务的滞后性,就必须研究病人就医行为规律,注重患者在就医过程中的特殊需求,建立包括患者医疗、心理、安全、生活等全方位、全过程的整体服务体系,提供适当、合理、及时的服务。

二、中国公共卫生事业面临的挑战

(一)市场的挑战

医药的进口量会由于关税的降低而增加,医疗机构由于外资医院的出现会进一步加大市场竞争。

(1)我国医药行业产品的质量差、技术含量低,在市场缺乏竞争力。同时,由于仿制药品较多,"入世"后随着关税降低,原产地产品进口,会降低我们市场占有率。

(2)"入世"后,知识产权的保护将得到更严格的实施,仿冒专利期内的药品将是违法行为。而研制一类新药需要先进的技术和设备以及大量的时间和金钱,中国医药企业很少有进行这种新药开发的能力,将不得不研制专利到期的"二类药品",而这类药品不仅竞争力不强,而且利润也低。

(3)我国由计划经济向市场经济过渡,时间较短,对营销管理的认识远远落后于欧美发达国家的企业。这样在产品的交流推广、促销、管理上竞争力不强。

(二)人力资源的挑战

由于我国发展滞后,对人力资源的规划完全是按照传统的产业结构模式,缺乏一批懂科技、会经营、善于管理、熟悉国际贸易规则、了解国际市场、精通多国知识产权制度和法律状况的"复合型"人才。

(三)规则的挑战

加入WTO后,根据《与贸易有关的知识产权协定》,未经许可仿制药品将会被起诉,企业只能向专利开发方购买专利进行生产,其昂贵的专利使用费是中国企业难以承受的。据有关专家分析,对我国药品进口影响最大的首先是专利保护问题,其次才是关税及非关税壁垒,而对医疗器械进口影响最大的则是非关税壁垒。

(四)创新能力的挑战

(1)长期以来由于我国在知识产权及其他相关法规方面的不完善,导致了新的科研成果得不到保护,企业对长期的科研投入重视不够,只注重短期利益,严重挫伤了企业和个人的创新积极性。

(2)受计划经济体制的影响,人们的观念也受到了很大束缚,影响了创新能力。

(3)创新能力的欠缺会极大地削弱我国企业在加入 WTO 后的竞争力。

第三节 “入世”给中国公共卫生事业带来的机遇

一、中国公共卫生事业在“入世”后的机遇

“入世”将有利于卫生资源的优化配置,有利于我国医药出口,有利于医药行业的调整。我国有近七千家医药制药企业,其中部分企业低水平重复建设,技术经济指标差,“入世”后,国内外平等竞争机制必将淘汰其中规模小、成本高和质量差的生产企业,企业间也会通过兼并、重组来增强竞争力。有利于中外合资合作发展大型精密医疗器械;从长远看,有利于医药行业的进一步发展,有竞争才有活力,有活力才有发展。我国加入 WTO 将给自己带来新的活力,迫使企业经营机制转换步伐加快;出口贸易环境改善,更有利于出口创汇;更有利于吸收国外资本和国外先进医药产品的生产技术;国际间经济技术合作加强,更便于借鉴国外的生产管理、质量控制经验。另外还有利于医疗体制改革的进一步深化。随着市场经济的发展,中国目前的医疗体制及医疗保障体制已经非常不适应人们日益增长的生活需要,不合理的体制导致了资源配置的不合理,导致医疗和医疗保障领域出现许多不正常现象,在很大程度上阻滞了医药产业的发展。加入 WTO 后,我国医疗市场将逐步开放,独资、合资、民营医院会不断涌现,必然会给国有医疗部门构成压力,因此,必须强化国有医院产权制度的改革,重视人才、提高服务质量,才能在竞争中立于不败之地。

1."入世"将有利于我国医药出口

目前,我国医药产品出口的主要障碍在于产品品种和产品质量,而不在于进口国家的关税和非关税壁垒。如医疗器械出口中,多数进口国对中国的产品关税率并不太高。因此,我们并不能对加入WTO后的出口关税减让抱更大的希望。当然,由于取得固定的无条件优惠待遇,平等地参与国际竞争,肯定会促进我国药品和医疗器械的出口贸易。加入WTO,为中国企业提供了广阔的出口空间和巨大的国际舞台,使中国企业能更充分参与世界范围内的经济、技术、贸易等活动。时下,需要加强对WTO规则的研究,利用WTO的规则,维护医药保健品行业利益。尤其要研究加入WTO对本行业的影响及应采取的对策,积极主动应战。入世后中国的中药企业必须加大对国际市场开发的力度,加强研究,加大投入,立足长远,大力发展自身;要用高科技手段来改造现有中药产品,加强定性定量分析,以符合国外医药法规的要求,扩大中药产品在欧美等发达国家的消费市场和消费群体。

2."入世"将有利于医药行业的调整

"入世"后,一些低水平、重复建设、技术经济指标差、缺乏规模效益的企业将在激烈的市场竞争中被逐步淘汰。近几年来,制药工业中因追求发展某些经济效益较好的品种而诱发了盲目建设和低水平重复生产,"入世"后的国内外平等竞争机制必然将淘汰其中规模小、成本高和质量较差的生产企业,这是不以人的意志为转移的必然趋势。为适应WTO的要求,我国医药行业必须采取相应政策措施。

(1)加快医药立法,完善医药法规体系。世界各国都建立有严格的自成体系的医药法规,以保证医药产品的安全有效和质量可靠。医药法规不仅需要确立医药产品的质量认证和市场准入资格,也需要确立医药生产经营企业的资格认定标准,并规范生产经营行为,在国际贸易中,它也起到合理的技术壁垒作用。我国于1987年颁布《药品管理法》,实施十几年来,对建立药品质量认证体系、规范药品生产经营行为和进行资格认定、监督药品质量、保证人民生命安全和身体健康，起到了重要作用。但在医疗器械方面，至今尚无具有真正法律效力的法规，因此，应抓紧制定与国际一些主要国家的医疗器械法规相吻合的医疗器械法规，这是“入世”后新形势的迫切需要。

(2)“入世”后，中国医药产品的进口关税将降至5.5%～6.5%，大量的进口药品将不断涌入中国市场；中国医药行业虽然企业众多，但大部分都缺乏开发新药的能力；另外，中国的医药企业有可能不得不向国外医药公司支付高额的专利费来获取技术，这将给医药行业带来巨大的挑战。可以预见，在未来的几年，中国的医药行业将有一个明显的分化过程，市场竞争的“优胜劣汰”法则将充分表现出来。

(3)强制推行GMP，贯彻ISO 9000系列标准。

(4)充分利用世贸组织给予发展中国家幼稚工业的优惠权利和例外，为企业赢得一定时期的保护机会。

(5)为保障有限资源的合理利用，需避免不必要的医药资源浪费和过分的进口热。

(6)加快药品价格改革。

3.“入世”有利于中外合资合作发展大型精密医疗器械

大型精密医疗器械的发展不仅需要有强大的医疗器械工业基础，也需要依靠强有力的相关工业的支持。实践证明，我们在现阶段只靠自身的力量是难以开发出满足医学科研及临床需求的大型精密医疗器械的，要想尽快发展我国的大型精密医疗器械，抑制国外产品在我国医药市场的占有率，就需要牺牲一部分国内市场，以求最终能进入国际医药市场。因此，一是需要尽快争取和国外合适伙伴的合作，走中外合资合作道路；二是需要进口一些关键元器件和关键装备。“入世”后的权利和义务，都为我们进行中外合作发展大型精密医疗器械提供了新的机遇。

4.从长远看,"入世"将利于医药行业的进一步发展

加入 WTO 将使我国医药市场中进口药品增加,进口额在进出口贸易中上升,给我国医药工业造成较大压力,有些甚至可能会使生产企业在竞争中被淘汰。但加入 WTO 也将给我国带来新的激活力,迫使企业经营机制转换步伐加快,进一步改善出口贸易环境促进出口创汇;积极吸收国外资本和国外先进医药产品的生产技术;加强国际间经济技术合作,努力借鉴国外的生产管理、质量控制的经验。中国医药工业肯定会在强大的外来竞争压力下发展得更快。

5.入世有利于我国卫生服务水平的提高

"入世"后,我国卫生服务水平有了很大的提高,卫生服务将在更大的层面上开放,对外交流的增加和竞争必将促进我国卫生服务更快地与国际接轨,特别是诊疗水平的提高,受益的将是广大患者。

也应看到,我国卫生服务已经部分对外开放,如实行允许国外医师通过考试在中国境内行医等举措,"入世"后,会有更多的境外资本进入我国医疗服务市场。一般来说,医疗卫生不属于竞争性行业,"准入"制度比较严格,必须经过政府部门的认可,从某种程度上来说暂时不会冲击到我国医疗机构。所以"入世"后关键是要抓住机遇,求得更大的发展。

二、中国卫生如何抓住机遇

(1)加强对 WTO 规则的学习,借鉴国际上先进的卫生事业管理经验,完善我国的卫生事业管理。

(2)加入 WTO 后,我国按照规则,必须承担相应的责任和义务,卫生事业的法律、法规将会进一步完善,会指导我国卫生事业这个庞大的系统进行有效的运作。

(3)中国加入 WTO,为企业提供了广阔的出口空间和巨大的国际舞台,使中国企业能更充分地参与世界范围内的经济、技术、贸易等活动。同时,“入世”给拓展中药的国际市场提供了机遇,在科学领域中,我国在世界上最有实力、最有后劲的就是中医药。由于环境污染,生态平衡失调,医源性、药源性疾病激增,老龄化社会降临,疾病谱改变,医学模式转变,医疗费用直线上升;加上崇尚自然回归自然的观念,包括欧美发达国家在内的各国政府和人民,都把希望投向了我国的中医药。

第四节 “入世”后中国公共卫生事业采取的措施

一、管理

管理是一个复杂的系统工程,既有物的管理,又有人的管理,管理是生产力,而且是买不到、难引进、具有高附加值的生产力。管理的目的就是有效地计划组织活动,合理地配置组织的各种资源,达到低投入、高产出的效果。管理工作是做好各项工作的基础,管理工作的好坏不仅关系到服务水平高低和经济效益的好坏,而且关系到医药行业发展的快慢。办企业讲效益,办医院讲效益,入世后,要想生存、发展、有竞争力就必须抓好管理。卫生改革是一个繁杂的系统工程,不是对旧体制的修修补补或局部完善,而是从根本上打碎对所有制约卫生事业活力和发展的桎梏,它既不会一蹴而就,更不可能一劳永逸。管理创新是对旧的思维方式、运行模式的不断否定,是对自我和现实的再超越,也是摆脱困境、走出误区的必然途径。它既需要改革家的敢闯敢试的气魄和胆识,又要有科学家严谨务实的科学精神。要把发展是硬道理贯穿于卫生改革的始终,并使之成为共识。要以有利于医疗卫生事业的发展,有利于最大限度地满足人民群众不断增长的医疗保健需求,有利于整体医疗服务水平的提高作为检验管理创新成败的出发点和落脚点。如果我们要在改革中有所创新和突破，就必须在科学的理论和科学的态度指导下，按照市场经济和卫生发展的规律办事，才可能取得预期的效果。

二、创新

（一）观念创新

观念创新是首要问题，孙子说"兵无常势，水无常形，贵在变通。"做任何事，必须以人为本，一个人、一个组织只有愿意改变自己，加强自身学习，学习一切先进的理念，结合自身实际，总结出适合自身发展的道路，才能在竞争中立于不败之地。例如：较长时间以来，我们在对医院改革行为目标的定位上存有认知错位，运作偏离的倾向，把解决医院自身的生存和发展问题作为改革的首要任务，而将尽可能地满足人民群众看病就医的需求放在了从属和次要的位置。这不能不说是观念上的误区，使我们付出了本不该付出的代价。令人欣慰的是"以病人为中心"理念的提出，开创了医院服务观念根本转变的先河，它的价值和意义对于指导我们当前和今后的卫生改革都十分重要，而"总量控制、结构调整"的策略，同样也是观念更新的结果。有创新意识，就会产生创新观念；有了创新观念，便会激发出创新的思想、创新的制度和创新的策略，就会创造出传统管理模式下不可能出现的良好的社会效益和经济效益来。

（二）技术创新

依靠科技进步发展卫生事业是经过几十年探索才最终确立的基本方针。"入世"后，医药行业必须进行技术创新。

(1) WTO 的宗旨是促进全球贸易自由化，因此，加入 WTO 就意味着将中国经济纳入全球经济一体化的轨道，从而使中国医药企业必须以国际标准实施竞争。由此在市场的推动下，将促进中国医药产业发生大规模的改组。面对入世,我国医药工业必须进行调整,要避免医药业的重复建设,提高规模效益和生产技术水平;同时应加强医药行业的法制建设,推行药品生产质量管理,提高行业竞争力。国内医药企业应利用自身优势扩大医疗器械和药品的出口,尤其是对亚太、非洲地区的出口。对于目前有优势的祖国传统医药——中成药,应积极开发,扩大出口,同时加强中成药在海外市场的商标注册和知识产权保护,以保持在国际市场的竞争地位。

(2)以国际市场为导向,研究开发符合市场需求的高、精、尖产品,并占领国际市场。特别要强化中医药专利的战略研究,鼓励发明创造,提高创新能力,加强专利技术和专利产品的申请。

(3)医疗机构要调整自身的组织架构,实施医院产权制度的改革,重视人才,走科技兴院的道路。

(三)制度创新

制度是管理思想、经营谋略的载体。现行的管理体制、运行机制、人事管理、分配制度等,都存在不少的弊端和问题,严重影响着卫生事业整体效能和广大卫生工作者积极性的正常发挥,制约了卫生事业的健康发展。要改变目前这种管理机制落后、经营简单粗放的现状,就必须在建立主体多元化、产权清晰、领导权责一致、分配形式多样、人才进出升降等制度上实现新的突破,才能建立起充满生机与活力的新机制。

(四)产、学、研、资相结合的创新

1.产品开发模式创新

现代生物技术和计算机微电子技术等高新技术在制药产业的发展中显示出巨大的应用价值和高额的商业利润,给制药产业带来一次革命。新的研究和开发已成为促进世界医药工业不断发展的动力,就必须不断地推出市场需要的,有自己产权的新产品。它包括两方面:用高新技术改造传统产业和用高新技术开发新产业。

2.生产经营模式创新

随着我国社会主义市场经济的发育,我国的制药企业已创建出"哑铃型"的生产经营模式,即一头是科技,一头是市场,中间是生产,壮大科技和市场,带动中间的生产环节,形成"两头大、中间精"的"哑铃型"管理模式。这种模式改变了原来"两头小,中间大"的"橄榄型"发展模式。这种模式在加入WTO后将会进一步得到强化。

3.管理体制的创新

管理体制的创新是一种开拓与进取,即进行管理体制的改革,创建新机制。通过体制和机制的创新,推动研究开发机构、企业和科学技术人员尽快进入市场,促使企业按照市场规律和市场需求去寻求和依靠科技。管理需要创新,改革离不开创新。要围绕搞活经营运行机制、增强可持续发展后劲这一总目标,将人民群众反映强烈的"看病贵"的热点问题,作为医院深化改革的焦点;把解决医院内部活力不足、卫生资源利用下降这一难点,作为管理创新的重点。以敢为人先、争创一流的事业心和责任感,进行统筹规划,全面布置。从战略的高度,在产权制度、运营机制、领导体制、分配制度等方面,实现"质"的创新和突破。

4.大力培养医药行业的创新型人才

医药行业属于知识密集型产业,对人才及其素质要求高,提高新药的开发决策水平、管理水平,在某种意义上比提高技术水平更为重要。按照21世纪中国可持续发展战略,医药工业必然也必须降低对能源和资源的依赖和需求,这是时代对新药开发的又一要求。只有抓住机遇,走创新之路才能满足人民用药需求,进而在国际市场上占有一席之地,完成从医药大国向医药强国的转变。医药企业的竞争就是人才的竞争,有了人才,用好人才,才会有卫生事业的兴旺发达,才会促进整个集体蓬勃向上。培养造就一支懂管理、善经营、敢于创新的管理者队伍是一项紧迫的任务，科学的管理机制、方法是创出来的，改革需要创新，创新呼唤人才。医疗保险制度的改革、医药分开核算、社区医疗的异军突起和功能的逐步到位，对培养造就管理人才显得尤为迫切。

三、服务

(1)医药生产、经销企业必须树立“以客户为中心”的服务理念，加强服务体系的建立，树立一个良好的诚信品牌。

(2)医疗机构应树立“以病人为中心”的服务理念，将病人放在第一和最高位。“以病人为中心”作为医院优质服务的主导思想，已成为医院建立新型医患关系、全方位、全过程的整体服务体系的理论基础和行为准则，它必将促进医院改革向深层次发展；同时研究病人就医行为，瞄准市场动向，为医院自身的定位及品牌的建立具有极大的推动作用。围绕病人需求搞服务，将永远是医院常做常新的大文章。要强调竞争意识，坚持发展观点，做到既抓包括形象塑造、环境改善的大事，又不忽视诸如增加服务窗口、设置“一米线”等所谓小事；既加强房屋修建、设备更新等外延发展，又重视医德医风、人员素质的内涵建设；既注意建章立制的基础性工作，也要善于审时度势，运用以优取胜、低价引患的谋略；既注重院内周到服务，还要走出院门，开展健康促进、提高生命质量的工作。只有这样，才能让病人感到方便，得到实惠；才能扩大“就医圈”，赢得“回头客”。实现中国公共卫生事业的可持续发展。

后 记

公共卫生事业管理是研究卫生事业发展规律及其影响因素，用管理科学的理论和方法探索将有限的卫生资源进行及时合理配置，最大限度地保障人民健康需求的一门应用科学，是社会医学与卫生事业管理专业的核心课程。

本书历经两年时间，以我国卫生事业的实践及公共卫生事业管理的教学过程为框架体系，篇章结构由主编设定，书稿在分头执笔的基础上由主编仔细修改定稿，采用总论与各论相结合的结构体系（全书共十七章，第一章至第十一章为总论部分，第十二章至第十七章为各论部分），为帮助读者形象生动地理解本书内容，大部分章节配备了相应的案例分析。参加编写的人员是：第一章周立（重庆医科大学），第二章岳琳（四川大学）、刘毅（四川大学），第三章、第四章、第五章黄莉（重庆医科大学），第六章吴佑祥（重庆大学），第七章蒲川（重庆医科大学），第八章康军（重庆医科大学），第九章岳琳、孙浩（重庆市第三人民医院），第十章彭隐平（重庆医科大学），第十一章周立，第十二章黄莉，第十三章汪洋（重庆医科大学），第十四章景琳(成都中医药大学)、张瑞华(成都中医药大学),第十五章杨井生(四川大学),第十六章杨井生、刘小村(重庆医科大学),第十七章黄莉。

公共卫生事业管理内容广泛,发展日新月异。由于编者理论水平有限,经验不足,本书缺点错误在所难免,恳请广大读者批评指正。在本书的编写过程中,引用了大量的国内外相关著作、教材及参考资料,在此,一并向这些作者致以诚挚的谢意。

编者

2010.6

参 考 文 献

1.北京医科大学卫生管理干部培训中心.卫生管理学.1999
2.薛华成,魏军.管理信息系统.太原:山西经济出版社, 2000
3.李军,杨国忠.医学技术评估及其展望.中国卫生事业管理, 2001,(1)
4.顾淑林.技术评估的缘起.自然辩证法通讯,1984,(6)
5.李建华,何爱华,汪洋.卫生监督指南.成都:四川科技出版社,1993
6.汪洋,何爱华.饮水卫生.成都:四川科技出版社,1991
7.汪洋.化妆品与人体健康.成都:四川科技出版社,1990
8.杨功焕,王若涛,汪洋.健康促进理论与实践.成都:四川科技出版社,1999
9.陈世蓉.妇幼健康教育学.北京:科学出版社,1998
10.贾伟廉.健康教育学.北京:人民卫生出版社,1990
11.郭子恒.健康教育——人人健康之路.北京:人民卫生出版社,1992

12.胡浩波.卫生事业管理.北京:北京医科大学出版社,2000
13.郑士杰.中医药管理学概论.上海:上海科技出版社,1991
14.姚高升.中医医院管理学.上海:上海科技出版社,1992
15.朱傲荣,张觉民,毛磊.中国卫生管理学.长春:吉林科技出版社,1997
16.汪松葆.中医药教育管理.上海:上海科技出版社,1991
17.陈秉中.家庭保健全书.上海:同济大学出版社,1992
18.刘树茂,文历阳,刘德章.中国实用卫生事业管理大全.北京:人民卫生出版社,1996
19.蒋永明,汪洋.实用救灾防病手册.成都:四川科技出版社,1993
20.吴崇其.中国卫生法学.北京:中国协和医科大学出版社,2001
21.董恒进.医院管理学.上海:上海医科大学出版社,2000
22.郭子恒.医院管理学.北京:人民卫生出版社,1990
23.朱新力、王国平.卫生法学.北京:人民出版社,2000
24.管泽毅.体育保健学.济南:山东大学出版社,2001
25.李宗述.体育康复学.成都:四川教育出版社,2000
26.邱鸿钟,黎东生.新编卫生经济学.广州:华南理工大学出版社,2001
27.任真年.现代医院医疗质量管理.北京:人民军医出版社,2001
28.梁万年.社区卫生服务管理.北京:人民卫生出版社,2001
29.卓凯星.社区卫生服务培训教材.成都:四川科学技术出版社,1999
30.杨永华,杨升华.ISO9001:2000服务行业应用与实施教程.广州:广东经济出版社,2002
31.李大宁.入世与中医药的发展.北京:中国商业出版社,2002
32.曹建明.WTO与中国法律制度问题研究.北京:人民法院出版社,2001

33.仇雨临，孙树菡.医疗保险.北京：中国人民大学出版社，2001
34.孙光德，董克用.社会保障概论.北京：中国人民大学出版社，2001
35.宋晓梧.中国社会保障体制改革与发展报告.北京：中国人民大学出版社，2001
36.刘贯学，刘学民.最新医疗保险问答.北京：经济出版社，1999
37.宋蜞梧，张中俊，郑定铨.中国社会保障制度建设 20 年.北京：中国古籍出版社，1998
38.胡晓翔，姜柏生.冷眼观潮——卫生法学争鸣问题探究.南京：东南大学出版社，2001
39.中华人民共和国卫生部科技教育司、中华人民共和国教育部高等技术教育司.中国医学教育改革与发展回顾·展望·对策.北京：人民卫生出版社，2002
40."医疗事故处理条例"起草小组.医疗事故处理条例释义.北京：中国法制出版社，2002